人工呼吸の考えかた
いつ・どうして・どのように

表紙のジョーズとカワセミは，どちらも人工呼吸器のモニタに表示される波形に関わるイラストです．
表表紙のジョーズについては176頁を，裏表紙のカワセミについては198頁をご一読下さい．

なお，2011年より本書の韓国語版（「원리와 생리를 알면 기계환기 어렵지 않다」，DaeHan Medical Publishing Co., ソウル，ISBN 978-89-94467-31-3）が翻訳・刊行されています．

Concept of Mechanical Ventilation
ⓒ Kazuo Maruyama, 2009
Published by Nankodo Co., Ltd., Tokyo, 2009

人工呼吸の考えかた

いつ・どうして・どのように

丸山一男 著
Maruyama Kazuo

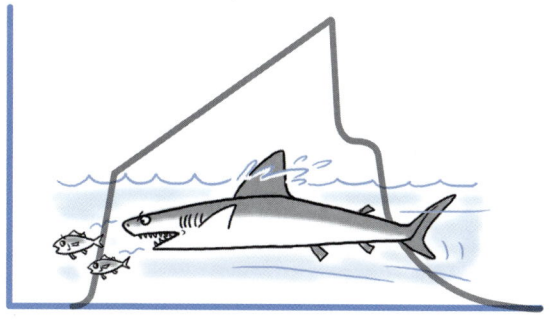

南江堂

はじめに

　人工呼吸を行うべきか否か？　強制換気とするか，自発呼吸を温存するか？　従圧式か従量式か？　吸入酸素濃度は？　PEEP/CPAP 圧は？……人工呼吸を開始するに当たって決めるべき項目，設定内容は多い．マニュアル的に数値が決められていれば，とりあえず開始できるが，なんとなくスッキリしない気持ちになりはしないだろうか？　換気モードの流れ（パターン・流量），気道内圧の成り立ち，PEEP の概念を心から理解して治療に当たれば，人工呼吸が分かり，患者が人工呼吸器から離脱できれば楽しい仕事になるであろう．

　人工呼吸器と患者が同調しない状態をファイティングというが，その原因が判断できないと上手な人工呼吸器設定はしにくい．これには，理学所見と波形解析が大変役立つ．換気条件や設定値の選択理由や基準を理解していれば，呼吸器設定の基本方針が分かり，最善を尽くせる．肺の改善を待つという時期を乗り切るために，肺の病態・呼吸状態に対して最善の選択をしているという自信を持ちたいものである．つまり，理想的な人工呼吸とその限界を知っている必要がある．

　人工呼吸は，医師，看護師，臨床工学技士，理学療法士，薬剤師，栄養士などさまざまな職種と家族を含めたチームプレーで成り立つ時代となった．急性の人工呼吸を主体とする ICU や急性期病棟と，長期人工呼吸，在宅人工呼吸の特徴はそれぞれ異なる．しかし，人工呼吸の原理，人工呼吸を必要とする肺の気道抵抗・コンプライアンスという概念，呼吸中枢の役割は，すべての人工呼吸において知るべき共通事項であり，その内容は職種の枠を超えていると思う．本書はまさにタイトルのごとく，『人工呼吸の考えかた』の分かりやすい説明に主眼を置いた．人工呼吸が苦手と感じている方々のお役に立ち，人工呼吸の指導をしている方々の参考になれば幸いである．

　筆者は以前，南江堂より『周術期輸液の考えかた』を上梓し，輸液の考えかたを強調したが，本書はその人工呼吸版である．この路線を推進された飯島純子氏，ならびに製作の千田麻由氏に深謝する．

2009 年（平成 21 年）7 月

丸山　一男

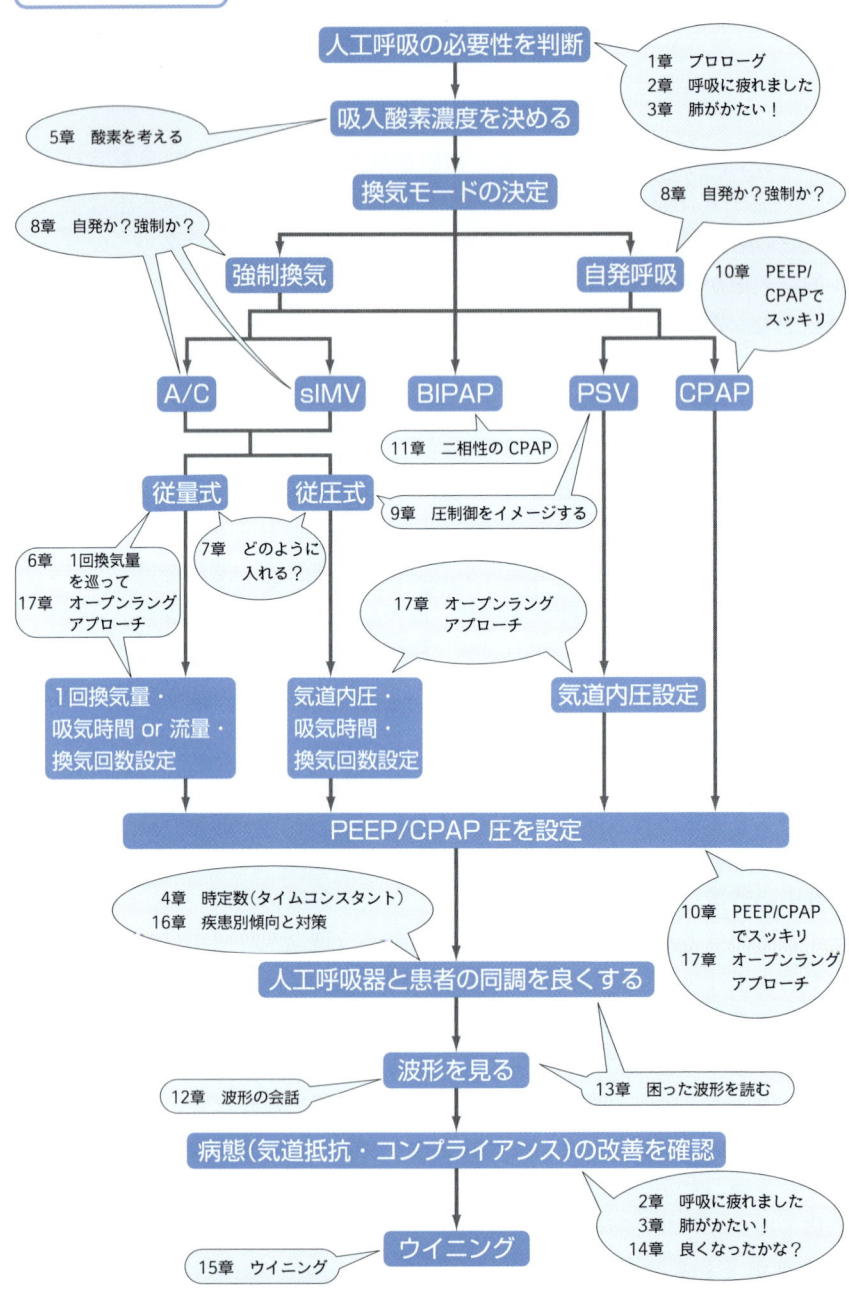

目次

1章 プロローグ
何ゆえに人工呼吸か？　1
- A　なぜ人工呼吸か　1
- B　人工呼吸を必要とする疾患・病態　4
- C　呼吸仕事量を考える　7
- D　人工呼吸のゴール　11

2章 呼吸に疲れました
呼吸困難とは　17
- A　呼吸困難とは？　17
- B　呼吸の需要と供給　19
- C　頻呼吸を考える：CO_2，O_2，pH から　28
- D　頻呼吸を考える：肺・胸郭メカニクスから　29
- E　まとめ：呼吸回数が多いときに思い浮かべること！　34

3章 肺がかたい！
抵抗勢力？　コンプライアンスが低い？　37
- A　肺が「かたい」とは？　37
- B　気道内圧と気道抵抗　37
- C　気道内圧とコンプライアンス　41
- D　気道抵抗，コンプライアンスと「肺のかたさ」　45

4章 時定数（タイムコンスタント）
むずかしそうだけど，分かると便利　49
- A　呼気流量の変化　49
- B　時定数とは？　53
- C　時定数を人工呼吸器設定に生かす　59

5章 酸素を考える
― 吸入酸素濃度は？ 光と影　　63

- A 動脈血酸素分圧とは？　63
- B 動脈血酸素分圧の評価　69
- C 吸入酸素濃度とPEEP　72

6章 1回換気量を巡って
― 二酸化炭素の排出　　79

- A 換気の目的　79
- B 酸素消費量　80
- C 二酸化炭素の排出　83
- D 1回換気量とは？　87
- E 1回換気量と気道内圧　96

7章 どのように入れる？
― 量か圧か？ それが問題だ　　99

- A 従量式（量制御）換気　99
- B 従圧式（圧制御）換気　112

8章 自発か？ 強制か？
― 波形で考えるトリガーとサイクル　　115

- A 自発呼吸と強制換気　115
- B 自発呼吸　119
- C 強制換気　122
- D sIMV（同期式間欠的強制換気）　130

9章 圧制御をイメージする
― PCV, PSVとは　　135

- A 圧制御の吸気流量パターン　135
- B PCVとPSV　138
- C プレッシャーサポート：自発吸気に合わせてサポート　142

10章 PEEP/CPAP でスッキリ　　　　　　　　　肺胞を常に開いておく　153

- A　PEEP/CPAP　　　　　　　　　　　　　　　　　　　　　153
- B　オート PEEP　　　　　　　　　　　　　　　　　　　　　164

11章 二相性の CPAP　　　　　　　APRV，BIPAP，Bilevel の周辺　169

- A　まずは APRV から：気道の圧を開放する換気法　　　　　　170
- B　BIPAP/Bilevel　　　　　　　　　　　　　　　　　　　　172

12章 波形の会話　　　　　　　　　　波形のワンポイントアドバイス　175

- A　圧波形：波形で VCV か PCV かを見分ける　　　　　　　　175
- B　流量波形　　　　　　　　　　　　　　　　　　　　　　　179
- C　量波形　　　　　　　　　　　　　　　　　　　　　　　　183
- D　波形でリークを発見：ループは閉じる　　　　　　　　　　185

13章 困った波形を読む　　　　　　　　　　　　いかに対処するか　189

- A　人工呼吸器と患者の同調　　　　　　　　　　　　　　　　189
- B　波形で同調の悪さを評価する　　　　　　　　　　　　　　191

14章 良くなったかな？　　　　改善しているか悪化しているかを考える　205

- A　改善・悪化の指標　　　　　　　　　　　　　　　　　　　205
- B　PV カーブで考える　　　　　　　　　　　　　　　　　　208
- C　フローボリュームカーブで考える　　　　　　　　　　　　216
- D　波形で改善を実感する　　　　　　　　　　　　　　　　　217

15章 ウイニング　　　　　　　どのように人工呼吸器から離脱するか　223

- A　ウイニングの考えかた　　　　　　　　　　　　　　　　　223
- B　ウイニングの進めかた　　　　　　　　　　　　　　　　　225

16章　疾患別傾向と対策 ──────── あくまでも目安です　　233
　A　コンプライアンスの低下した肺に対して：ARDS を例として　　234
　B　気道抵抗の上昇した肺に対して：喘息，COPD を例として　　237
　C　人工呼吸器設定の目安　　245

17章　オープンラングアプローチ ──────── 肺保護戦略　　247
　A　急性肺傷害の病理　　247
　B　人工呼吸による肺傷害　　250

参考文献 ……………………………………………………………259
索　引 ………………………………………………………………263

略語一覧

A-aDO$_2$	alveolar arterial PO$_2$ difference	肺胞気-動脈血酸素分圧較差
A/C	assist/control ventilation	補助呼吸（換気）/調節呼吸（換気）
ALI	acute lung injury	急性肺傷害
APRV	airway pressure-release ventilation	気道圧開放換気
ARDS	acute respiratory distress syndrome	急性呼吸促迫症候群
Bilevel（バイレベル）	bilevel positive airway pressure	二相性陽圧換気（呼吸）
BIPAP（バイパップ）	biphasic positive airway pressure	二相性陽圧換気（呼吸）
CMV	continuous mandatory ventilation	強制換気
COPD	chronic obstructive pulmonary disease	慢性閉塞性肺疾患
CPAP（シーパップ）	continuous positive airway pressure	持続気道陽圧
ETCO$_2$	end-tidal partial pressure of CO$_2$	呼気終末二酸化炭素濃度
FIO$_2$	inspiratory O$_2$ fraction	吸入酸素濃度
FRC	functional residual capacity	機能的残気量
I/E比	inspiratory/expiratory ratio	吸気時間：呼気時間の比
NPPV	noninvasive positive pressure ventilation	非侵襲的陽圧換気
P$_A$CO$_2$	partial pressure of CO$_2$ in lung	肺胞気二酸化炭素分圧（濃度）
PaCO$_2$	partial pressure of CO$_2$ in arterial blood	動脈血二酸化炭素分圧（濃度）
P$_A$O$_2$	partial pressure of O$_2$ in lung	肺胞気酸素分圧（濃度）
PaO$_2$	partial pressure of O$_2$ in arterial blood	動脈血酸素分圧
PCV	pressure-controlled ventilation	従圧式（圧制御）調節呼吸, プレッシャーコントロール
PEEP（ピープ）	positive end-expiratory pressure	呼気終末陽圧
P/F比	PaO$_2$/FIO$_2$ ratio	
PSV	pressure support ventilation	支持呼吸, プレッシャーサポート
sIMV	synchronized intermittent mandatory ventilation	同期式間欠的強制換気
SpO$_2$	O$_2$ saturation measured by pulse oximetry	経皮的酸素飽和度, サチュレーション
τ	time constant	時定数, タイムコンスタント
VCV	volume-controlled ventilation	従量式（量制御）調節呼吸
VILI	ventilator-induced lung injury	人工呼吸による肺傷害

プロローグ 1

何ゆえに人工呼吸か？

A なぜ人工呼吸か

　目の前の患者に人工呼吸が必要か否か？　を考え，すでに人工呼吸器を装着されている患者を前にして，どのような理由で人工呼吸が行われているか？　を考える．日々，どのような病態であり，その程度は人工呼吸が必要な状態かという判断に迫られる．本章では，「何ゆえに人工呼吸か」という基本的な問いについて考えてみたい（図 1-1）．

　人工呼吸を施行された 1,638 名の患者（8 ヵ国）を対象とした研究では，人工呼吸を必要とした疾患・病態は，①急性呼吸不全(66%)，②昏睡 (15%)，③慢性閉塞性肺疾患（COPD）の急性増悪 (13%)，④神経筋疾患 (5%) であった (Esteban A et al: Am J Respir Crit Care Med **161**: 1450-1458, 2000)．急性呼吸不全の原因は，急性呼吸促迫症候群（ARDS），心不全，肺炎，敗血症，術後，外傷である．これらは，疾患・診断名により人工呼吸患者を分けた分類である．

1 人工呼吸はポリオから始まった

　人工呼吸がポリオの死亡率を劇的に改善した事実が契機となり，人の命を救う方法として人工呼吸は世の中に広く受け入れられた．ポリオ（polio）とは，急性灰白髄炎（poliomyelitis）の略で，脊髄灰白質が侵されるウイルス感染症である．一般的には小児が罹患することが多いので脊髄性小児麻痺（略して小児麻

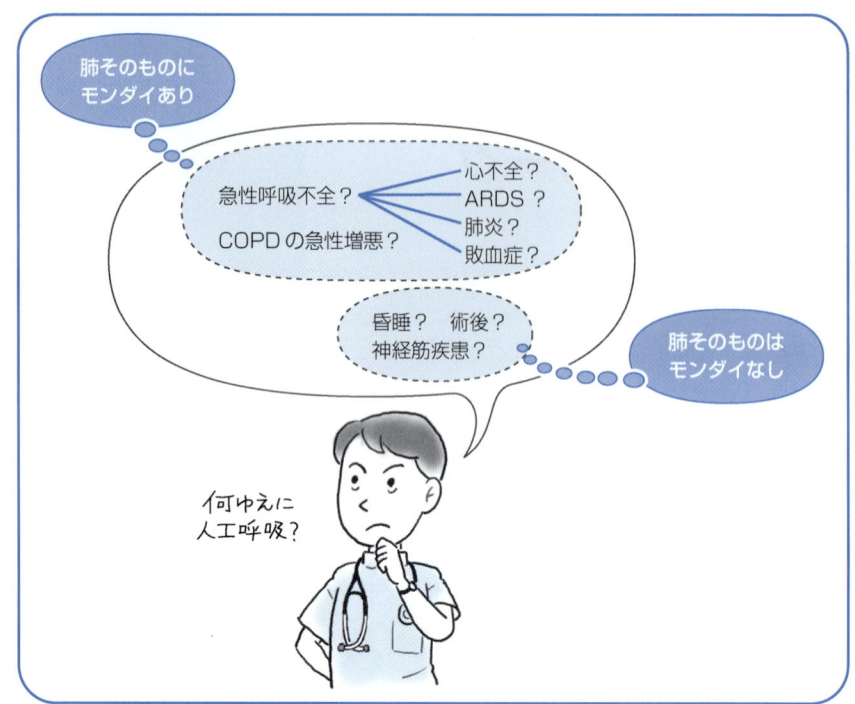

図 1-1 何ゆえに人工呼吸？

痺）と呼ばれるが，成人も罹患する．運動神経麻痺が発生し，重症例では呼吸筋を司る神経が麻痺し，呼吸運動ができなくなる．つまり，自発呼吸が消失する．現代では人工呼吸器があるので，呼吸のない患者には当たり前のように人工呼吸器を装着するが，当時のポリオは呼吸停止で死亡する患者が多かった．

　このように最初の人工呼吸は，肺そのものには問題はないが換気に問題がある患者に行われたのである．以来現在までも，換気に問題のある患者（呼吸がない患者から，呼吸はあるけれども不十分な患者まで）に施行されている．①換気の悪い患者に施行されるようになった後，②換気は良好でも低酸素血症が問題となる患者に行われ，低酸素血症の改善に有益なことが分かった．やがて，③ PEEP（ピープ）(positive end-expiratory pressure：☞10章) の酸素化改善効果が明らかとなった．これらは，動脈血二酸化炭素分圧（$PaCO_2$）と酸素分圧（PaO_2）を改善するための人工呼吸である．さらに進んで現在では，④呼吸筋疲労を軽減する（＝呼吸仕事量を軽減する）ための人工呼吸が行われるようになっている．つまり，換気や酸素化が何とか許容範囲でも，それを達成するための呼吸運動で疲れきって

いる場合，呼吸筋を助け，休めるための人工呼吸が行われる（☞2章）．

　皆さんは，どのような患者の人工呼吸に関わることが多いであろうか．前述の統計には入っていないが，絶対数としては全身麻酔中に人工呼吸を受ける患者数がもっとも多いであろう．全身麻酔中は，筋弛緩を行い，麻酔薬で呼吸中枢を抑制しているため，人為的に神経筋疾患のような状態になっていると考えられ，自発呼吸が停止している．これは，肺そのものに問題はないが，呼吸運動が低下している患者に対する人工呼吸である．

> **メモ　人工呼吸の夜明け**
>
> 　1950年代，ポリオの大流行にみまわれたデンマークはコペンハーゲンの病院では，手揉みバッグによる人工呼吸を行い死亡率を激減させた（Ibsen B：Proc R Soc Med 47：72-74, 1954）．医学校はしばらく休校となり，医学生が昼夜にわたり手揉みの人工呼吸に動員されたということである．

2　患者に人工呼吸をする理由は？

　人工呼吸を開始するかどうかを決めるには，どのようなことを考えるべきであろうか？　疾患名から理由を考えると同時に，病名はともあれ，「何を改善するために人工呼吸をするのか？」を考える（図1-2）．改善すべき病態が分かれば，その病態に合わせて人工呼吸器の設定を行うことになるので，方針を定めやすくなる．

　呼吸の目的は，酸素の体内への取り込み，二酸化炭素の体外への排出である．とすると，呼吸に問題が生じている患者では，①体内に酸素が取り込まれていない状態と，②体内に二酸化炭素が蓄積している状態のいずれか，または両者が考えられる．これらは動脈血液ガス分析を行えば確定できる．

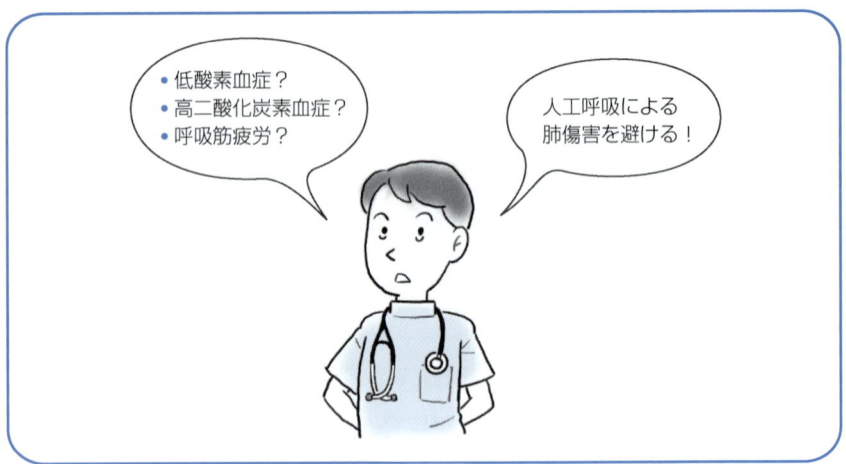

図 1-2 改善すべき病態は？

> **メモ　呼吸性アシドーシス**
>
> 呼吸性アシドーシスは高二酸化炭素血症によるアシドーシスである．体内での二酸化炭素の蓄積は，①二酸化炭素の体外への排出低下，②二酸化炭素の産生亢進，③双方の同時発生による．二酸化炭素の体外への排出は，換気によって行われる．なぜなら二酸化炭素は気体なので，気体が出入りしている肺から排出されるからである（当たり前の話であるが）．

B　人工呼吸を必要とする疾患・病態

　人工呼吸を行う対象疾患と人工呼吸で改善したい病態には，ある程度の関連がある．言い換えると，病名により人工呼吸器の装着理由を推定・連想できる．

1　昏睡患者

　呼吸が停止していれば，低酸素血症と高二酸化炭素血症の発生は100％必発である．この場合，人工呼吸の必要性は誰でも分かる．

| 適応 | 脳出血や脳梗塞で呼吸中枢抑制のある患者，鎮静薬過量，麻酔薬や CO_2 ナルコーシスで呼吸中枢が抑制されている患者など |

| 目的 | 低酸素状態の解除，進行する呼吸性アシドーシスの解除 |

a. 心肺蘇生中の患者

心肺蘇生を必要とする患者は，意識・反応がなく，呼吸していない．胸骨圧迫と人工呼吸を即座に開始するが，このときの人工呼吸の目的は何だろうか？

呼吸していないのであるから，酸素が体内に入らず，二酸化炭素が体内に蓄積する状況である．つまり心肺蘇生中の人工呼吸は，低酸素状態の解除と二酸化炭素の体内からの除去を目的として行っているのである．

b. 全身麻酔中の患者

バッグを手揉みするか，麻酔器に装着されている人工呼吸器で換気を行っている．患者は麻酔薬と筋弛緩薬で自発呼吸が消失している．自発呼吸が消失しているので，人工呼吸をしなければ，酸素が体内に入らず，二酸化炭素が体内に蓄積する状況である．全身麻酔中の人工呼吸も，低酸素状態の解除と二酸化炭素の体内からの除去を目的として行っているのである．

c. 頭部外傷で昏睡状態にある患者

自発呼吸が消失している．これも，低酸素状態の解除と二酸化炭素の体内からの除去を目的として人工呼吸を行っているのである．

d. COPDの急性増悪患者

酸素吸入をしていて，酸素分圧が上昇してしまったために，呼吸中枢抑制がかかり，昏睡状態に陥ってしまった．二酸化炭素が体内に蓄積している．このような患者では，二酸化炭素の除去を目的として人工呼吸を行う．

2 神経筋疾患患者

自発呼吸は，①呼吸中枢からの神経発火が，②脊髄を下降し，③横隔神経や肋間神経などの末梢神経を介して，④呼吸筋の収縮・弛緩を起こすことによって発生する（図1-3）．これらの段階のいずれかが障害を受けている場合，呼吸回数が低下するか，呼吸筋の収縮力が弱くなり，換気が十分でなくなる．このような患者では，肺そのものには異状がないと考えられる．肺そのものに異状がないとは，肺に病変がない，気道抵抗や肺コンプライアンス（☞3章）には異状がないということである．筋ジストロフィーやポリオ，筋萎縮性側索硬化症（ALS）などがこれに該当する．

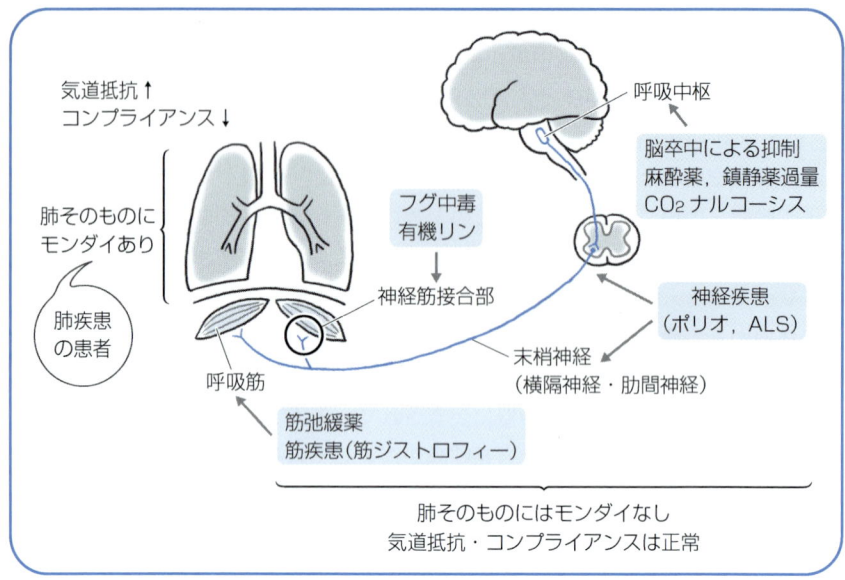

図 1-3 呼吸中枢から肺まで

3 呼吸不全における呼吸仕事量の軽減

　パルスオキシメータでサチュレーションを測定すると低値で，動脈血液ガス分析を行うと低酸素血症の状態である．そこで酸素吸入を行うと，サチュレーションは95％に上昇した．しかし，肩で息をしていてかなり疲れている．呼吸筋の疲労が疑われる（☞2章）．この場合は，PaO_2の絶対値は良くても，呼吸筋の疲労を軽減するために人工呼吸を開始する．
　呼吸筋の疲労は呼吸仕事量の増加によってもたらされる．この呼吸仕事量を軽減するための人工呼吸の考えかたを理解できると，患者と人工呼吸器の同調が良いか悪いかを注意深く観察するようになる．

> **メモ**　人工呼吸器：新機種の特徴は？
>
> 　人工呼吸器は，新機種が続々と発売されているが，各機種の特徴は患者と人工呼吸器の同調を良くするための機構にある．一方，それらの新しい機構が確かに有効で，たとえば人工呼吸器からの離脱が早まるとか，生存率が改善するなどのエビデンスがあるかというと，ない場合が多い．自発呼吸を温存した快適な人工呼吸を達成することを目指しているが，道半ばである．

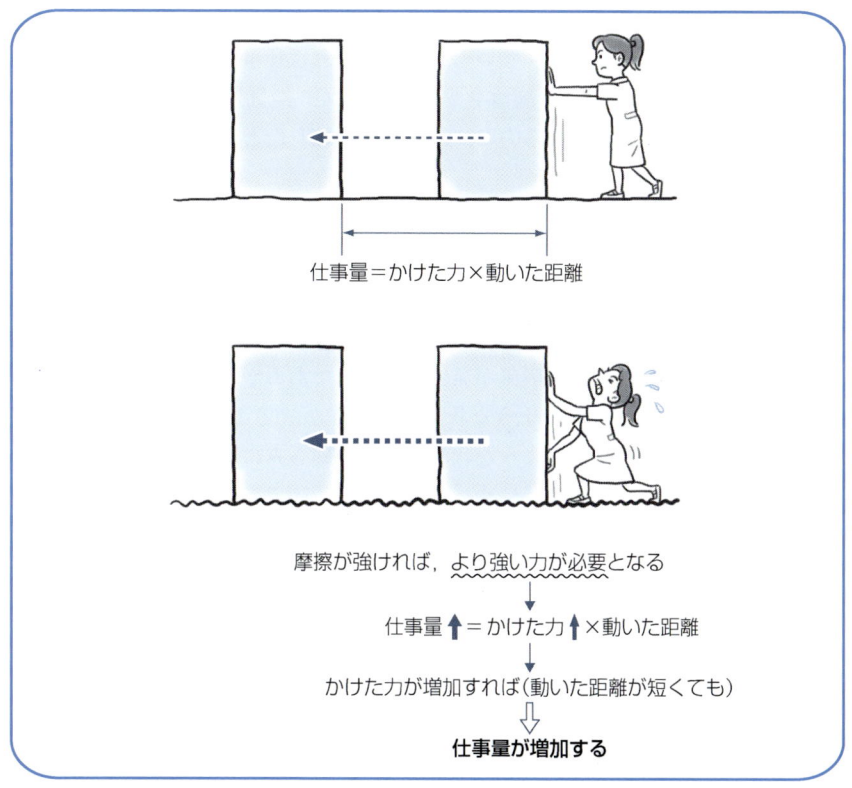

図 1-4　仕事量とは

C　呼吸仕事量を考える

1　仕事とは

　仕事とは，かけた力と動いた距離の積を指す．力をかけてもまったく動いていなければ仕事をしたことにならない（成果が出なければ仕事をしたことにならないのは，厳しいですね）．しかし，物は動かなくても，人は押しているわけで（図 1-4），この場合，押している人は疲れる．つまり仕事はしているが，無駄に終わっていることになる．このときの筋肉は収縮し，短くなっている．出している力と筋肉の移動距離を掛ければ筋肉の仕事量となる．疲れを感じず目的どお

りの距離を移動できればよいが，疲れを感じることもある．
　同じ距離を動かすにしても，強い力を必要とすれば仕事量は大きくなる．
　呼吸仕事量は，気道抵抗，肺コンプライアンス，換気量，換気回数，流量によって決まる．呼吸筋が，ある力で，ある距離短縮したとすると，その呼吸筋の仕事量は，

$$呼吸筋仕事量 = 筋力 \times 短縮した距離$$

となる．この式から考えると，筋力が強いか，筋の収縮した距離が長いと仕事量が増加する．

　呼吸筋が仕事をした結果，吸気が発生するわけであるが，吸気に必要な呼吸仕事量が増大する状況とはどのような状況であろうか（図1-5）．1つは，①肺が膨らみにくいので，力が要るような状況である．膨らみにくいとは，肺が「かたい」か，気道が狭く空気が通りにくくなっている状態である．言い換えると，コンプライアンスが低いか，気道抵抗が高い状態である（図1-6：☞3章）．もう1つは，②換気量が多い，または吸気流量が多い状況である．換気量を多くするには，胸郭を大きく移動させねばならない．つまり，筋の短縮する距離を長くしなければならない．吸気流量が多い状況では，筋は速く収縮しなければならないので，強い筋力を必要とする．

 呼吸仕事量増加
　　大きな呼吸，速い呼吸，気道抵抗増加，肺コンプライアンス低下

メモ　仕事の単位
- 1ジュール（J）とは1ニュートンの力で1m動かす仕事量である
- 1ニュートン（N）とは，1kgの質量を持つ物体に$1m/s^2$の加速度を生じさせる力である

2　数値に頼れるか？

　基準となる具体的な数値があると，「人工呼吸器を装着する」という決断はしやすい．そこで動脈血液ガス分析を行う……，これは一見分かりやすい考えでは

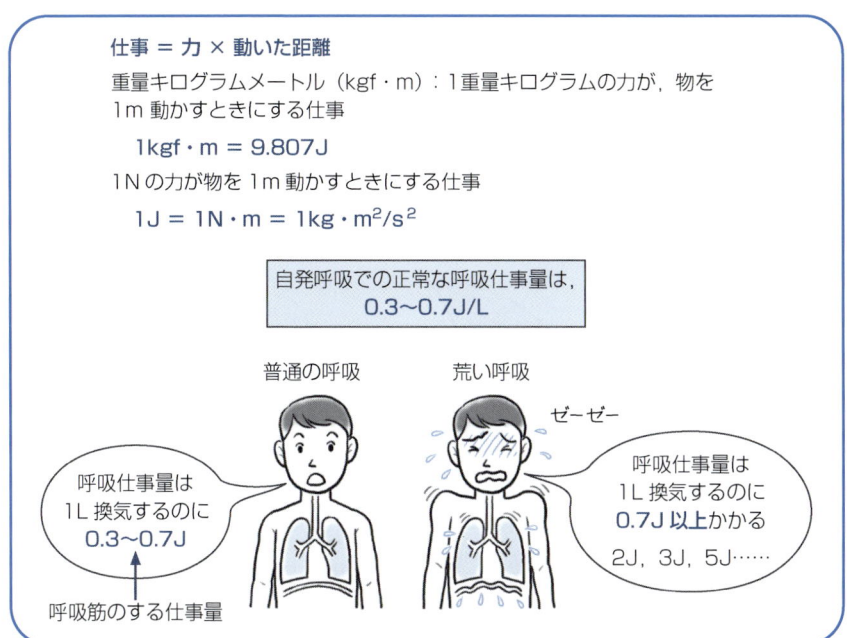

図1-5 仕事量

あるが，現状はやや異なる．

　PaO_2 が 60 mmHg 以下，$PaCO_2$ が 50 mmHg 以上という数値が，呼吸不全の基準として用いられることが多い．では，PaO_2 が 59 mmHg なら人工呼吸が必要で，61 mmHg なら必要ないといえるかというと，そのようなことはない．もし，40 mmHg であったら，これは確かに人工呼吸の適応となろう．おそらくこのレベルの PaO_2 の患者では，ほぼ全員「呼吸に疲れきっている」状態にあるので，人工呼吸を行うであろう．

　50 mmHg では，まだ疲れていない患者もいるかもしれない．逆に酸素吸入下に 100 mmHg ある患者でも，「呼吸に疲れきっている」状態なら人工呼吸を施行しなければならない．この「呼吸に疲れきっている」状態は理学的所見を総合して，臨床家が判断する（または感じる）もので，2章で述べる．人工呼吸の適用は，診断基準に沿ってというより，重症感によってであり，やや分かりにくい面がある．

C．呼吸仕事量を考える

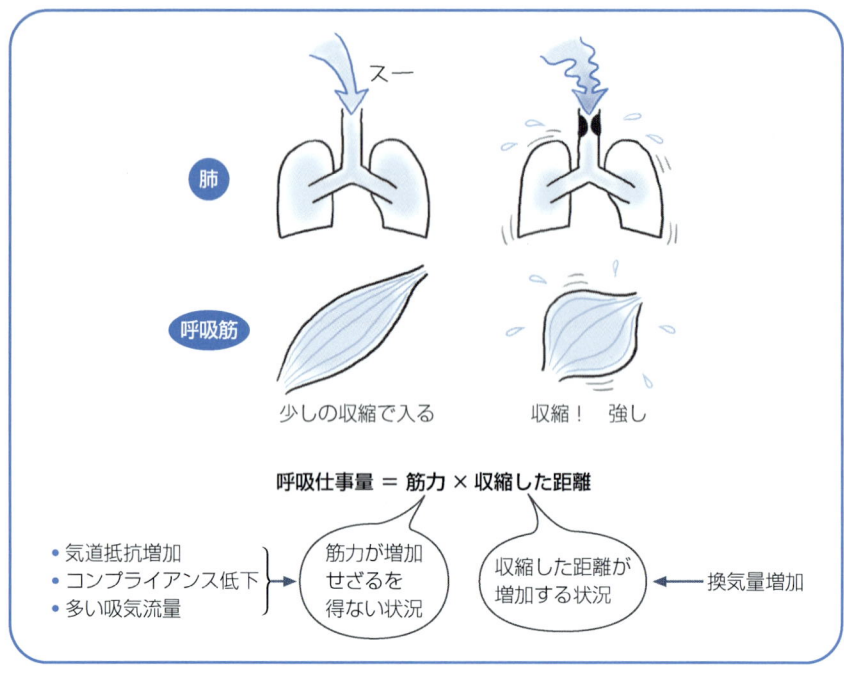

図1-6 呼吸仕事量の増加

メモ　動脈血液ガス分析は必ず行うべき？

　人工呼吸を開始する前に動脈血液ガス分析をすることが多い．著者自身もかつて，目上の先生方は，ガス分析の結果をみて人工呼吸を行うか否かを決定していると思っていた．でも，違っていたようである．著者自身は今，明確な数値を示すことができないのである．このような先生は多いと思われる．

　経験豊富な臨床家なら，血液ガスの結果を見ずとも人工呼吸の施行を決定することがある．そして，血液ガスのデータはその決断を確認し，その後の経過を評価するために使用される．つまり，低酸素症や高二酸化炭素血症そのものより，「患者が呼吸に疲れきっている」と判断したら人工呼吸の開始を決断する現状がある．

D 人工呼吸のゴール

1 人工呼吸の目的

　人工呼吸をしている患者のベッドサイドで考えること．この患者は，何を主目的に人工呼吸されているのか？　この本質的というか，根本的問いかけは，ともすれば意識の彼方にあり，当面の動脈血液ガス分析結果，吸入酸素濃度（F_IO_2），PEEPの高さなどに目が行きがちである．

人工呼吸の目的
- 低酸素状態の解除
- 進行する呼吸性アシドーシスの解除
- 呼吸仕事量の軽減

が総合的に達成されることである．そして，人工呼吸器による肺傷害の発生を防ぐことも目的の1つとして捉える．

　「人工呼吸の目的は，人工呼吸器による肺傷害を防ぐことである」というと，ならば人工呼吸をしなければよいのでは？　となってしまう．そうではなく，人工呼吸をせざるを得ない状態に陥った場合，「人工呼吸でさらなる傷害を引き起こさない」のも目的となり，この目的のための設定が必要になると考える．この新たな目的は，進行する呼吸性アシドーシスの解除という目的より，先にゴールに到達させる（図1-7：☞17章）．

　低酸素血症改善のため，F_IO_2を調節し（☞5章），PEEPを使用する（☞10章）．進行する呼吸性アシドーシス（高二酸化炭素血症）改善のため，換気量を調節する（☞6章）．呼吸仕事量の軽減のため，患者の自発呼吸と同調の良い呼吸器設定をする（☞7〜11, 13章）．人工呼吸を行う前提として，人工呼吸器による新たな肺傷害の発生を抑制する呼吸器設定を行う（図1-8：☞17章）．

2 低酸素状態の解除

　これらのゴールは達成されているであろうか．多くの場合，PaO_2は60 mmHg以上を維持できることが多い．PaO_2が60 mmHgであれば，ヘモグロビンの酸

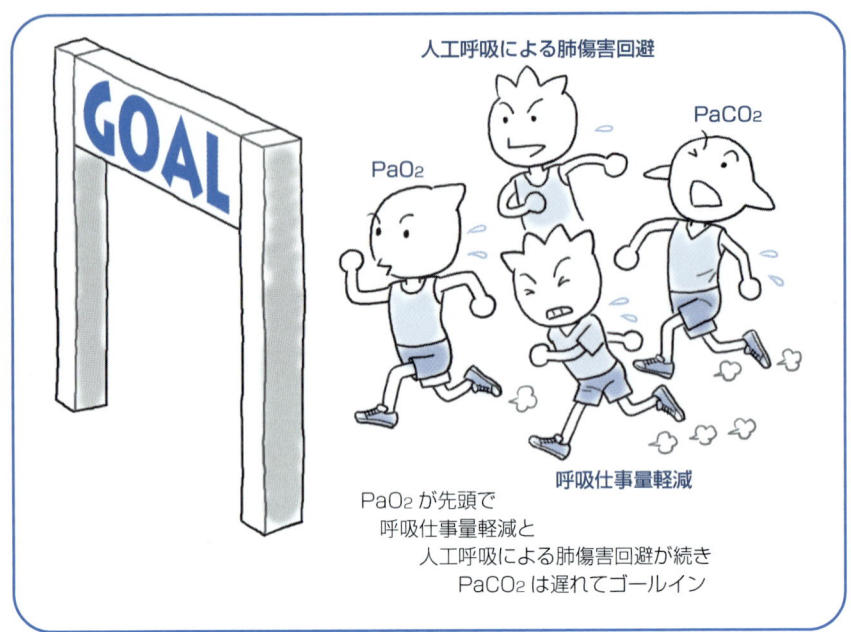

図 1-7 人工呼吸のゴール

素飽和度は 90％あるので，酸素供給の面ではゴールに到達している．しかし，これだけで安心する人は少ないであろう．60 mmHg を維持するために，F_IO_2 が高く，PEEP も高く，患者の呼吸回数も多く，人工呼吸器との同調が悪く，鎮静薬や筋弛緩薬の使用も多い——という状況にあれば，予断は許されない．つまり，低酸素状態の解除はゴールではあるが，これ以外にも到達すべきゴールがある（図 1-8）．60 mmHg＜PaO_2 を達成するための条件が厳しければ問題が残されているわけで，その条件を緩めることが次のステップとなる．

3 進行する呼吸性アシドーシスの解除

進行する呼吸性アシドーシス（高二酸化炭素血症）の解除もゴールの 1 つである．動脈血 pH が低いと全身の細胞機能に影響があるので，pH は 7.4 が望ましい．二酸化炭素の排出を促進するには換気量を増やす必要があるが，その結果，気道内圧が高くなると，人工呼吸による肺傷害が増悪する（☞ 17 章）．以前は，何はともあれ血液ガスの正常化が目標となっていたが，最近は人工呼吸に起因す

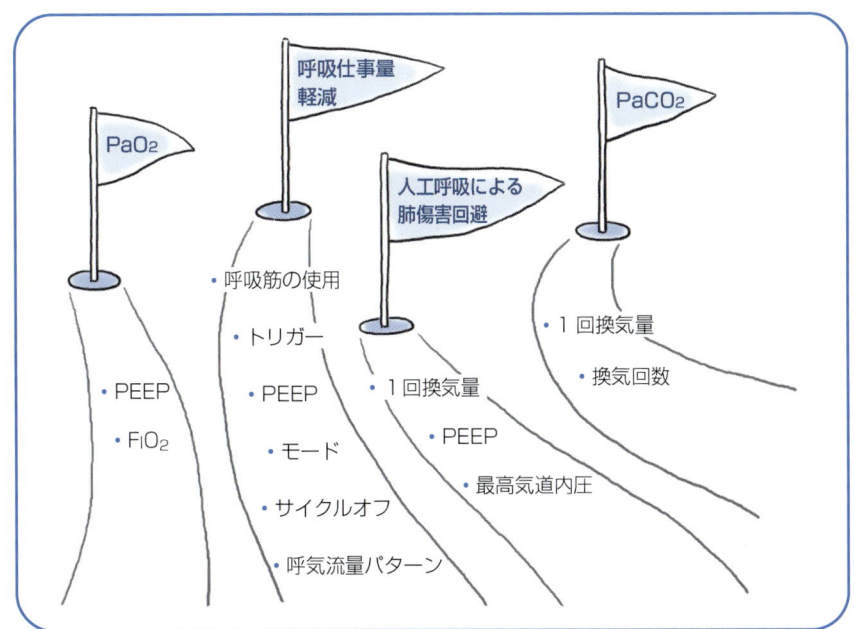

図 1-8　ゴールへの道

る肺傷害の発生抑制が，高二酸化炭素血症の正常化より重視されている．そこで，最高気道内圧を 30 cmH$_2$O までに制限し，その結果，PaCO$_2$ が上昇しても，容認するようになっている（☞ 16, 17 章）．目安として，pH が 7.2 以下になる場合には，何らかの対策を取りたいが，良い方策がないためむずかしい状況である．ここで強調したい点は，進行する呼吸性アシドーシスの解除はゴールの1つであるが，人工呼吸器による肺傷害の回避というゴールの優先順位が上であることである．

4　呼吸仕事量の軽減

呼吸不全患者では，呼吸筋の酸素消費量が増加し，呼吸筋疲労が発生している．疲れきった呼吸筋は，やがて収縮力が低下し，さらには力尽きて呼吸運動は停止するかもしれない（☞ 2 章）．がんばって運動しすぎて動けなってしまったような状況である．医学的に表現するなら，呼吸仕事量が増加している．いくら PaO$_2$ が良くても，呼吸運動に多大な負荷が常にかかっていては，回復への展望が見出せない．そこで PaO$_2$ にかかわらず，呼吸仕事量を軽減させることがゴー

D．人工呼吸のゴール

ルの1つとなる．患者に自発呼吸があり，人工呼吸器との同調が悪いと，余分または無効な呼吸運動を行わねばならず，呼吸仕事量は増加する．患者と人工呼吸器の同調を改善するために，換気モード（☞ 8, 9, 11 章），PEEP（☞ 10 章），トリガー感度（☞ 9 章）などを調節するが，患者と人工呼吸器の同調性をみるには，理学的所見（☞ 2 章），圧波形，流量波形（☞ 12, 13 章）などが役立つ．

5 人工呼吸のゴール

　人工呼吸のゴールに順番をつけるとしたら，①まずは，動脈血酸素化を良くする，②呼吸仕事量を下げる，人工呼吸による肺傷害を回避する，③呼吸性アシドーシスを軽減する，という順番となろうか（図 1-7）．

　急性呼吸不全で人工呼吸器を装着する場合，まずは100％酸素で換気し，鎮静薬を投与して気管挿管し，人工呼吸器に装着することが多い．人工呼吸器との同調があまりに悪い場合は，一時的に筋弛緩薬を使用し，自発呼吸を止め，呼吸筋の仕事量をゼロにすることもある．

> **メモ　人工呼吸か人工換気か？　……どちらでも**
>
> 　英語では，呼吸はレスピレーション（respiration），換気はベンチレーション（ventilation）である．レスピレータを直訳すると呼吸器であり，ベンチレータを直訳すると換気器となるが，日本語で人工換気器とはいわない．「ベンチレータを着けましょう」を日本語でいうとしたら，「人工呼吸器を着けましょう」になる．呼吸とは，細胞内外の二酸化炭素と酸素の交換も意味しているが，この意味では換気とは言わない．正確に言うと　呼吸＝換気　ではない．しかし，人工呼吸，人工換気という表現は双方よく使用され，同じ意味で使用されている．つまり，人工呼吸でも人工換気でも意味するところは同じであるので，悩まないでほしい．人工呼吸に関する用語の統一性がない現状をまずは受け入れ，意味するところを理解していればよいと思われる．人工換気というと肺内外のガス交換を強調した表現となり，人工呼吸と書き換えても差し支えないと思われる．一般に人工呼吸器は，英語でベンチレータと呼ばれることが多い．以前は，レスピレータという用語を使用する人もいたが，現在はベンチレータが主流である（図 1-9）．

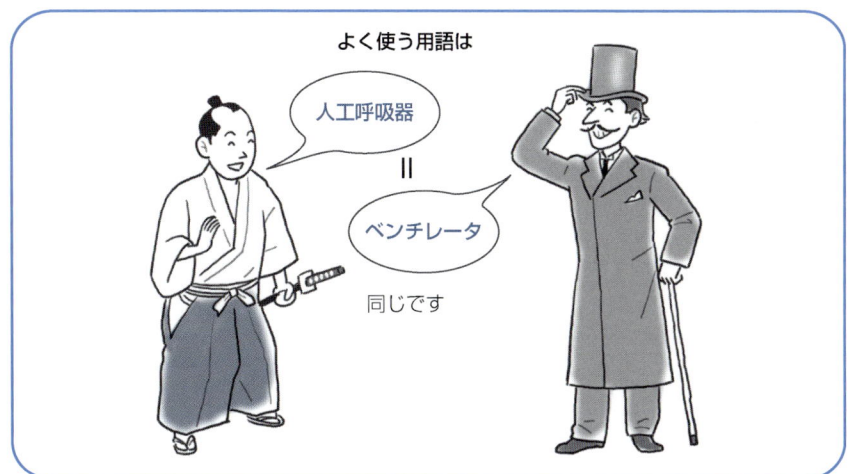

図 1-9　人工呼吸器とベンチレータ

> **メモ**　人工呼吸中の筋弛緩薬の使用
>
> 　肺傷害を回避する人工呼吸（☞ 17 章）を施行した ARDS 患者において，筋弛緩薬の使用日数は生存患者で全人工呼吸日数の 6±14％（平均±標準偏差），死亡した患者で 20±32％であった（ARDS Net：N Engl J Med **342**：1301-1308, 2000）．標準偏差が平均値より大きいのは，筋弛緩薬をまったく使用しない患者が多いことを示している．同様に鎮静・鎮痛薬を必要とした日数はそれぞれ 65±26％, 73％±24％であった．
>
> 　一方，吸気努力が非常に強いと，胸腔内圧が過度に低下し局所での肺過膨張が発生する結果，肺傷害が増強するので，強い自発吸気運動は抑制した方がよい．しかし，その「強い」の具体的な指標は確定していない．1 回換気量 6〜8 ml/kg 予測体重，5 cmH$_2$O＜PEEP で P/F 比＜150 の ARDS 患者に対し，人工呼吸開始後 48 時間，筋弛緩薬を使用すると予後が改善したという報告がある（Papazian L et al：N Engl J Med **363**：1107-1116, 2010）．

D．人工呼吸のゴール

じゆうちょう

2 呼吸に疲れました

——— 呼吸困難とは

A 呼吸困難とは？

呼吸困難とは，息がしにくいと感じる状態であり，本人が体感するものである．まわりから見て，「息がしにくそう」とか「呼吸がしんどそう」に見えるときは，本人も「息がしにくい」と感じている場合もあれば，感じていない場合もある．本当は，しんどいのに「大丈夫」という人もいるが，まわりから見てしんどそうなときは，放置しておくと疲弊しきって，意識レベルの低下，呼吸停止，不整脈の発生，心停止にまで至ってしまう事態もありうる．したがって，よく呼吸運動を観察して，「息をするのに疲れきっている，または早晩疲れきってしまいそうな」人に対しては，人工呼吸器でその人の呼吸を助け，負担を軽減した方がよい．本章ではこの点について解説したい．

さて，呼吸困難を感じるメカニズムはどうなっているのであろうか？

 呼吸困難を感じるのは
呼吸の需要と供給のバランスが崩れているときである（図 2-1）

A．呼吸困難とは？　17

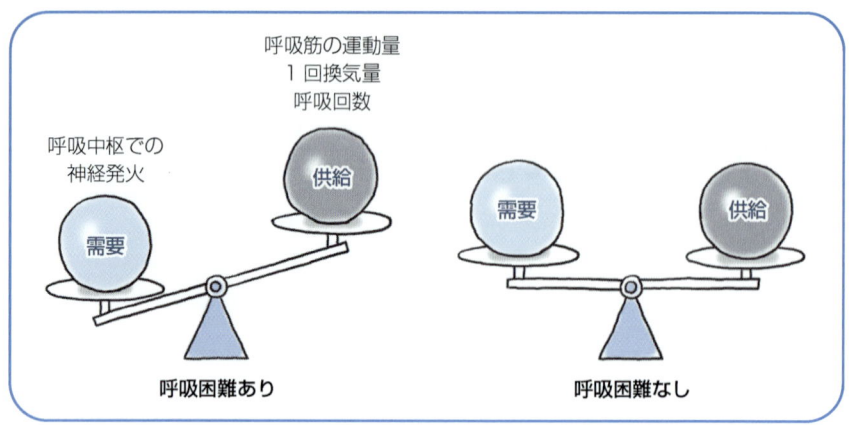

図 2-1　需要と供給のシーソー

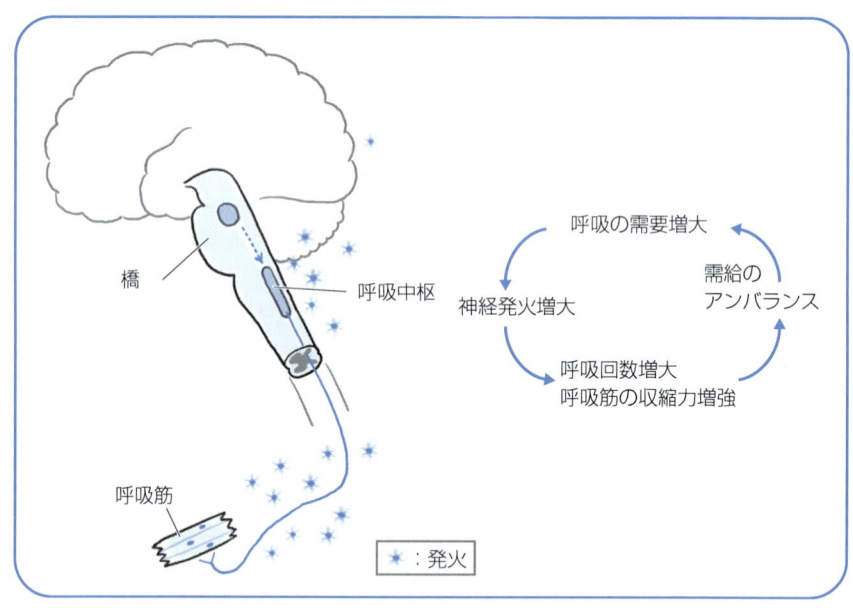

図 2-2　呼吸の需要が増大すると，呼吸中枢の神経発火が増大する

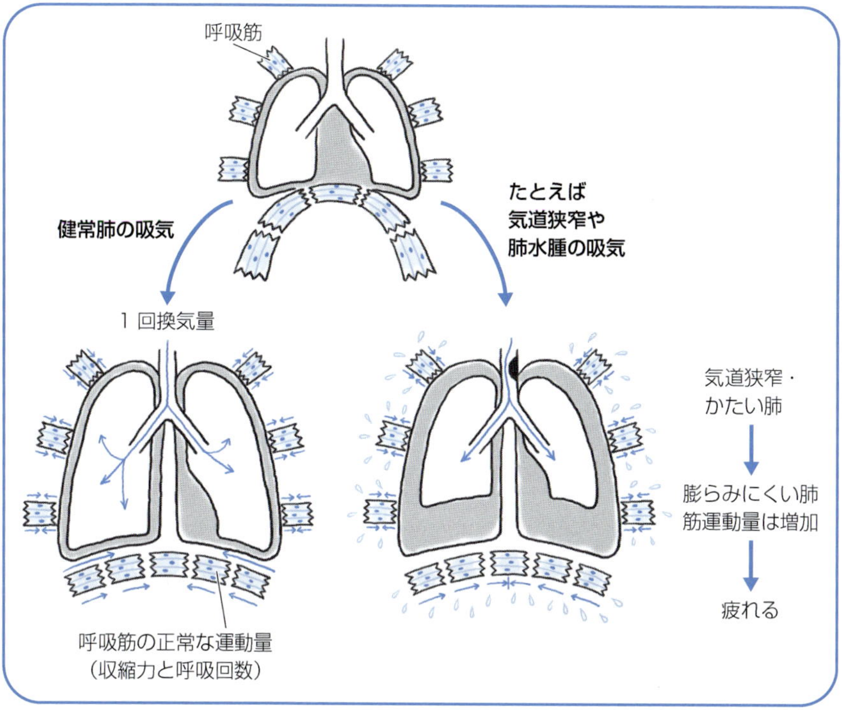

図 2-3　呼吸筋の運動量

呼吸の需要と供給

呼吸の需要 ＝ 呼吸せよという指令 ＝ 延髄呼吸中枢の神経発火（図 2-2）
呼吸の供給 ＝ 呼吸筋の運動と実際の換気量（図 2-3）

B　呼吸の需要と供給

1　呼吸の需要とは？

　呼吸の需要とは，たとえるなら「呼吸せよ」という身体からの要求である．誰でも運動時には経験しているが，この要求が高まるのは，全身の酸素消費量が増

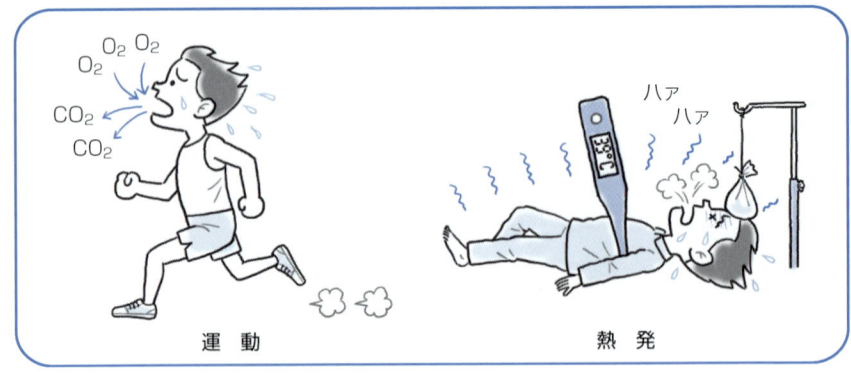

図 2-4　酸素消費量の増大

加したときである（図 2-4）．そして，酸素が消費された結果，産生される二酸化炭素量が増加したときも，「呼吸せよ」という要求は高まる．これらは分かりやすい．一方，酸素消費量に変化がなくても，低酸素血症のために，相対的に酸素需要が高まっている状態でも「呼吸せよ」という身体からの要求が発生する．これは病的状態である．

　また，酸素消費量や二酸化炭素産生量とは直接関係ないが，「呼吸せよ」という要求が高まることもある．たとえば，気道の狭窄が起こったとすると，狭くなっているので空気が通りにくくなっていて，強い力で吸わないと十分な吸気量を得ることができない（図 2-5）．狭窄があるにもかかわらず，いつもと同じ筋力で吸ったとすると肺の膨らみ（吸気量）は小さいままである．そこで，この肺の膨らみが悪いのを感知して呼吸筋群の運動を強くし，吸気量を増加させようとする要求が起こる．これも「呼吸せよ」という要求となり，指令となる．つまり，通常の呼吸筋運動で肺の膨らみが悪いときに，普段より強い筋力や多い回数で呼吸筋運動を行い，さらに普段使用していない呼吸筋群を使用する必要に迫られ，「呼吸せよ」という要求が高まる．肺の膨らみやすさは，肺のコンプライアンスや気道抵抗，胸部を形成している呼吸筋群の動きなどで決まるが，肺での空気の出入りに関するこれらの要素を総合して肺の換気メカニクスと呼んでいる（図 2-6）．

　まとめると，呼吸の需要は，①酸素消費量・二酸化炭素産生量，②肺・胸部の換気メカニクスによって決まる．この需要に応じて延髄呼吸中枢から指令が出る．呼吸の需要の総和は，延髄呼吸中枢の神経興奮の強さと頻度といえよう．

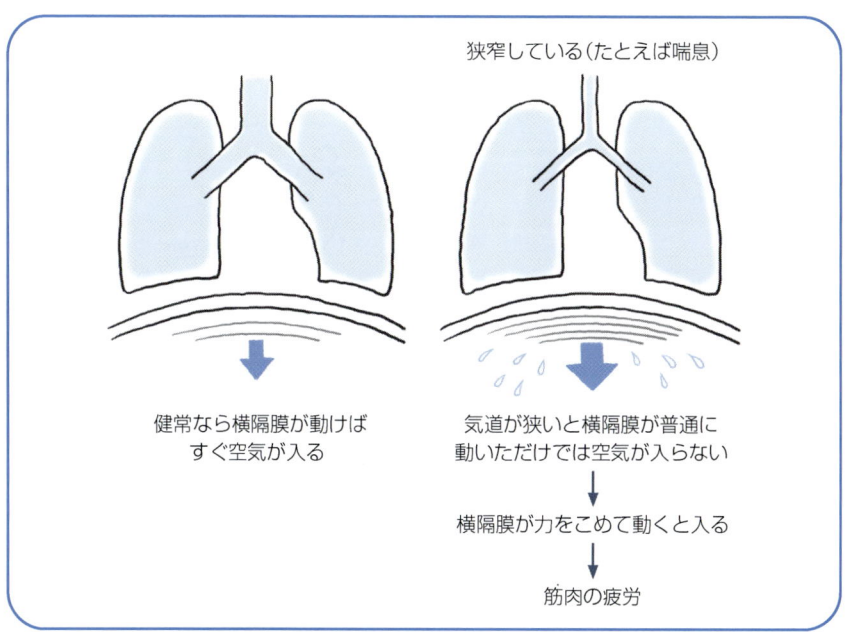

図 2-5　狭いところを通過するには力が要る

　呼吸の需要（延髄呼吸中枢の神経発火）がもっとも増加する状況は，換気メカニクスの悪い肺を持つ人において酸素消費量・二酸化炭素産生量が増加したときである．

2 呼吸の供給とは？

　呼吸の供給とは，実際の呼吸運動と換気量である．延髄呼吸中枢の神経興奮を受けて，呼吸筋群が運動する結果，換気が達成される．ここで問題となるのは，神経興奮と呼吸筋の収縮が必ずしも一致しない病態である（図 2-7）．神経の刺激が筋に到達しても，①筋が収縮できない，②収縮してもその筋力が弱い，③強く収縮しても肺が膨らみにくい，と実際の換気に問題が出てくる．需要にあった換気量が十分得られない，得られたとしても激しい筋肉運動のため呼吸筋疲労が発生しているという問題である．この問題を，身体は呼吸困難と感じるのである．

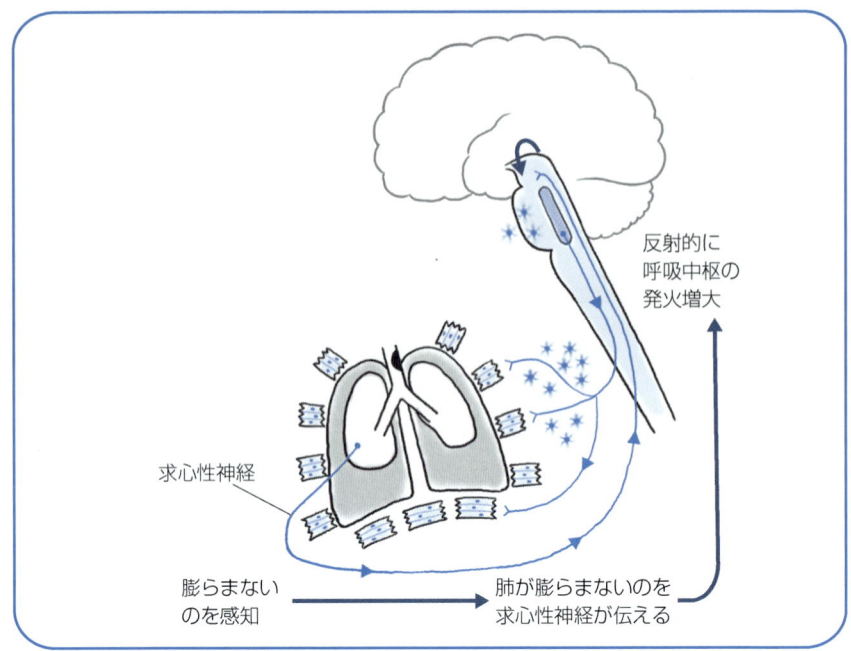

図2-6 メカニクスが悪いため需要（神経興奮）亢進

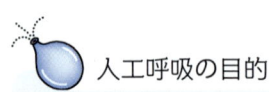 人工呼吸の目的

　　　　　呼吸筋が疲れないように呼吸の需要を満たす

3 需要と供給のバランス

　呼吸療法では，酸素投与や人工呼吸を行う．その心は，「呼吸の需要と供給のバランスを保つ」である．これには，①需要を軽減する，②供給を増す，③需要を軽減すると同時に供給を増す，がある．
　呼吸中枢からの神経刺激が呼吸の需要である．たとえば，頻呼吸は呼吸中枢からの神経刺激の頻度が増加した状態である．この頻度増加は，低酸素血症によるかもしれないし，高二酸化炭素血症によるかもしれないし，pHの低下によるかもしれないし，肺が膨らみにくくなっているためかもしれないし，精神的に興奮しているからかもしれない．原因は何であれ，各要因の総和が呼吸中枢からの神

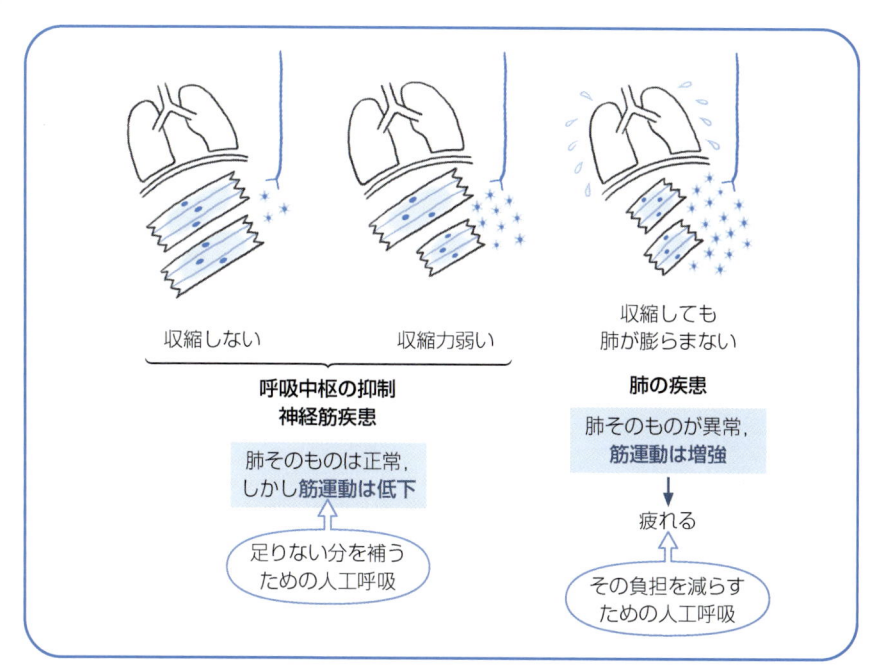

図2-7　神経発火と呼吸筋収縮の不一致

　経刺激となって呼吸筋群を動かす．治療の目標は，需要の増加の原因除去が第一である．人工呼吸により急場をしのぎ，前述の原因の原因を治すことが根本治療である．原因の原因（たとえば低酸素の原因が重症肺炎であるように）が軽快するまでの橋渡し（ブリッジ）として，生命維持のために人工呼吸が必須となる患者は多い．

　鎮静薬を使用すると呼吸中枢抑制が起こり，呼吸回数を減らすことができる．重症呼吸不全で呼吸回数が多いときに，鎮静を深くし呼吸回数を下げ，人工呼吸器に乗りやすくし，換気の改善を図る場合があるが，苦肉の策である．本質的には，pH，PaO_2（動脈血酸素分圧），$PaCO_2$（動脈血二酸化炭素分圧）を正常化し，化学的刺激を低下させ，呼吸筋運動による肺の換気メカニクスを正常化し，Jレセプターや伸展受容器（後述）からの刺激を少なくすることが，呼吸回数を下げるために必要である．

　需要が多く，供給が追いつかない，または追いついたとしても疲労がたまる状態では，人工呼吸器により呼吸を供給し，需要を満たし，かつ患者の呼吸筋の負担を軽減する．働きすぎは過労死のもとである（図2-8）．呼吸筋の働きすぎも

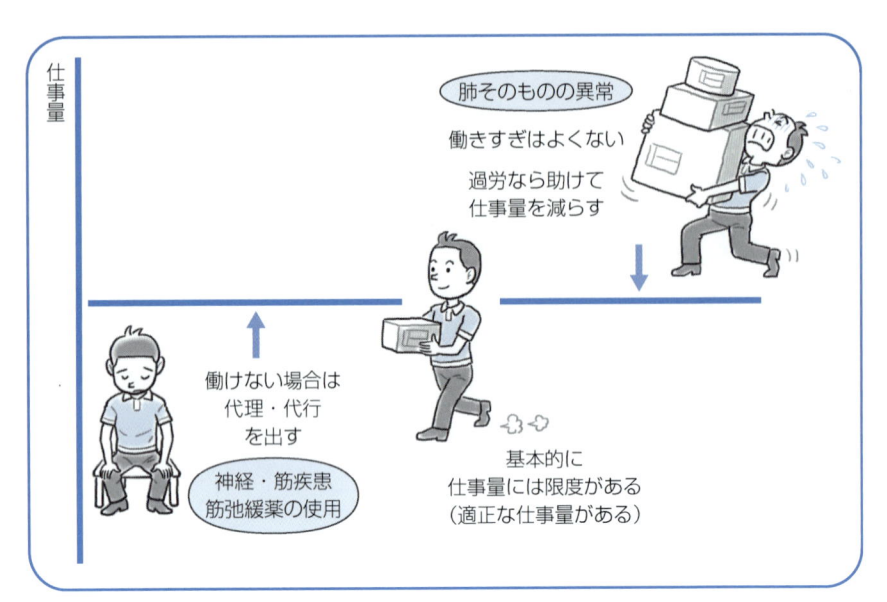

図2-8 働きすぎは過労死のもと

よくない．

4 呼吸運動を見て呼吸の需要に思いを巡らす

　呼吸の需要の増加は，動脈血中のPaO$_2$低下・PaCO$_2$上昇・pH低下で感知される．言い換えると，動脈血液ガス分析を行って低酸素血症，高二酸化炭素血症，アシデミア（血液が酸性ということ）があれば，呼吸の需要（呼吸中枢の神経発火）が高まっていると判断する．この需要に応じて，呼吸筋（横隔膜，肋間筋，胸鎖乳突筋，肩甲挙筋，腹筋など）の運動による呼吸の供給が発生し，呼吸筋運動が強くなる．呼吸運動を観察する具体的なポイントは，①呼吸回数の増加，②肋間の陥凹，③胸鎖乳突筋などの呼吸補助筋の使用，④胸骨上窩の陥凹の出現，⑤シーソー呼吸の出現，⑥ tracheal tug の出現，などである（図2-9）．これらが認められるときは，「努力性呼吸がある」といえ，呼吸筋疲労が蓄積しつつある可能性が高い．

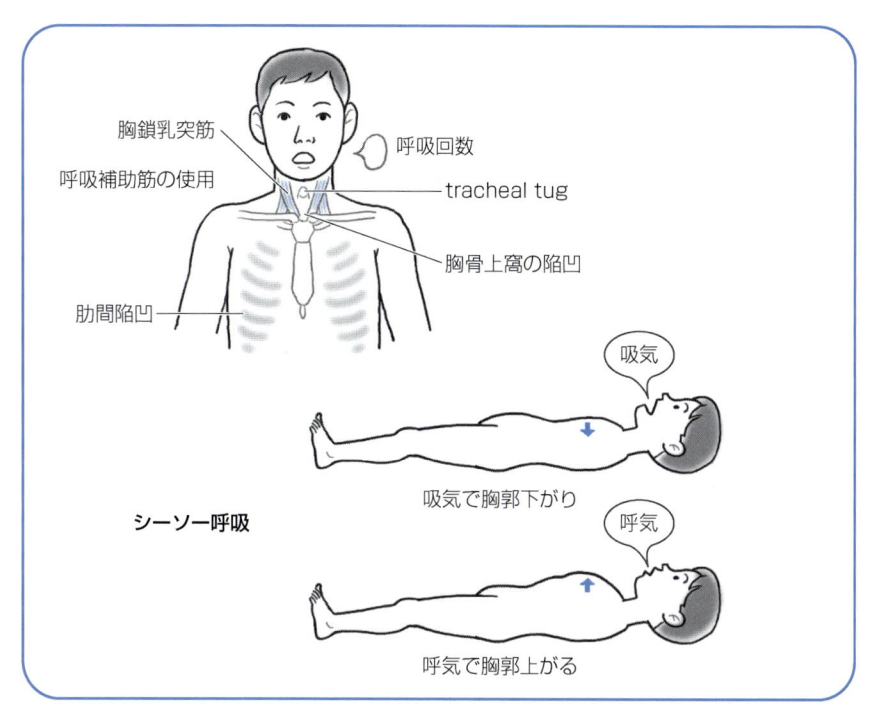

図 2-9　どこを見る？：胸部の視診

> **メモ　用語解説**
>
> ① tracheal tug（トラケアルタグ）
> 　甲状軟骨が吸気時に下方に牽引される現象．横隔膜の強い収縮や気道狭窄の存在で発生する．横隔膜の強い収縮は，呼吸仕事量の増加，さらに，呼吸の需要の増加を意味している．胸腔内圧が著明に陰圧になるために発生すると考えられている．
> ② シーソー呼吸
> 　外奇異呼吸ともいう．吸気時に胸郭が陥没し，腹部が膨隆する．呼気時はこの逆．気道閉塞や，吸気横隔膜運動が激しいときに発生する．

5 需要と供給のアンバランス

　需要に対して，供給が無理なく行われていれば，呼吸困難は感じない．需要と供給のアンバランス（需要＞供給）が発生するには，以下の3つの状況が考えら

れる.
① 需要の増加
② 供給の低下
③ 需要の増加と供給の低下の両者

a. 需要が増加しても呼吸困難を感じない状態（健常者）

　需要が増加しても供給が無理なく追いついていけば，呼吸困難は発生しない．たとえば，健常者が適度な運動をして，呼吸回数と1回換気量が増加しているような場合である．運動によって呼吸に対する需要が増加した状況で（酸素消費量と二酸化炭素産生量の増加），呼吸運動が大きくなり換気量が増加し，呼吸に対する供給を満たしている状態である．

b. 需要が増加すると呼吸困難を感じる状態（たとえば COPD の患者）

　需要が増加したときに，それに見合った供給がない場合や，需要に見合った供給があったとしても無理している場合には，呼吸困難を感じる．たとえば，COPD（慢性閉塞性肺疾患）の患者では，運動すると「息切れ」がするという．呼吸困難を感じているわけであるが，運動による酸素消費と二酸化炭素産生の亢進という需要を満たすための供給――つまり呼吸運動――ができていない，できていたとしても無理をしている状態である．

6 呼吸で無理をしている状態

　呼吸で無理をしているという状態について，手足の屈伸運動の繰り返し・腕立て伏せ・鉄棒の懸垂など，骨格筋の運動に当てはめて考えてみたい．こうした運動は，最初は楽にできていてもやがて疲れてきて，筋肉痛も発生し，ついには限界に達し休息を取ることになるのは，皆さん経験ずみであろう（図 2-10）．個人差もあり，すぐ疲れる人もいれば，長持ちする人もいる．

　さて，呼吸筋についてはどうであろうか．健常者では，安静時呼吸回数は8〜12回/分くらいであり，それぞれ吸気と呼気の呼吸運動は意識されずに当たり前のように行われている．もし，呼吸回数が40回/分に増加したとしたら，呼吸筋は平時の4倍の運動をすることになる．この4倍の運動が継続したとしたら，やがて疲れが出てくるであろう．呼吸困難とは，この呼吸運動に疲れた筋肉の悲鳴とも考えられる．しかし，呼吸は休むことができない．よって，疲れが蓄積する．人工呼吸を必要とする人は，このような状態に陥ってしまった人，もしくは陥る可能性のある人である．人工呼吸により，呼吸を助け，呼吸筋の疲労蓄積を軽減することができる．

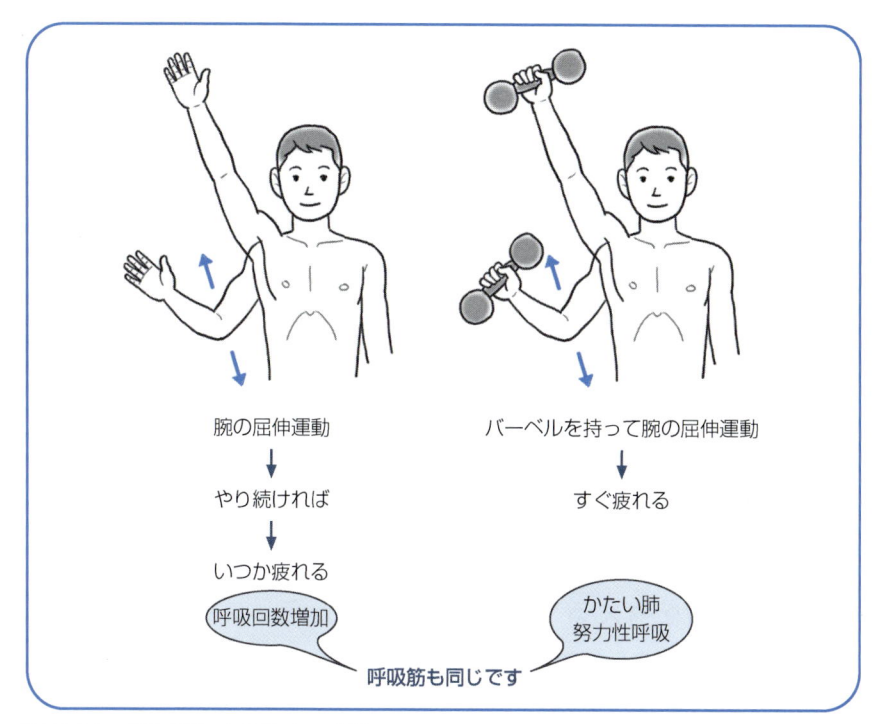

図 2-10　筋運動による筋肉の疲労

　良好な呼吸の供給とは，呼吸筋の無理のない運動により，肺が膨らみ，酸素が肺胞内に入り，肺胞内で赤血球に酸素が入り，二酸化炭素が肺胞内に放出され，気道から体外に排出されている状態である．

呼吸困難とは

呼吸困難 ≒ 呼吸筋の悲鳴！
呼吸回数＞30 回/分は要注意（図 2-11）！！

B．呼吸の需要と供給

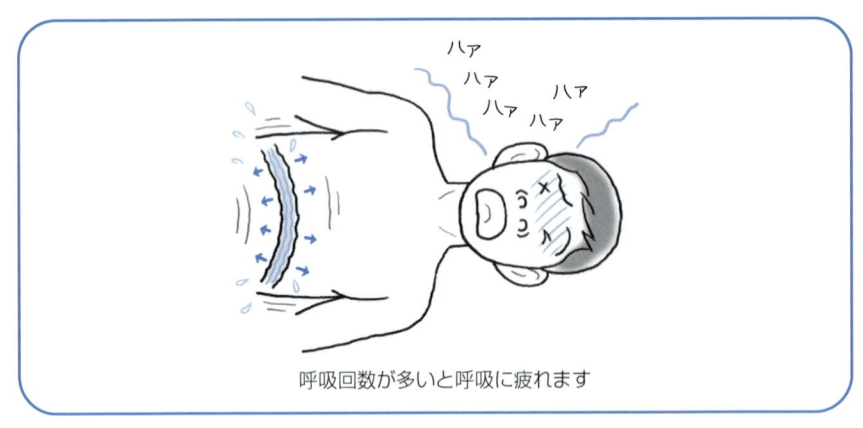

図 2-11　呼吸回数＞30 回/分は要注意

C　頻呼吸を考える：CO_2，O_2，pH から

1　呼吸のセンサー

　健常な状態では，呼吸を意識することはなく，無意識のうちに吸気・呼気が問題なく行われている．呼吸の目的は，体内への酸素の取り込み，二酸化炭素の排出である．

> 動脈血液ガス分析の基準値の中心
> pH 7.4，　PaO_2 90〜100 mmHg，　$PaCO_2$ 40 mmHg

　生体は，これらの値を正常に保つべく呼吸しようとしている．言い換えると，pH，PaO_2，$PaCO_2$ の値が基準からずれると，これらを感知するセンサーが働き，呼吸中枢（延髄）からの呼吸筋群への神経発火が変化し，1 回換気量と呼吸回数が変化する（図 2-12）．$PaCO_2$，PaO_2，pH が変化したとして，まずどこかでその変化を感知（キャッチ）しなければ，ことは始まらない．感知するセンサーを化学受容器と呼び，これには中枢化学受容器と末梢化学受容器がある．

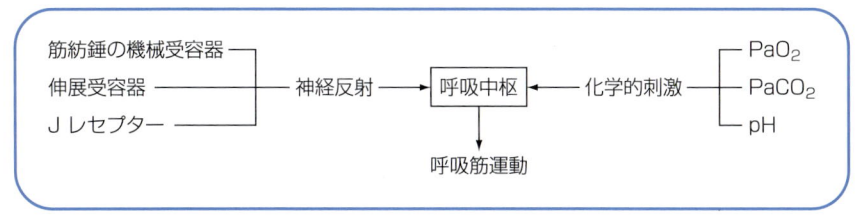

```
筋紡錘の機械受容器 ─┐                    ┌─ PaO₂
伸展受容器 ─────────┼─ 神経反射 → 呼吸中枢 ← 化学的刺激 ─┼─ PaCO₂
J レセプター ────────┘         ↓                    └─ pH
                         呼吸筋運動
```

図 2-12　呼吸中枢へのインプット

PaO_2 の低下，$PaCO_2$ の上昇，pH の低下は，化学受容器を活性化し，呼吸回数を増加させる．

2 CO_2 のセンサーは延髄にあり

$PaCO_2$ の変化は中枢化学受容器で感知される．中枢化学受容器は，延髄腹側の表面直下に位置している．この中枢化学受容器から延髄背側呼吸中枢に情報が伝達される（図 2-13）．

3 O_2 のセンサーと pH のセンサーは大動脈・頸動脈にあり

PaO_2 と pH の変化は末梢化学受容器で感知される．末梢化学受容器は，大動脈弓と頸動脈洞に位置し，それぞれ迷走神経と舌咽神経を介して延髄背側呼吸中枢に求心性刺激を送っている（図 2-13）．

D　頻呼吸を考える：肺・胸郭メカニクスから

1 J レセプターから考える

J レセプターとは，肺間質の肺毛細血管の近隣に位置する求心性迷走神経（vagal afferent C fiber）の末端である（図 2-14）．正式名称は juxta-pulmonary capillary receptor で，この J を取って J レセプターと呼ばれている．JR（ジェイアール）と覚えれば，記憶しやすいのではないだろうか．

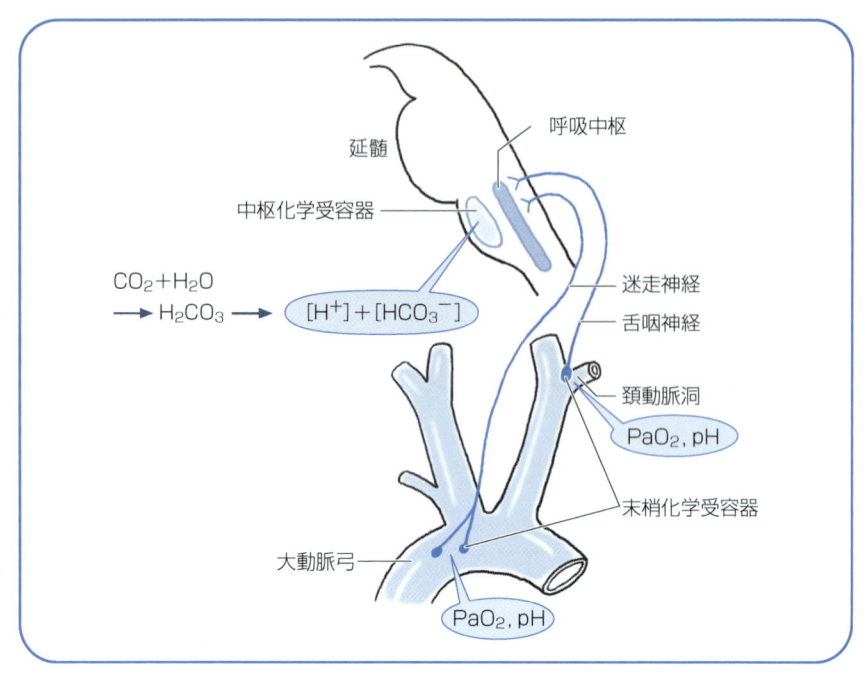

図2-13 中枢・末梢化学受容器

　肺水腫では，Jレセプターの反応が亢進している．急性左心不全における呼吸回数増加の機序の1つとしてJレセプターの活性化が挙げられる．肺間質に浮腫がある状況では，肺毛細血管から漏出または滲出した何らかの成分がJレセプターを刺激し活性化すると推定されている．もともとJレセプターは，肺の虚脱により活性化される神経末端として発見された．肺の虚脱時には，肺胞壁の厚みが増している．肺胞壁の厚み（体積）が増すとJレセプターは活性化する（図2-14）．肺水腫では，水のため肺胞壁は厚くなっている．
　Jレセプターからの刺激は，呼吸中枢の吸気中枢を抑制する（図2-15）．延髄背側にある吸気中枢は吸気を起こさせる刺激を常に出していて，この吸気中枢への抑制がかかると吸気が止まり，呼気が始まる．通常は，橋上部のpneumotaxic centerからの刺激により吸気中枢が抑制されている．Jレセプターの活性化は，迷走神経核へ伝わり，最終的に延髄背側にある吸気中枢の抑制を起こす．吸気中枢の抑制とは，吸気中枢から出ている発火に対する遮断回数の増加である．その結果，呼吸回数が増加する．Jレセプターの関与は，健常肺では少なく，病的肺で重要となる．

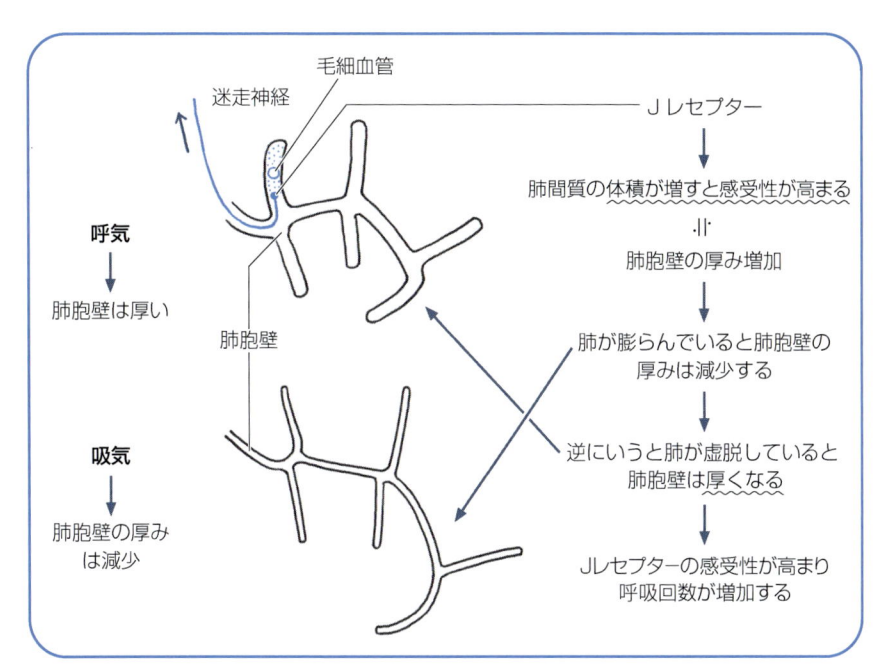

図2-14 Jレセプター

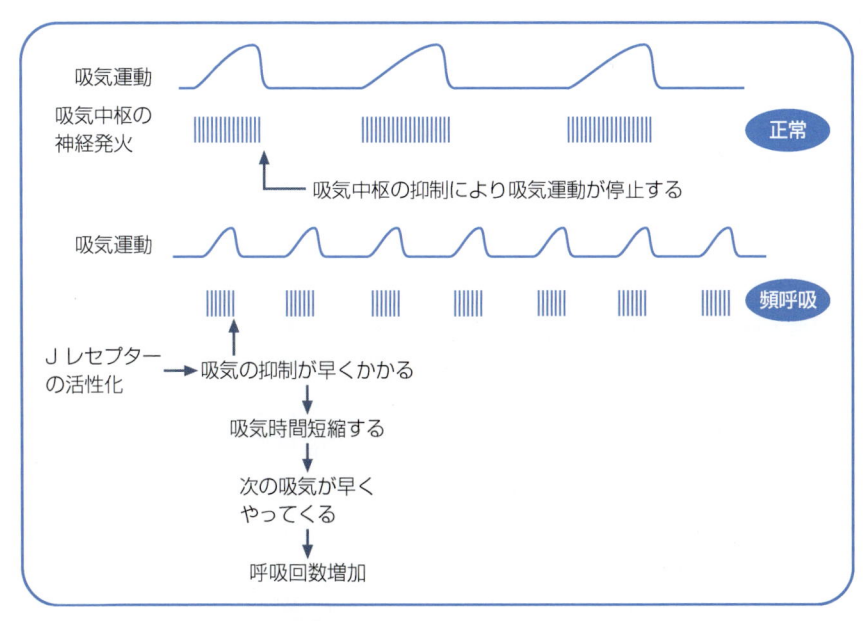

図2-15 Jレセプターと頻呼吸

D．頻呼吸を考える：肺・胸郭メカニクスから

呼吸不全患者では，PEEP（positive end-expiratory pressure：☞ 10 章）により機能的残気量が増加すれば，呼吸回数が減少する現象が知られている．その機序として，以下の 2 点が考えられる．①PEEP により PaO_2 が上昇した結果，化学受容器の刺激が低下する．②肺を膨らませると肺胞壁の厚みが減少するので，J レセプターの活性化が低下する（図 2-14）．J レセプターの不活化は呼吸回数を低下させる．

2 伸展受容器

伸展受容器は，気道の平滑筋に存在し，気道の伸展を感知する．気道とは，肺胞管の手前の呼吸細気管支までを含む．肺が膨らむと肺胞および気道の容積が増加し，肺胞壁や気道の壁は伸展する．これを伸展受容器で感知し，迷走神経を介して，呼吸中枢へ情報を送り，吸気を呼気に切り替える反応が起こる．これをHering-Breuer reflex という．健常肺では，この反射が作動している．伸展受容器からの反射は，正常状態で作動している．

3 肋間筋や横隔膜の機械受容器

前述した J レセプターからの刺激や伸展受容器からの刺激は，肺そのものからの情報である．一方，肺そのものではない呼吸筋からの情報も，呼吸回数に影響を与えている．一般に，筋肉が伸展すると，その伸展の強さと速さに応じて反応する筋線維があり，その情報（筋肉の伸展度とその速さ）が脊髄に伝わる．この筋線維を筋紡錘（muscle spindle）と呼んでいる．筋紡錘にも伸展を感知する機械受容器がある．これは，延びすぎたら収縮させる反射を起こす受容器であり，この受容器の活性化は収縮を起こす．円滑な筋運動を行うには，その筋がどの程度収縮・弛緩したのかを常に無意識のうちに感知し，収縮力や収縮速度を調節する必要がある．筋紡錘は，筋の伸展の速さや程度に反応し脊髄にその情報を伝える．いわば，筋肉の収縮・弛緩をモニタしているといえる．この筋紡錘は呼吸筋にも存在し，その動きをモニタしている．肋間筋や横隔膜の筋紡錘に機械受容器がある．正常では，この反射により呼吸筋の伸長を一定範囲に保つことができ，1 回換気量を一定範囲に保つ一助となっている．

呼吸不全では呼吸回数が増加するが，その機序の 1 つに，筋紡錘の機械受容器からの刺激亢進による反射が関与している．つまり，弛緩の後，すぐに収縮に転じる反射が発生するため，呼吸回数が増加する（図 2-16）．

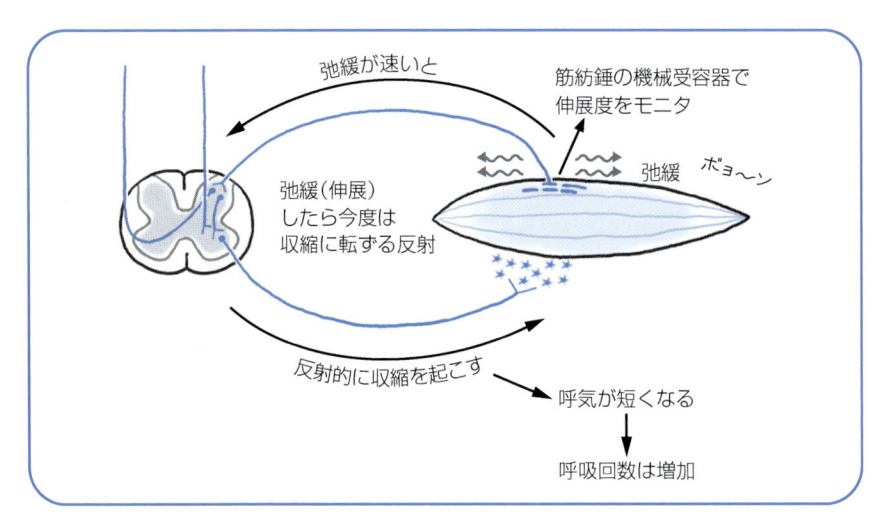

図2-16　機械受容器による反射

　呼気が起こり，筋紡錘から，速く・強く伸展したという刺激が脊髄に入ると，脊髄レベルで反射が起こり吸気の収縮が開始する．この反射の亢進により，呼気時間は短くなる．上位中枢からも，次の吸気をせよとの指令が出ているため，呼気もそこそこに次の吸気が始まる．この結果，呼吸回数は増加し，呼吸がしにくいという感覚（呼吸困難）が発生する．一般的に自発呼吸では呼吸回数が増えると，吸気時間・呼気時間はともに短くなる（皆さんも，自分で速く呼吸してみたら実感できると思う）．

　呼吸不全では，呼吸中枢から速く大きく呼吸せよという指令があり（呼吸の需要が高い），呼吸筋は速く，強く収縮しようとしている．速く，強く収縮した結果，肺も同時に速く膨らめばよいが，もし抵抗があれば肺は速く膨らまない．肺が膨らまなければ，呼吸筋は普段より大きな筋力を使って，肺を何とか膨らまそうとする．たとえるなら，重い荷物を動かすには力が要るのと同じことである．その結果，呼吸筋は疲れる．疲れ果てる．こうした患者では，一見，PaO_2 は維持できていても，呼吸筋が疲れ果てる前に，呼吸筋の負担を軽減するために人工呼吸器を装着する．なぜなら，呼吸筋が疲れ果てた最悪の結果は呼吸・心停止だからである．

D．頻呼吸を考える：肺・胸郭メカニクスから

> **メモ** pneumotaxic center による調節
>
> 延髄背側吸気中枢は吸気刺激を出している．
> ① 橋上部の pneumotaxic center からの刺激により延髄背側吸気中枢は抑制を受ける
> ② pneumotaxic center からの刺激により，吸気が停止し，呼気が始まる
> ③ pneumotaxic center からの刺激が停止し，延髄背側吸気中枢の抑制がとれ，再び吸気が始まる
>
> 延髄背側吸気中枢から出ている神経刺激は，徐々に上がるタイプの神経刺激で，pneumotaxic center や化学受容器からの刺激により急に遮断されると，吸気が停止する．そして，呼気が始まる（☞図 2-15）．

E　まとめ：呼吸回数が多いときに思い浮かべること！

　延髄背側の呼吸中枢に吸気中枢があり，吸気中枢は吸気をもたらす．吸気中枢が肋間筋や横隔膜に刺激を送り，吸気運動が起こる．吸気中枢に影響を与えるのが，① pneumotaxic center（橋上部に存在する）の刺激，②延髄化学受容器からの刺激，③末梢化学受容器からの刺激（迷走神経，舌咽神経の求心性線維を介する刺激）④肺間質にある J レセプターからの刺激（迷走神経の求心性線維を介する刺激）⑤伸展受容器からの刺激，⑥呼吸筋の筋紡錘にある機械受容器からの刺激である（図 2-17）．

　人工呼吸器の換気条件により，肺・胸郭メカニクスが改善し，呼吸中枢の興奮が緩和し，自発呼吸回数が低下する理由は，これらの神経反射が調節されるためである．

呼吸仕事量（☞1 章）

呼吸回数が多いと，呼吸仕事量が増加し，しんどくなる
呼吸回数増加　➡　呼吸仕事量増加

　人工呼吸の目的の 1 つは，患者の呼吸仕事量の軽減である．自発呼吸が消失している場合，自分で呼吸筋を動かすための仕事はしていないので，人工呼吸器が

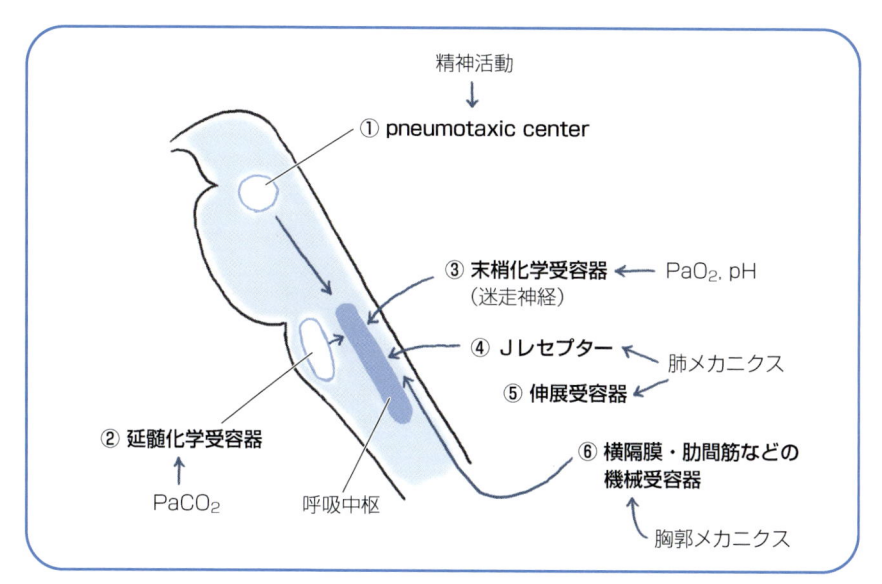

図2-17 呼吸中枢への調節因子

すべての呼吸仕事をこなす．自発呼吸が存在する場合でも，自発呼吸による仕事を人工呼吸器が代行すれば患者の負担を軽減できる．

患者の呼吸仕事量を軽減するには，大まかに2つの方法がある．1つは，「患者を鎮静して呼吸中枢からの呼吸の指令を減少させる」である．もう1つは，「自発呼吸による仕事量を人工呼吸器が代行して患者の負担を減らす」である．

うまくいくと，人工呼吸器が分担する呼吸仕事量の割合が増えるにつれ，自発呼吸回数は減少してくる．つまり，頻呼吸患者で呼吸回数が下がれば，患者の呼吸仕事量が低下し，呼吸筋の疲弊が軽減する．そこで，人工呼吸器の設定においては最善の設定をしたいわけであるが，その指標として呼吸回数の低下に注目したい．

PEEPの設定やPSV (pressure support ventilation) のサポートレベルを変更した際に，呼吸回数が減少すれば，その設定は良い方向にあると判断できる．

呼吸仕事量の軽減

呼吸回数の低下 ➡ 呼吸仕事量の低下 ➡ 呼吸筋疲弊の防止

E．まとめ：呼吸回数が多いときに思い浮かべること！

じゆうちょう

3 肺がかたい！

抵抗勢力？　コンプライアンスが低い？

A 肺が「かたい」とは？

　「かたい」には，「硬い」，「堅い」，「固い」がある．「肺がかたい」とは，肺がやわらかいの反対で，こわばっているとか，簡単には変形しない，という意味で，「硬い」か「堅い」が適当であると思われる．別に表現するなら，「肺が膨らみにくい」，「バッグが揉みにくい」，「揉むのに力が要る」，「換気できない」，「圧が高い」……などであろうか．呼吸に疲れた患者（☞2章）では，肺が「かたく」なっていることが多い．「かたい」とは何を示しているのか？　どういうことか？　バッグで換気すれば自分の手で感じることができる（図3-1）．人工呼吸器装着中なら，気道内圧が高くなる．あまり遭遇したくない状況ではある．とくに急に起こった場合は，慌ててしまう．しかし，冷静になって考えたい．気道抵抗が高いのか？　コンプライアンスが低いのか？　その両方なのか？

B 気道内圧と気道抵抗

1 気道抵抗とは

　抵抗については，オームの法則で考えると分かりやすい．オームの法則は中学

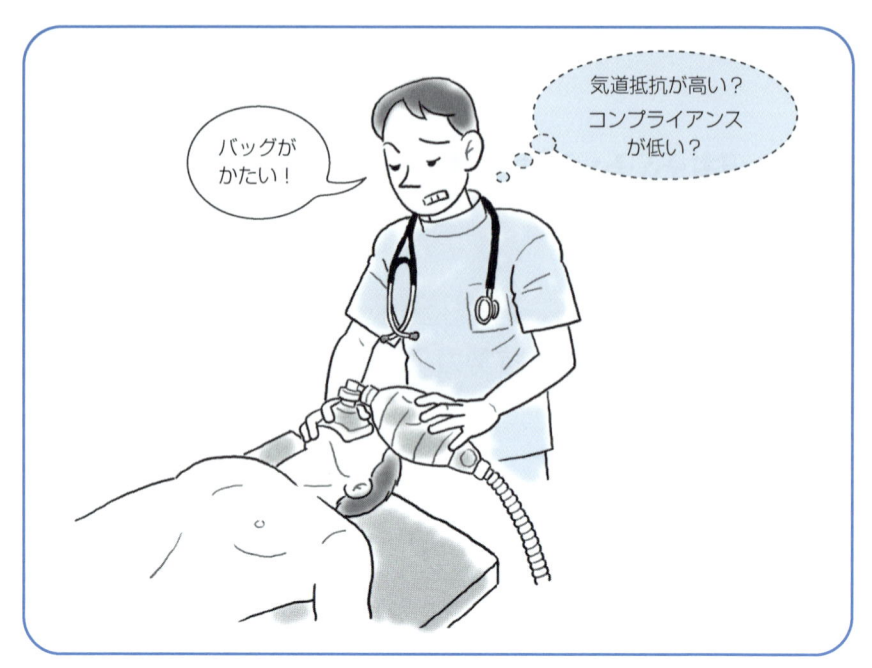

図3-1　バッグが「かたい」!!

の理科で習っているので思い出してほしい．

$$\text{オームの法則：電流（I）＝電圧（E）／抵抗（R）}$$

この式を変形すると，E＝IR となる．つまり，電圧＝電流×抵抗．一般的に，流量と圧と抵抗の関係は

$$圧　＝　流量×抵抗$$
$$\text{オームの法則：流量ゼロなら圧はゼロ}$$

となる．
　これを陽圧人工呼吸に当てはめると，
- 圧は気道内圧
- 流量は流れている空気・酸素の流量
- 抵抗は気道抵抗

となる．

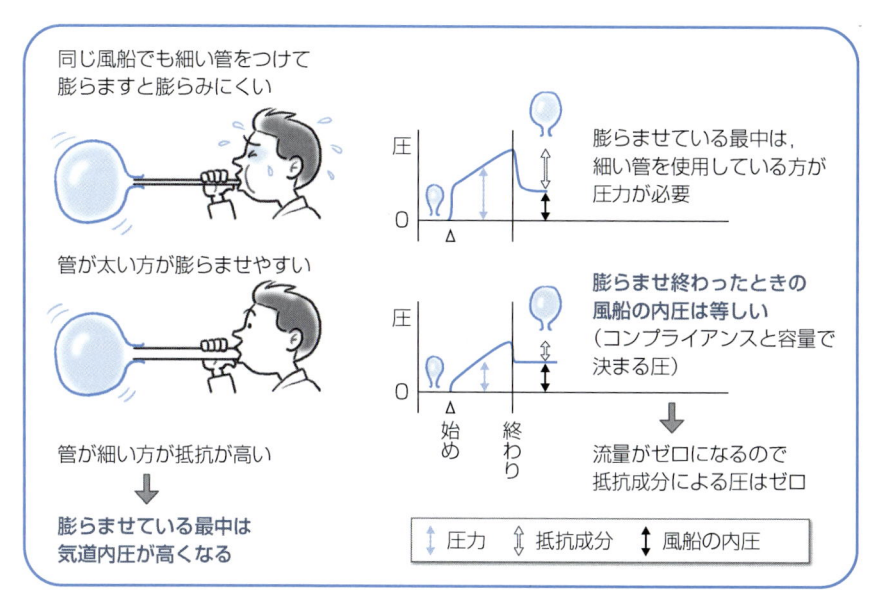

図 3-2　細い管をつけて風船を膨らます

　気道抵抗は気道内腔の太さによって一定の値をとり，太ければ低く，細ければ高くなる．流れによって発生する気道内圧は，空気/酸素が流れている間に発生する．これは，空気/酸素流量がゼロである場合には，圧がゼロになることを示している．つまり，流量によって発生する圧であり，流れがあるときに抵抗により圧が発生する．

　抵抗を実感するには，細い管をつけて風船を膨らます様子をイメージするとよい（図 3-2）．管が細ければ抵抗は高く，太ければ低い．細い管をつけて風船を膨らます方が強く吹かねばならない．これは高い圧を要することを示している．

2 圧に2つの要素あり

気道内圧の式

気道内圧 ＝ 流量×抵抗＋容量変化／コンプライアンス

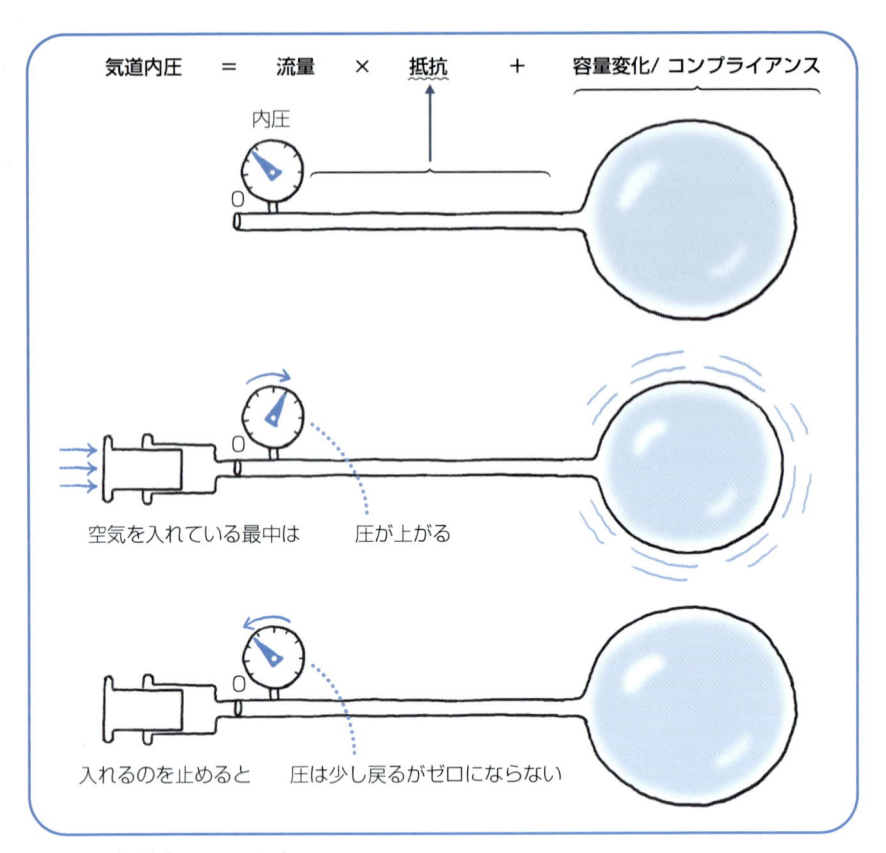

図3-3 気道内圧の2要素

　さて，吸気が始まり，気道内圧が上昇し空気の流れが止まっても圧は存在する（図3-3，図3-4）．このときは，流量がゼロになっているので，圧＝流量×抵抗の法則により発生する圧はゼロのはずである．しかし，圧は上昇している．この吸気終末で流量がゼロになった時点での圧は，肺のコンプライアンス（次項参照）によって発生する圧である．

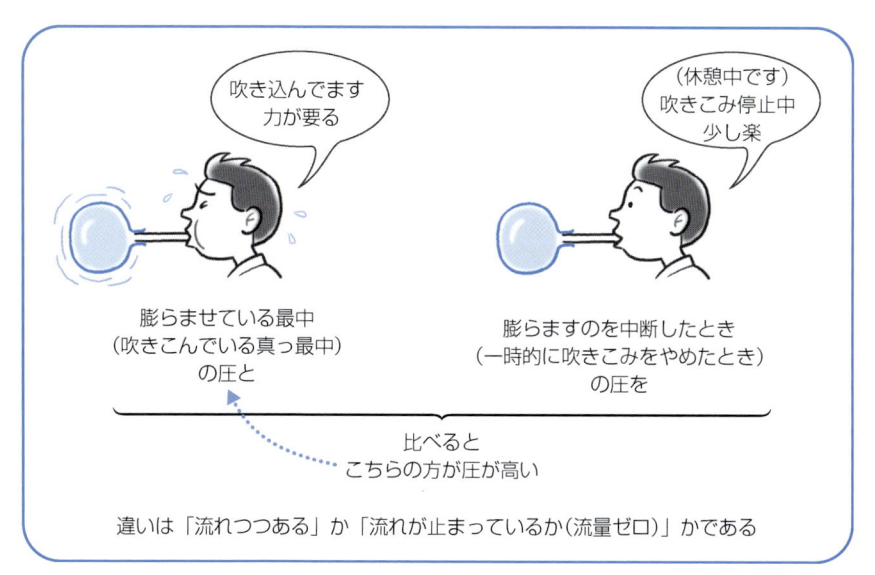

図 3-4 流量ゼロ時の圧は……：風船で抵抗を実感

C 気道内圧とコンプライアンス

1 コンプライアンスとは

　コンプライアンスという言葉を聞いたことのある人は多いと思う．コンプライアンス（compliance）という言葉は，一般社会では，「命令・要求などに応じること，応諾，追従，人の願いなどをすぐに受け入れること」という意味で使用されている．法令遵守がなされていないことを，コンプライアンスが悪いともいう．ステッドマンの医学大辞典では，「医師などに処方された治療法に患者が従う確かさ」と記されている．医学界では，薬を処方通り服用していない状態もコンプライアンスが悪いという．

　コンプライアンスが形容詞になるとコンプライアント（compliant）といい，「人のいいなりになる，迎合的な，人の良い」といった意味である．医学的には，「伸展性」という意味がある．ステッドマンの医学大辞典によると，「構造物あるいは物体の変形されやすさの指標，内科学および生理学では通常，肺，膀胱，胆嚢などの空洞臓器の膨張しやすさの指標をいう．これらの臓器の内壁と外

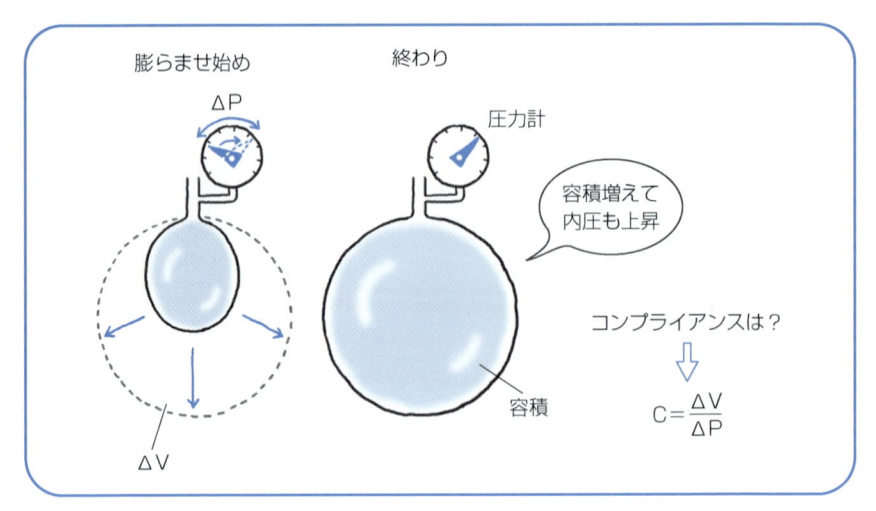

図 3-5 コンプライアンス

壁の単位面積当たりの圧力差によって生じる容積の変化率を表わす．エラスタンスの逆数」とある．

　気道内に圧力がかかると，その圧力は肺を膨らまそうという要求をしているわけで，これを受け入れて肺は膨らむ．肺におけるコンプライアンスとは，圧力をすぐに受け入れて膨らむ，膨らみやすさと理解すればよい．コンプライアンスが低い肺は膨らみにくく，コンプライアンスの高い肺は膨らみやすいといえる．

　風船がある大きさで留まっているとき，空気の流れは停止しているが，内圧は発生している．このとき流量はゼロになっているので，抵抗成分で発生する圧はゼロである．流量がゼロになっても圧が発生しているのは，コンプライアンスの存在による．

2 コンプライアンスの計測法

　弾性のある袋に空気を入れていくとき，ある一定の圧変化による内容量の変化がコンプライアンスとなる．

　コンプライアンス：C，容量変化：ΔV，圧変化：ΔP とすると，
　　　$C = \Delta V / \Delta P$　　［コンプライアンス＝容量変化／圧変化（図 3-5）］
　変形すると，

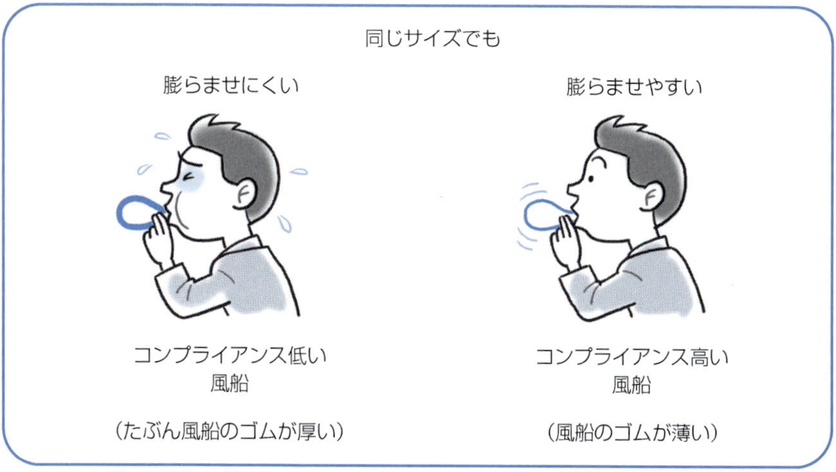

同じサイズでも

膨らませにくい　　　　　　　　膨らませやすい

コンプライアンス低い　　　　　コンプライアンス高い
風船　　　　　　　　　　　　　風船

（たぶん風船のゴムが厚い）　　（風船のゴムが薄い）

図 3-6　膨らみやすい風船と膨らみにくい風船

$\Delta P = \Delta V / C$　　［圧変化＝容量変化／コンプライアンス］

もし，最初の圧がゼロからスタートしていたら，その測定値（P）は

$P = \Delta V / C$

となる．

コンプライアンスは，その袋によって決まっている値である．ただし同じ袋でも，スタート地点での容積（膨らませ始めるときの容積）によって異なる場合もあるし，同じである場合もある．

コンプライアンスと膨らみやすさ（図 3-6）

コンプライアンスが低い　➡　膨らみにくい
コンプライアンスが高い　➡　膨らみやすい

3　コンプライアンスは膨らみやすさと関係あり

一般に肺内圧と肺容積の関係は図 3-7 のようであり，最初は膨らみにくい．しかしいったんある圧まで上昇すると，一気にコンプライアンスが高くなり肺容

C．気道内圧とコンプライアンス

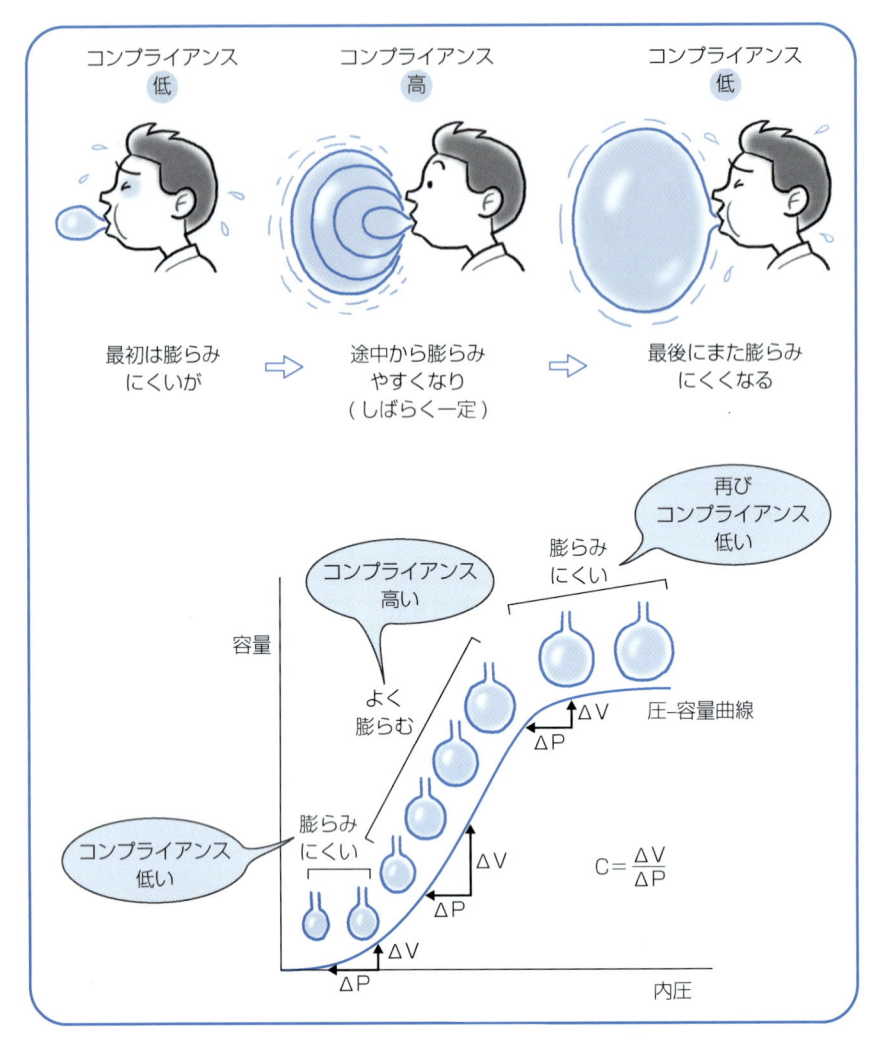

図 3-7　コンプライアンスの変化と PV カーブ（圧−容量曲線）

量が増加する．そして膨らみきると再度コンプライアンスは低下し，膨らみにくくなる．

　肺気腫では，肺胞壁が破壊され少なくなっているため，肺組織の構造がゆるくなっていて，通常よりも膨らみやすくなった状態になっている．つまり，組織は膨らみやすい状態であり，コンプライアンスが高くなっている．家にたとえると，柱が少なくて空間が多く揺れやすい状態といえる（図 3-8）．地面の揺れを

線維症　　　　　　　正常　　　　　　　気腫

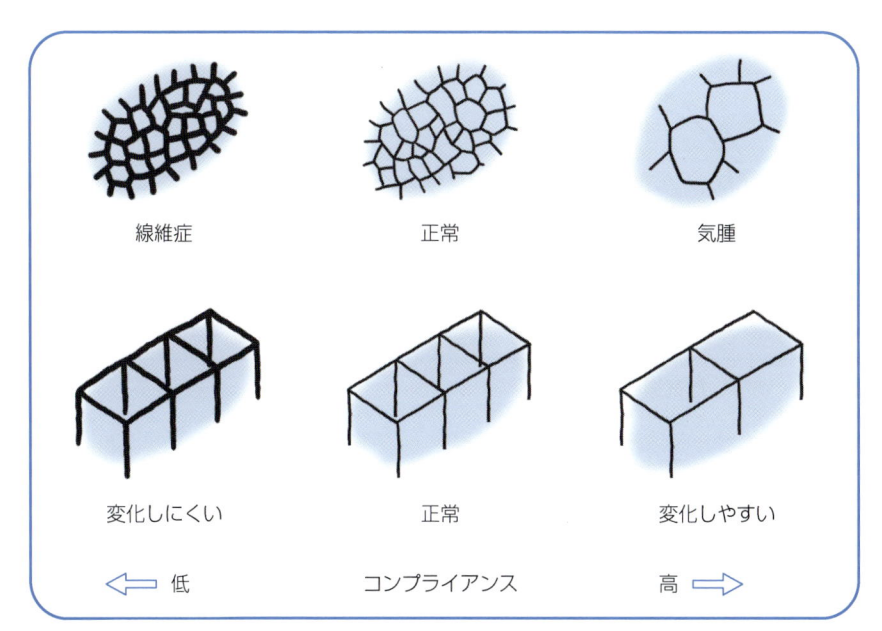

変化しにくい　　　　正常　　　　　　変化しやすい
⇐ 低　　　　　コンプライアンス　　　　高 ⇒

図 3-8　柱でイメージ

すぐ受け入れて家が揺れる．一方，急性呼吸促迫症候群（ARDS）や左心不全では，肺胞壁内の水分が増加していて，肺胞が広がりにくくなっている．これも家にたとえると，柱の数は普通だが，それぞれが太くて空間が少ないような状態で揺れにくい状態といえる．地面が揺れても，すぐには揺れない家になっている．肺の場合は，適切に膨らまなければならないので，柱や壁（肺胞壁）が厚くても，数が少なくても，支障をきたすことになる．

D　気道抵抗，コンプライアンスと「肺のかたさ」

再びバッグを揉みながら……

気道内圧とは，
- 空気の流れがあるときは（吸気または呼気の真っ最中），抵抗の存在により発生する圧とコンプライアンスにより発生する圧の総和をみている，または

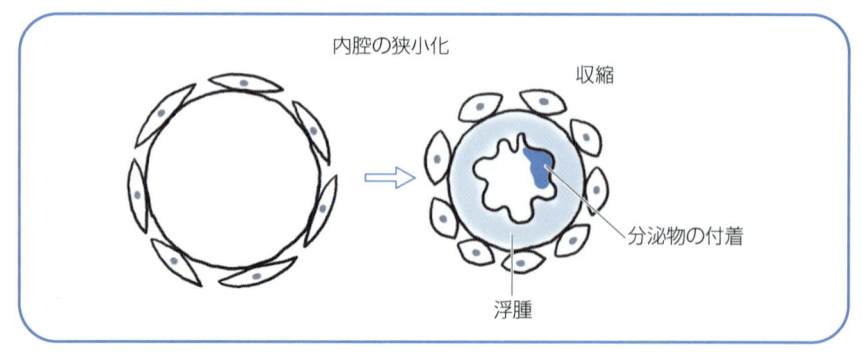

図 3-9　狭窄した気道の断面

　感じている
◎空気の流れがないときは（吸気終末の休止期），コンプライアンスにより発生する圧をみている，または感じている

　　　　　　　　　　　　　　　　　ことであることが分かった！！

1　気道抵抗が高い！

　気道が細くなると気道抵抗が増加する．気道が全体的に細くなる場合と部分的に細くなる場合がある．喘息や気管支痙攣では全体的に細くなるが，分泌物の貯留では局所的に狭窄が発生する（図 3-9，図 3-11）．たとえば，
◎気管支痙攣，喘息，気管支炎，肺気腫（図 3-10），気道の浮腫（図 3-9）
◎異物（分泌物）
◎気管挿管中：チューブの折れ曲がり，分泌物貯留，気管チューブ開口部が壁に当たっている（図 3-11）

2　コンプライアンスが低い！

　コンプライアンスの低下は，肺が膨らみにくくなった状態である．これには肺そのものの伸展性が低下している場合と，肺がまわりから圧迫されて（緊張性気胸，胸水貯留，腹腔内圧上昇などによる）いるために膨らみにくくなっている場合がある．肺そのものの伸展性低下は，左心不全，急性肺傷害，肺線維症が該当する．たとえば，

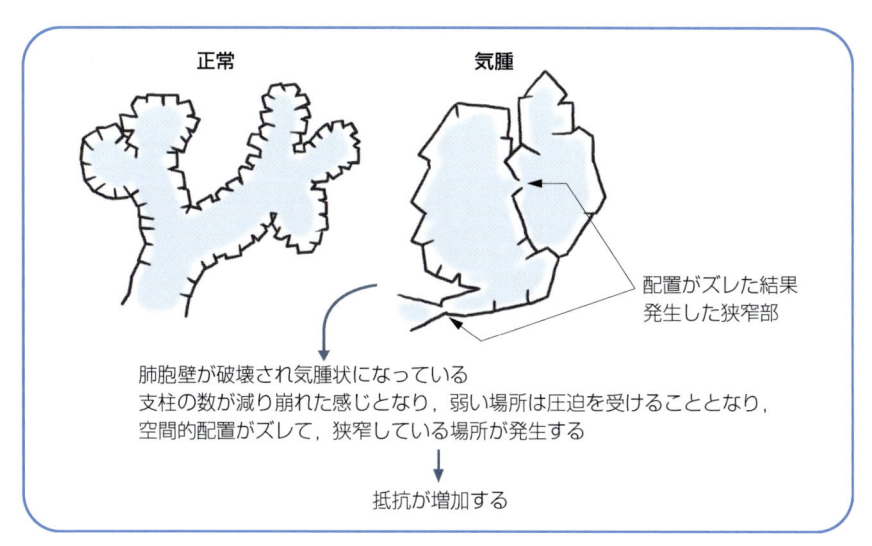

図 3-10 肺気腫による狭窄部の発生（肺胞の模式図）

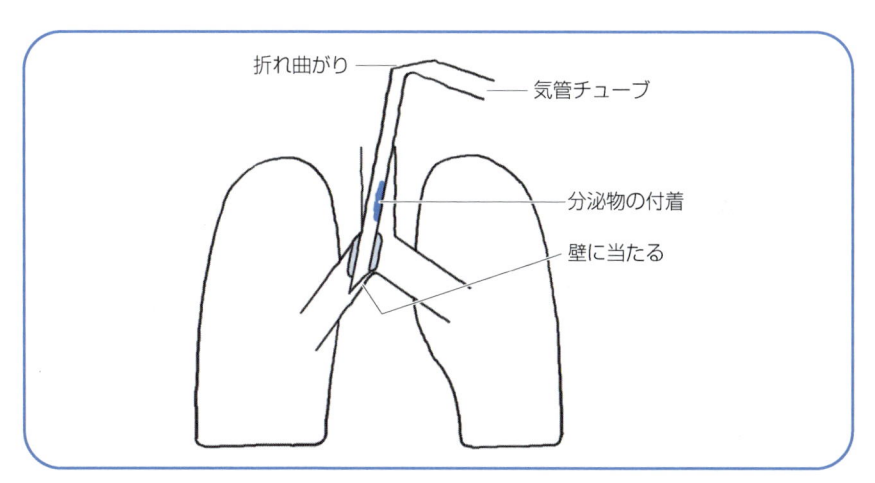

図 3-11 気管チューブトラブル

- 肺水腫：左心不全，急性肺傷害［急性肺傷害（ALI），ARDS］
- 肺線維症
- 緊張性気胸
- 腹腔内圧の上昇

じゆうちょう

4 時定数 （タイムコンスタント）

むずかしそうだけど，分かると便利

A 呼気流量の変化

1 呼気を風にたとえると：呼気開始に最大風速を観測

たとえば，500 mLの1回換気量で換気されたとする．このときの呼気について考えてみる．一度息を吸って，いったん止めて，次に吐いてみてほしい．口元に手を当てて，呼気を感じて，呼気の流量を感じてみると……

「呼気流量は，吐き始めがもっとも多いが，急速に減少し，最後にはゼロになる」ように感じないだろうか（図4-1）．気管挿管下で人工呼吸中の患者なら，気管吸引の合間に，その呼気の流量を手で感じてほしい．「呼気流量は呼気の最初にもっとも多い」と感じるだろう．つまり，呼気の前半で大部分を呼出している．

最初の呼気流量がもっとも多く，呼気終末に近づくにつれて流量は少なくなっている．流量の変化は直線的ではなく，ある規則性をもって減衰していくイメージである（図4-2）．この変化の仕方は，たとえると「指数関数的」である．指数関数というのは数学の世界ではあるが，人工呼吸器の波形を見る際に役立つ．そこでまず，これを理解したい．とくに呼気の波形（流量，肺容量）は，簡単にいうと指数関数のグラフのような波形である．

ある変数の変化率がその変数の大きさに比例している状態を指数関数的変化と呼ぶ（エッ？ムズカシそう）．グラフで視覚的に理解しよう（図4-3）．

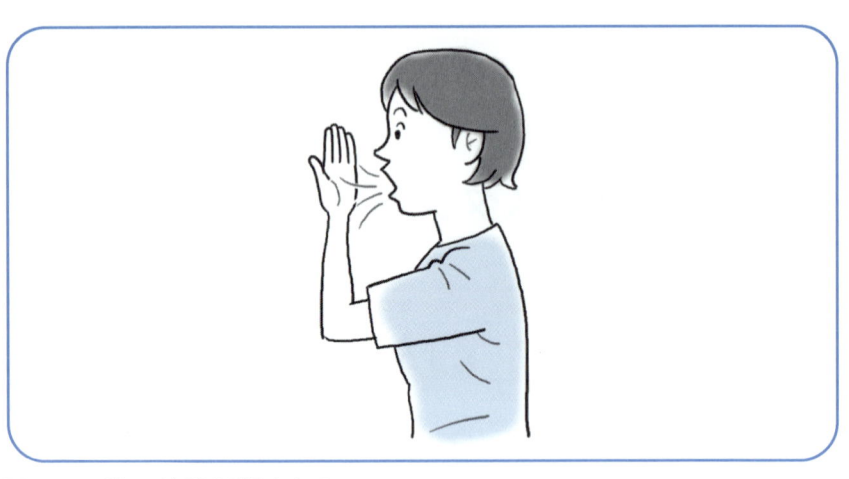

図4-1 呼気の流量はどうかな？

> **メモ** 流速と流量について：違いは？
>
> 　両者を厳密に使い分けていないのが現状である．だから，あまり深く考えないでほしい．流速といった方が実感しやすいが，実際測定しているのは流量であり，グラフも流量で表す場合が多い．そこで，流量と流速はイメージとしては同じように考えた方が分かりやすい．正確に表現するなら，流速は面が単位時間に移動する距離で，流量は単位時間に移動した面の量である．
>
> $$流量（m^3/s）= 流速（m/s）× 流れの断面積（m^2）$$
>
> 　天気予報でいう風速は，一定面積の羽を何回転させるかで風量計測して，速度を計算している．

2 呼気の肺容量の変化は指数関数的である

　指数関数を肺に当てはめ，呼気を考えてみると，ある変数とは肺の大きさ（肺容量）で，変化率は肺が萎む速さである．肺容量は刻々と変わり，その萎む速さも刻々と変わっている．この肺容量の変化は，「指数関数的に萎む変化である」ことが分かっている．肺の萎む速さ（＝肺容量の変化）は，呼気の流量で決まる（呼気の流量が多ければ速く萎む）．呼気を手に当てて皆さん自身が実感したように，呼気流量の変化は一定ではなく，初期から中盤にかけ急速に低下する．この変化を敢えてムズカシそうに表現してみると「指数関数的」ということになる．

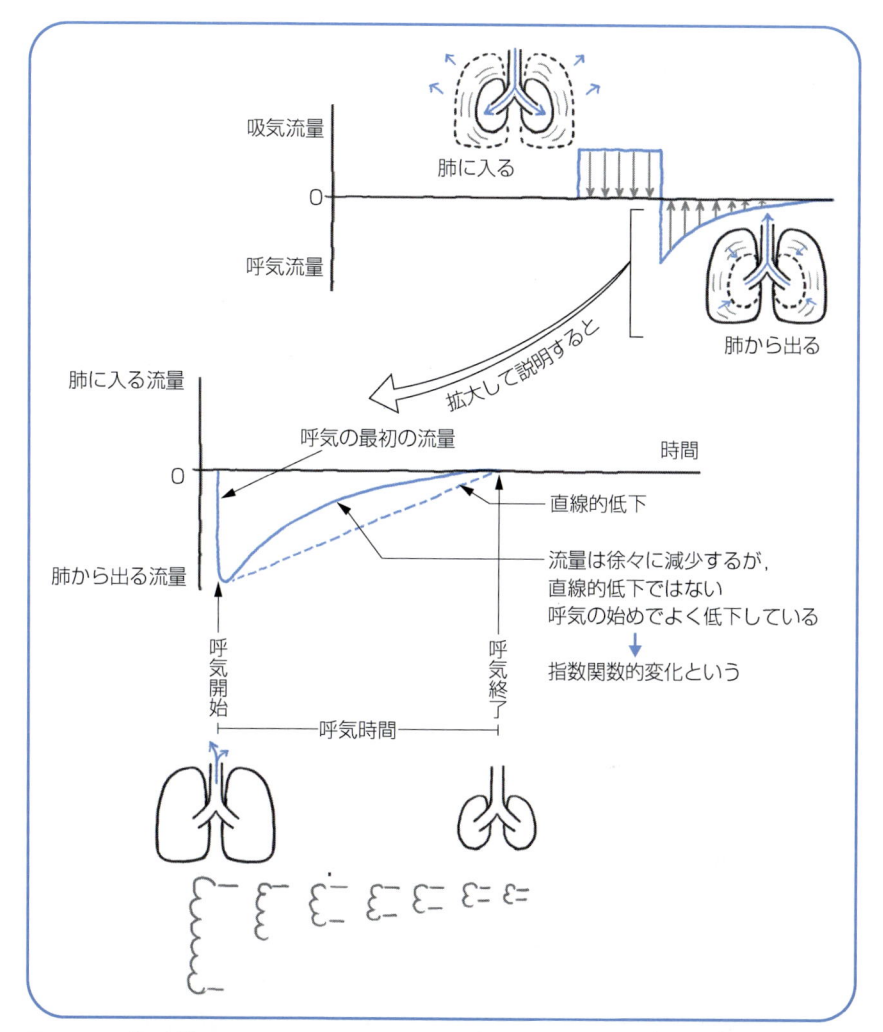

図 4-2　呼気流量の変化

直線的変化ではないといえる．一般に指数関数的に減衰する量は，

$$y = y_0 e^{(-x/\tau)}$$

と表現できる［y_0：初めの値，x：時間経過，τ（タウ）：時定数］．

A．呼気流量の変化

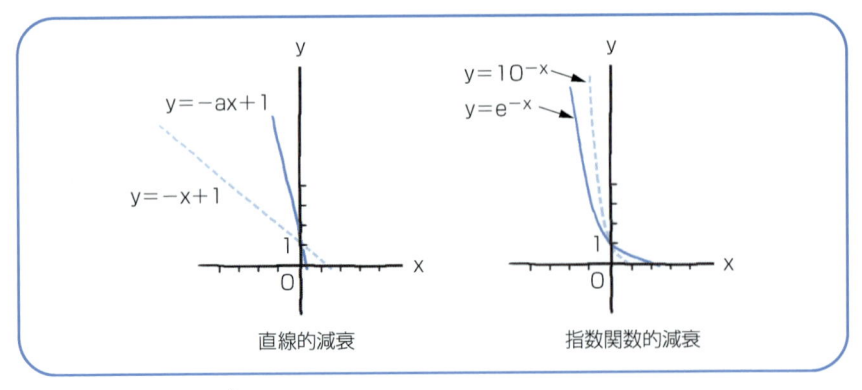

図4-3 指数関数のグラフ

> 健常肺での呼気は，流量・肺容量ともに指数関数的に変化
> 直線的になったらご注意を！

　指数関数的変化をする事象について，変化が速いか遅いかを示す指標として時定数がある（後述）．時定数が小さい系は変化が速く，時定数が大きい系は変化が遅い．
　呼気を完全に吐ききるための時間を保証しないと，肺が膨張してくる（吐ききれないため）．人工呼吸中で呼気時間が短いと，これが発生する．つまり，人工呼吸器の設定で，呼気時間が十分であるかを考えねばならない．吐ききるのに時間がかかる肺は時定数が大きく，時間がかからない肺は時定数が小さいといえるので，呼気の時定数を知ることは，必要な呼気時間を考えるのに役立つ．

> 時定数が大きいと時間がかかる

B 時定数とは？

　ある物理量が指数関数的変化をするとき，初期値から最終値までの変化量のうち一定の値まで変化するのにかかる時間を時定数と呼んでいる．物理学的には，システムが63％減衰し，元の37％にまで減衰するのにかかる時間を時定数と定義している．時定数のおおよそ3倍の時間で95％の変化が発生する．

> **時定数**
> 指数関数的に減衰する量に対し，どれくらいの速さで減衰するかを示す量
> 指数関数的に増加する量に対し，どれくらいの速さで増加するかを示す量

> **メモ　時定数経過でなぜ63％減衰なのか？**
>
> 　指数関数について説明する．高校の数学を思い出してほしい．図4-3に指数関数のグラフを示し，式を記入してある．要点は，yはある定数（これを底という．グラフでは例として，10とeを挙げている）のx乗で決まるという関係である．これらは減少する指数関数である．
>
> 　図4-4は，縦軸を肺容量，横軸を時間として，呼気での肺容量と時間との関係を示したグラフである．これは，「指数関数的に減衰している」ように見えないだろうか，というよりそのように見てほしい．変化する量を実数の指数関数として解析する場合，その底はeを用いることになっている．この場合，変化する量は肺容量，実数は時間である．
>
> 　前述のように，一般に指数関数的に減衰する量は，$y = y_0 e^{(-x/\tau)}$ と表すことができる．
>
> 　呼気開始時の肺容量を y_0，呼気開始からの経過時間を x とし，時間で τ 経過したとすると肺容量はどうなるか（e＝2.72とする）．
>
> 　τ（時定数の時間）経過すると，呼気開始時の肺容量の37％に減衰する（$e^{-1} \fallingdotseq 0.37$ なので）．これは63％の減衰となる．
>
> 　τの2倍，2τ（時定数の2倍の時間）経過すると，呼気開始時の肺容量の14％に減衰し，これは86％の減衰となる（$e^{-2} \fallingdotseq 0.14$ なので）．
>
> 　さらにτの3倍，3τ（時定数の3倍の時間）経過すると，呼気開始時の肺容量の5％に減衰し，これは95％の減衰となる（$e^{-3} \fallingdotseq 0.05$ なので）．これは，時定数の3倍の時間でほぼ呼出しきることを示している．

```
                    肺容量
                     y
                         ┌─────────────────┐
                         │ 肺容量の時間的変化は │
                         │ 減衰する指数関数的である │
                         └─────────────────┘
              ＼
               ＼
                ＼←吐き始め
                 ＼
                 y₀＼        ←吐き終わり
                    ＼＿＿＿＿＿＿＿＿＿
                                  時間 x

     1回換気量で膨らむ肺容量
```

最初の値が y_0
時定数が τ の指数関数の式
↓
$y = y_0 e^{(-x/\tau)}$

時定数：y の値が y_0 の $\dfrac{1}{e}$ に減衰するのにかかる時間
↓
つまり τ の時間

時間(x)が τ 進むと y は y_0 の $\dfrac{1}{e}$ に減衰する

$$y = y_0 e^{(-\tau/\tau)} = y_0 e^{-1} = \dfrac{y_0}{e} = \dfrac{y_0}{2.72}$$

$\fallingdotseq 0.37 \times y_0$

元の37%になった → 約63%低下したということ

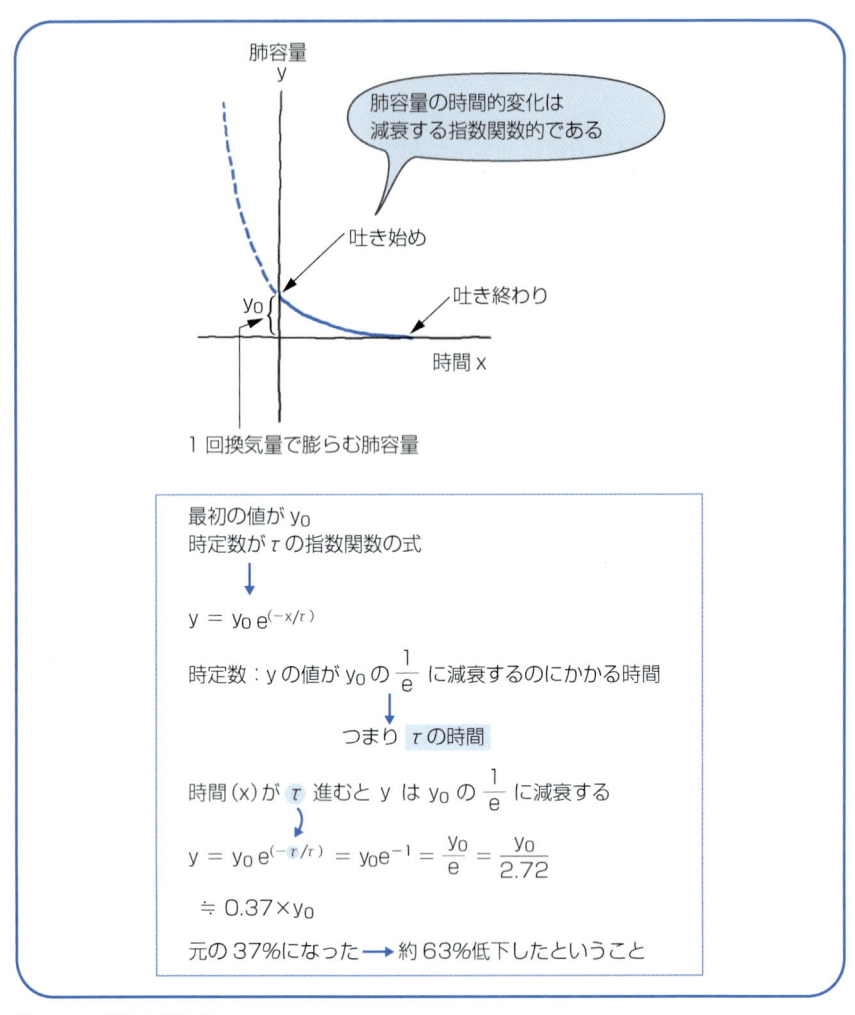

図 4-4　呼気の肺容量

1　呼気時間と呼気の時定数

　指数関数を呼気に当てはめるなら，たとえば1回換気量 500 mL として，吸気終末から 500 mL すべて吐くとすると，初期値は 500 mL で最終値は 0 mL になるが，このうちの63%，つまり 315 mL 吐くのにかかる時間が呼気の時定数となる．さらに，時定数の3倍の時間でほぼ 500 mL（計算上は 475 mL）を呼出でき

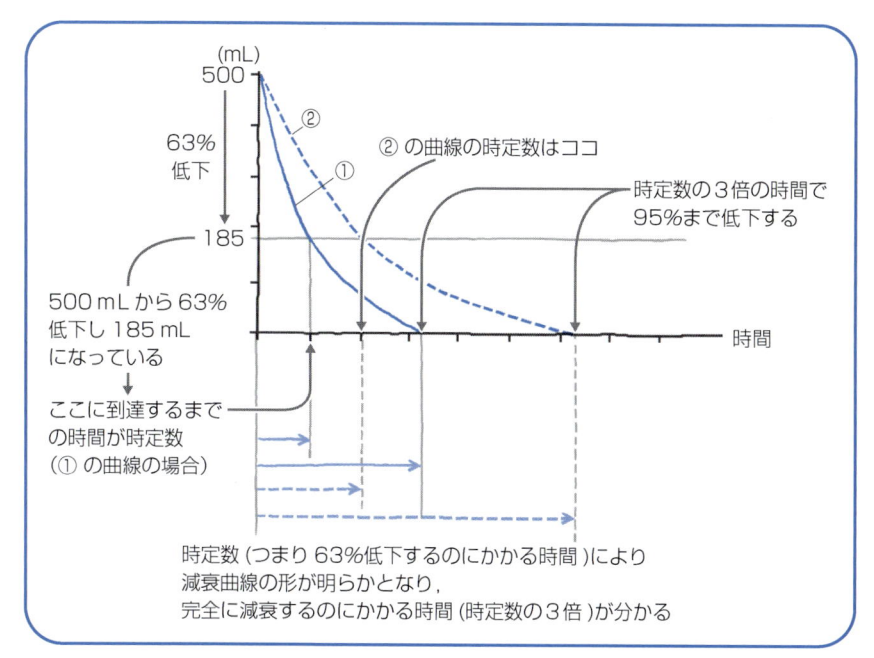

図中のテキスト:
- (mL)
- 500
- 63% 低下
- ② の曲線の時定数はココ
- 時定数の3倍の時間で95%まで低下する
- 185
- ①
- ②
- 500 mL から63%低下し185 mLになっている
- ここに到達するまでの時間が時定数（① の曲線の場合）
- 時間
- 時定数（つまり63%低下するのにかかる時間）により減衰曲線の形が明らかとなり，完全に減衰するのにかかる時間（時定数の3倍）が分かる

図4-5　時定数の違う曲線

る．時定数が小さいと500 mL すべてを吐ききるまでの時間は短く，時定数が大きいと500 mL すべてを吐ききるまでの時間は長くなる．逆に言うと，吐ききるのに時間がかかる肺の呼気時定数は大きく，吐ききるのに時間がかからない肺の呼気時定数は小さいといえる（図4-5）．

2 気道抵抗が高いと時定数は大きくなる

呼気時間が長くなる原因は，吐きにくい状況があるということ，つまり気道抵抗が高いことを示している．したがって，気道抵抗が高いと時定数は大きくなる（図4-6）．

3 コンプライアンスが低いと時定数は小さくなる

では，抵抗が同じとして，弾力の強い肺と，弾力の弱い肺の呼気時間を比べてみる．弾力の強い肺の方が速く萎み，弾力の弱い肺はゆっくり萎む．
ゆっくり萎む肺は，萎むのに時間がかかるので時定数が大きい．弾力が弱いと

B．時定数とは？　　55

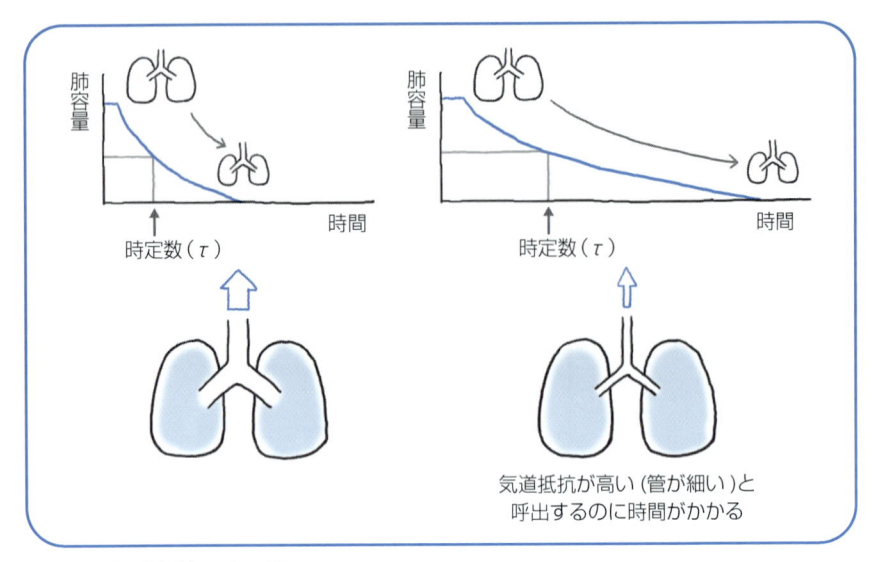

図 4-6　気道抵抗の高い肺

は逆に言うと膨らみやすい状態で，コンプライアンスが高い（☞3章）．つまり，コンプライアンスが高いと時定数は大きくなる．

　弾力が強いと速く萎む．弾力が強いとは，コンプライアンスが低い状態で，膨らみにくい．膨らみにくい肺は，逆に萎みやすい．つまり，コンプライアンスが低いと時定数は小さくなる（図 4-7）．

4 時定数と気道抵抗，コンプライアンスの関係

　時定数は，
　①気道抵抗が高い
　②コンプライアンスが高い
のいずれかもしくは両方で大きくなり，このような肺は呼気に時間を要する．呼気時間が長くかかる肺では，この①，②があるかを考えるようにしたい．
　逆に，
　①気道抵抗が低い
　②コンプライアンスが低い
のいずれかもしくは両方で，時定数は小さくなる．このような肺は，呼気に要する時間が短くなる．

4．時定数（タイムコンスタント）

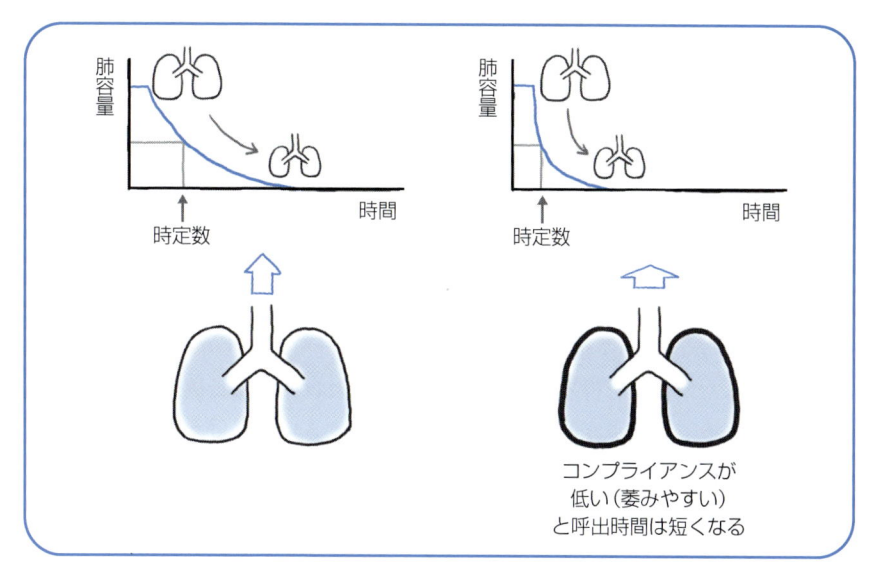

図4-7 コンプライアンスの低い肺

時定数と，気道抵抗，コンプライアンスの関係は，

> **肺の時定数・気道抵抗・コンプライアンスの関係**
> 時定数 ＝ コンプライアンス×気道抵抗

となる．

コンプライアンスと抵抗の単位で時定数を考えると，時定数の単位は秒となる．

$$(s) = (mL/mmHg) \times (mmHg \cdot s/mL)$$
$$s = second（秒）$$

5 病期による時定数の変化と人工呼吸器の設定

吸気の時定数が小さいと速く膨らみ，呼気の時定数が小さいと速く萎む．
従圧式の換気を行っている場合に，たとえば 25 cmH₂O の最高気道内圧で人工

呼吸を行っているとしよう．その肺のコンプライアンスが 20 mL/cmH₂O なら，25 cmH₂O の圧で，20×25＝500 mL が入る．コンプライアンスが 10 mL/cmH₂O なら 250 mL しか入らない．圧を一定にする換気様式では，コンプライアンスの高低により換気量が決まる．しかしこれは十分な吸気時間がある場合である．十分とは，肺が膨らみきるのにかかる時間より長い時間ということである．吸気の時定数により，この肺が膨らみきるのにかかる時間を表わすことができる．

　25 cmH₂O の圧がかかって肺が膨らみ始めるが，肺が膨らみきる前に 25 cmH₂O の圧をかけるのを止めざるをえない場合（呼気の始まり），コンプライアンスに見合った換気量を得ることができない．これは，気道抵抗が非常に高い場合に起こりうる．このような肺は吸気の時定数が大きい肺と言える．つまり，膨らむのに時間がかかる．

　異状には，①高くなる場合と，②低くなる場合があるが，
🌀気道抵抗の異状 ➡ 高くなることが多い
　　（抵抗が正常より低くなることは少ないので）
🌀コンプライアンスの異状 ➡ 低くなることが多い
　　（急性呼吸不全でコンプライアンスが正常より高くなることは少ないので）
つまり，言いかえると以下のようになる．

> **時定数から肺の状態を推測**
> 時定数が大きい場合，気道抵抗が大きい可能性が高い
> 時定数が小さい場合，コンプライアンスが低い可能性が高い

表 4-1　疾患別傾向

	肺気腫	喘息	ARDS	心不全
コンプライアンス	↑	→	↓	↓
気道抵抗	↑	↑	→	↑
時定数	↑	↑	↓	いろいろ

> **基準値**
>
> 健常成人の時定数：0.5 秒
> [Hess DR et al (eds): Essentials of Mechanical Ventilation, McGraw Hill, New York, 2nd ed, p153, 2002 より]

弾性は，エラスタンスという用語で表現しているが，エラスタンスはコンプライアンスの逆数である．

C 時定数を人工呼吸器設定に生かす

1 呼吸回数の設定と時定数

　急性呼吸促迫症候群（ARDS）や急性肺傷害（ALI）では，健常肺に比べてコンプライアンスが低下しているので，時定数は小さくなり，呼出にかかる時間は短くなっている（図 4-8，左上）．呼出にかかる時間が短くてすむ状況は，病勢が最悪のときに呼吸回数（呼吸回数を増やせば呼気時間は短くなる）をむしろ多く設定できることを示している．回復傾向となり，コンプライアンスが改善し高くなってくると，時定数は大きくなり，呼出に要する時間が長くなる．このときに設定呼吸回数が多いままだと，呼気に取れる時間が短いので，十分呼出する前に次の吸気が始まってしまう．
　一方，大きい時定数は気道抵抗の増加がその原因である場合が多い．時定数の大きな肺は，空気の入れ換えに時間がかかるので（図 4-8，右上），呼吸回数を多くするとその肺にとって適当な吸気・呼気時間を取ることができなくなる．つまり，気道抵抗の高い肺（肺気腫，喘息，細気管支炎，気管支肺異形成）では，呼吸回数を増やさない方がよい．むしろ減らした方がよい．

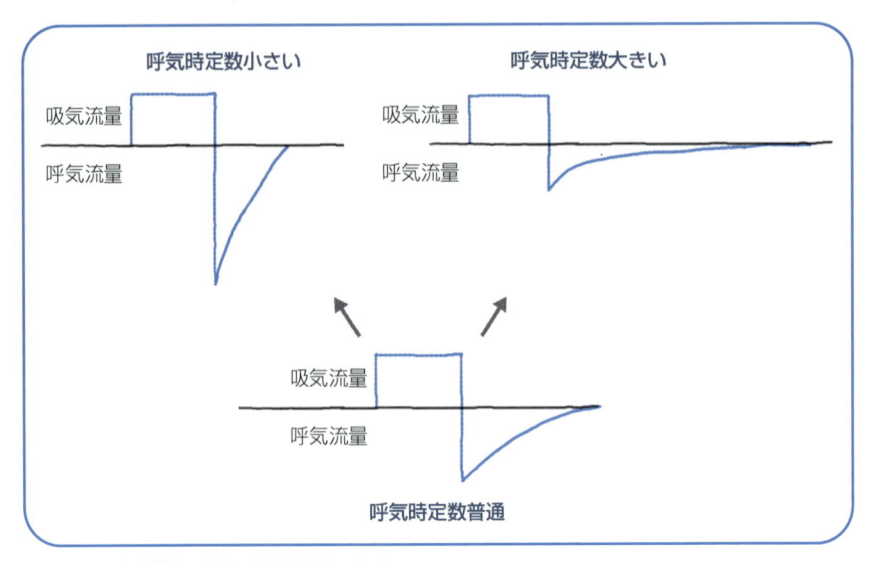

図 4-8　時定数による呼気流量の変化

人工呼吸器の呼吸回数の設定
肺気腫・喘息：呼吸回数少なめ（抵抗高いから）
ARDS/ALI　：呼吸回数多め（コンプライアンス低いから）

　もし呼気の時定数が分かれば，その肺の呼吸回数を考える上で参考になる．
　（吸気時間＋3×呼気時定数）が，必要1回呼吸時間（吸気時間＋呼気時間）となる．1分間の呼吸回数は，60÷必要1回呼吸時間　で求まる．
　人工呼吸器の機種によっては，呼気の流量曲線から時定数を算出し表示している．その算出された時定数は，とくに呼吸回数を増やしたいとき，どこまで増やせるかを考える参考になる．実際の呼気時間が時定数の3倍になるまで呼吸回数を増やすことができる．また逆に，実際の呼気時間が時定数の3倍より短い場合，呼出が十分でない可能性がある．この場合，もし動脈血二酸化炭素分圧（$PaCO_2$）が高いなら，実際の呼気時間を長くする必要がある．通常，二酸化炭素の排出を高めるには，1回換気量を増やすか呼吸回数を増やす（または両者）ような設定に変えるのだが，いずれも変えずに呼気時間を延ばすことも考えたい．これは，吸気時間を短くすることで可能になる．

4．時定数（タイムコンスタント）

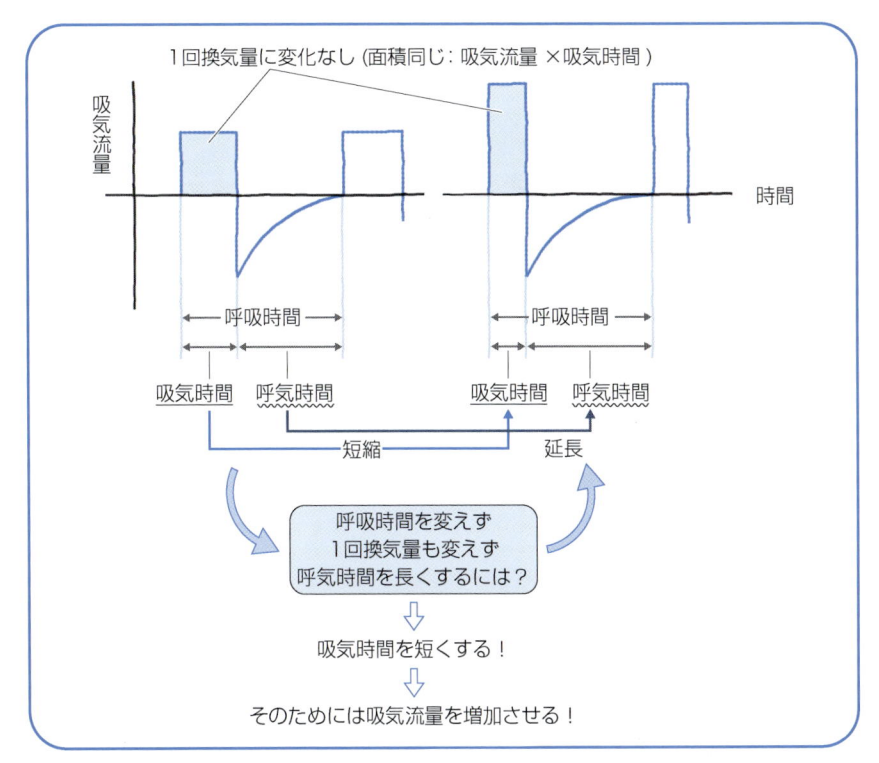

図 4-9 呼気時間を延ばすには

呼気時間

呼気時定数の 3 倍の時間が必要です

2 吸気流量の設定と呼気時間（量制御の場合）

　量制御の強制換気（CMV，sIMV：☞ 8 章）では，吸気流量を増加させれば，吸気時間を短縮できる．量制御では 1 回換気量を一定値に設定してあり，かつ 1 回換気量は，吸気流量×吸気時間 で決まるからである．呼気時間＝1 回の呼吸時間－吸気時間 なので，吸気時間が短縮すれば呼気時間を長く取れる（図 4-9）．そこで，気道抵抗が高く時定数が大きいために長い呼気時間を要する患者では，吸気時間を短くするために吸気流量を多くする設定が有利に働く．

C．時定数を人工呼吸器設定に生かす

> **メモ** 吸気流量と気道内圧
>
> 1回換気量を変えず吸気流量を多くした場合，吸気終末最高気道内圧（ピーク圧：☞7章）は上昇するが，プラト圧（☞7章）には変化はない．ピーク圧が30 cmH$_2$Oを超えていても，プラト圧が30 cmH$_2$O以下であれば，そのピーク圧は容認できる．実際，肺胞にかかっている圧はプラト圧と考えられるからである．ピーク圧は，気管チューブを含む気道抵抗の影響を受けていて，肺胞にかかっている圧とは異なっている．吸気終末に休止期を置き，プラト圧を測定するのがよい．

酸素を考える 5

――― 吸入酸素濃度は？　光と影

A　動脈血酸素分圧とは？

　患者の呼吸状態を考えるとき，よく測定するのはパルスオキシメータによる経皮的酸素飽和度（SpO_2）である．これは，指先にプローブをつけて簡単に測定でき，患者の痛みもなく，大変便利である．サチュレーションと呼んでいる．
　次によく行う検査は，動脈血液ガス分析である．動脈血液ガス分析で得られる値は，pH，動脈血酸素分圧（PaO_2），動脈血二酸化炭素分圧（$PaCO_2$），重炭酸イオン濃度［HCO_3^-］，BE（base excess）である．
　人工呼吸を施行される患者は PaO_2 が低い患者が多い．そこで，PaO_2 について考えてみたい．
　健常者なら，PaO_2 は 90 mmHg 以上が普通である．では，この 90 mmHg という数字はどこからくるのであろうか？　それは，空気からきている．

1　酸素はもともと大気から

　われわれは，空気の中の酸素を使用して生きている．1 気圧の空気中で生活している．中学の理科で習っていると思うが，1 気圧が 760 mmHg（日によって多少変化するが）であると発見した人は Torricelli（トリチェリー）である（図5-1）．空気は窒素（約 79％）と酸素（約 21％）で成り立っている．

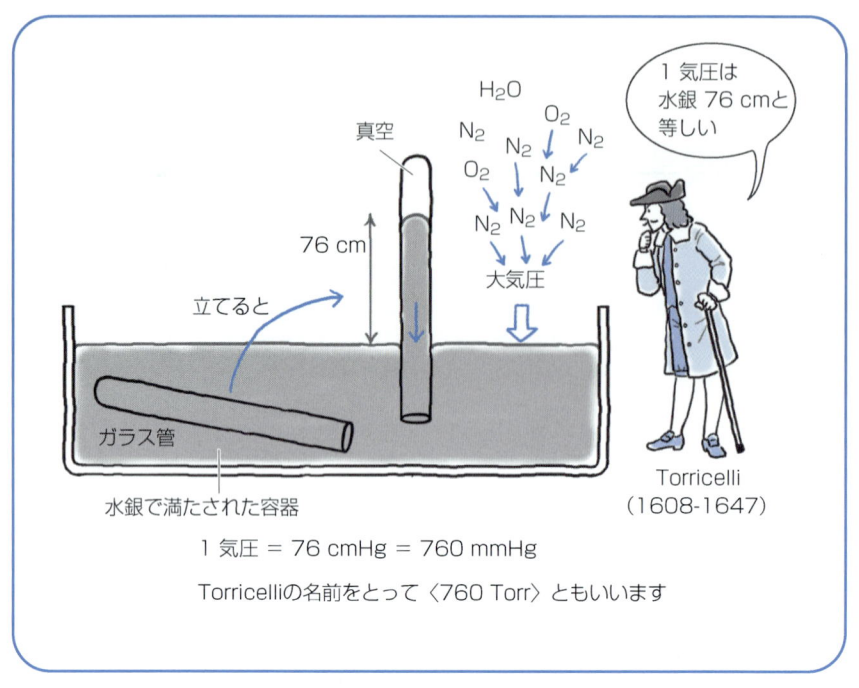

図 5-1　Torricelli の実験：1643 年（日本では鎖国の 4 年後です）

空気中の酸素と窒素の分圧を計算すると，

$$760 \text{ mmHg} = 窒素分圧 + 酸素分圧 + 水蒸気圧$$
$$760 \text{ mmHg} - 水蒸気圧 = 窒素分圧 + 酸素分圧$$
$$(79\%) \quad (21\%)$$

水蒸気を除いた気体の 79％が窒素で，21％が酸素である（図 5-2）．そこでもし湿度がゼロなら，水蒸気の分圧もゼロとなる．

$$窒素：760 \text{ mmHg} \times 0.79 = 600.4 \text{ mmHg}$$
$$酸素：760 \text{ mmHg} \times 0.21 = 159.6 \text{ mmHg}$$

湿度がゼロなら，1 気圧の大気中には，約 160 mmHg の酸素があるといえる．湿度が 100 ％なら水蒸気圧は 47 mmHg なので，1 気圧の大気中には，約 150 mmHg の酸素がある．この酸素が肺から血中に入って，PaO_2 として測定されるわけだが，健常者では 90～100 mmHg 程度である．

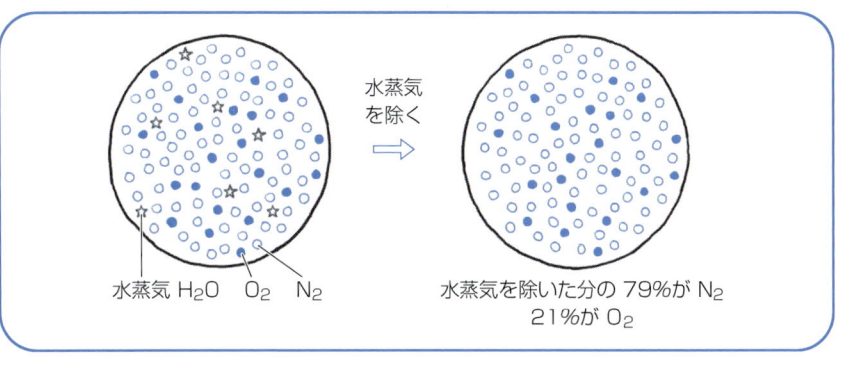

図 5-2 水蒸気を除いた気体の割合

> **メモ　単位について**
>
> 気体の重さを実測するのは，軽すぎてむずかしい．空気 1 L は，1.293 g である．一方，ボイルの法則によると，気体の圧力と体積を掛け合わせた積は一定である．つまり，気体の量と圧力は関係があり，気体は圧力により表現できる．よって，気体は分圧（mmHg, torr）で表現することが多い．

2 二酸化炭素を産生する酸素

　二酸化炭素は，酸素を使用して体内で産生される．酸素を使って，糖，蛋白質，脂質を燃焼し，エネルギー産生を行い，その過程で水と二酸化炭素が産生されている（図 5-3）．

　二酸化炭素産生量とその二酸化炭素を産生するのに要した酸素量の比を呼吸商と呼ぶ．もし，8 の二酸化炭素を産生するのに 10 の酸素を要したとすると，呼吸商＝8/10＝0.8 となる．呼吸商が分かっていれば，二酸化炭素産生量を呼吸商で割り，使用した酸素量を計算できる．

呼吸商

使用した酸素　＝　産生した二酸化炭素÷呼吸商

A．動脈血酸素分圧とは？

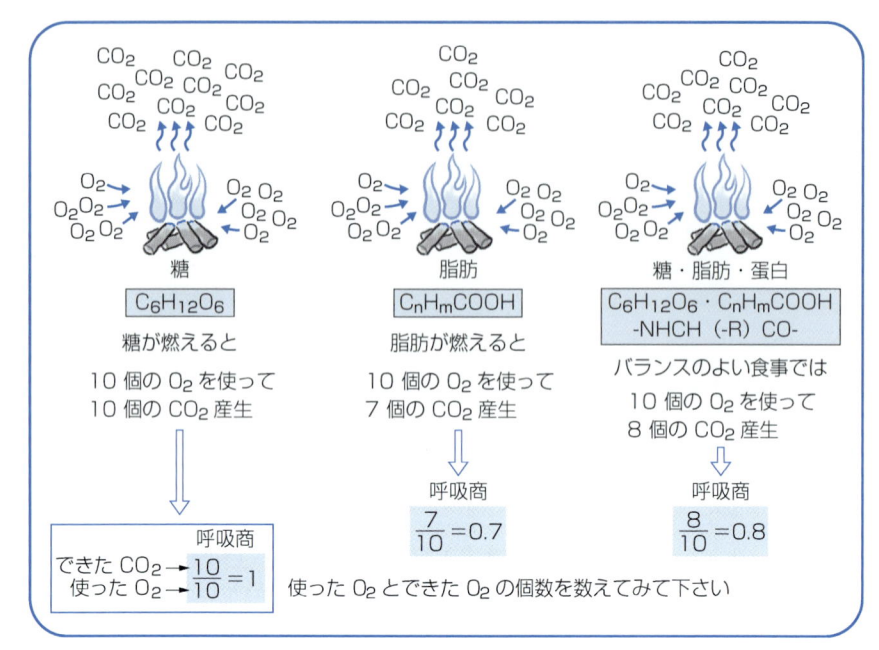

図 5-3　呼吸商とは：酸素を使って二酸化炭素を産生

3 空気が肺胞に達すると：肺胞気酸素分圧（PAO_2）

　次に，空気が肺内に入った場合の肺胞気酸素分圧を考えてみる．理想的には，$PaO_2 = PAO_2$ である．

　肺内のガス分圧の総和も 1 気圧（= 760 mmHg）である．肺胞に入ると，肺胞の中のガスは，窒素，酸素，二酸化炭素，水蒸気となる．入った瞬間はまだ酸素が血中に取り込まれていないとすると，

　　760 mmHg ＝ 窒素分圧＋酸素分圧＋水蒸気圧

となる．その後，酸素が血中に取り込まれて，二酸化炭素が放出される．

　　760 mmHg ＝ 窒素＋残された酸素＋二酸化炭素産生に使用された酸素
　　　　　　　　＋水蒸気

　残された酸素が PAO_2 となる．水蒸気圧は 47 mmHg なので，この式を変形すると次の式になる．

66　　5. 酸素を考える

713 mmHg ＝ 窒素＋肺胞に残された酸素＋二酸化炭素産生に使用された酸素
　　　　　　(79%)　　　　　　　　　　(21%)

　肺胞内のガスを考えてみると，窒素はまったく使用されていないので，気体中に占める割合は変化がなく79%である．一方，酸素はもともと21%あって，この内いくらかを使用して二酸化炭素を産生したので，二酸化炭素はもとはといえば，酸素からきている．つまり，[残された酸素＋二酸化炭素産生に使用された酸素]が21%を占めると考えられる．したがって，肺胞に残された酸素（つまりP_{AO_2}）は，最初の酸素から二酸化炭素を産生するために使用された酸素を除いた残りである（図5-4）．

肺胞に残された酸素 ＝ 肺胞に入った酸素－二酸化炭素産生に使用された酸素

ⓒ肺胞に入った酸素 ＝ 713 mmHg×0.21
　　　　　　　　　≒ 149.7 mmHg
ⓒ二酸化炭素産生に使用された酸素 ＝ 肺胞気二酸化炭素分圧／呼吸商 (0.8)

そこで，肺胞に残された酸素，つまりP_{AO_2}は，

　肺胞に残された酸素（P_{AO_2}）＝ 149.7 mmHg－肺胞気二酸化炭素分圧／0.8
　　　　　　　　　　　　　　　　　　　　　　　　　　　　　　　となる．

肺胞気二酸化炭素分圧（P_{ACO_2}）は$PaCO_2$に等しいので，$PaCO_2$が40 mmHgなら，

　P_{AO_2} ＝ 149.7 mmHg－40 mmHg／0.8
　　　　≒ 100 mmHg

となり，P_{AO_2}は100 mmHg程度になる．
　まとめると，通常空気を吸っている人のP_{AO_2}は100 mmHgであり，肺での動脈血酸素化が良好であれば，PaO_2は100 mmHgに近づく．実際，健常者のPaO_2は90 mmHg以上である．

a. P_{AO_2}の計算：一般式

　P_{AO_2} ＝（大気圧－水蒸気圧）×吸入酸素濃度－$PaCO_2$／呼吸商

大気圧を760 mmHg，水蒸気圧を47 mmHg，呼吸商を0.8とすると，

　P_{AO_2} ＝ 713 mmHg×吸入酸素濃度－$PaCO_2$／0.8

となる．たとえば，吸入酸素濃度（F_{IO_2}）が50%なら0.5を掛ける．

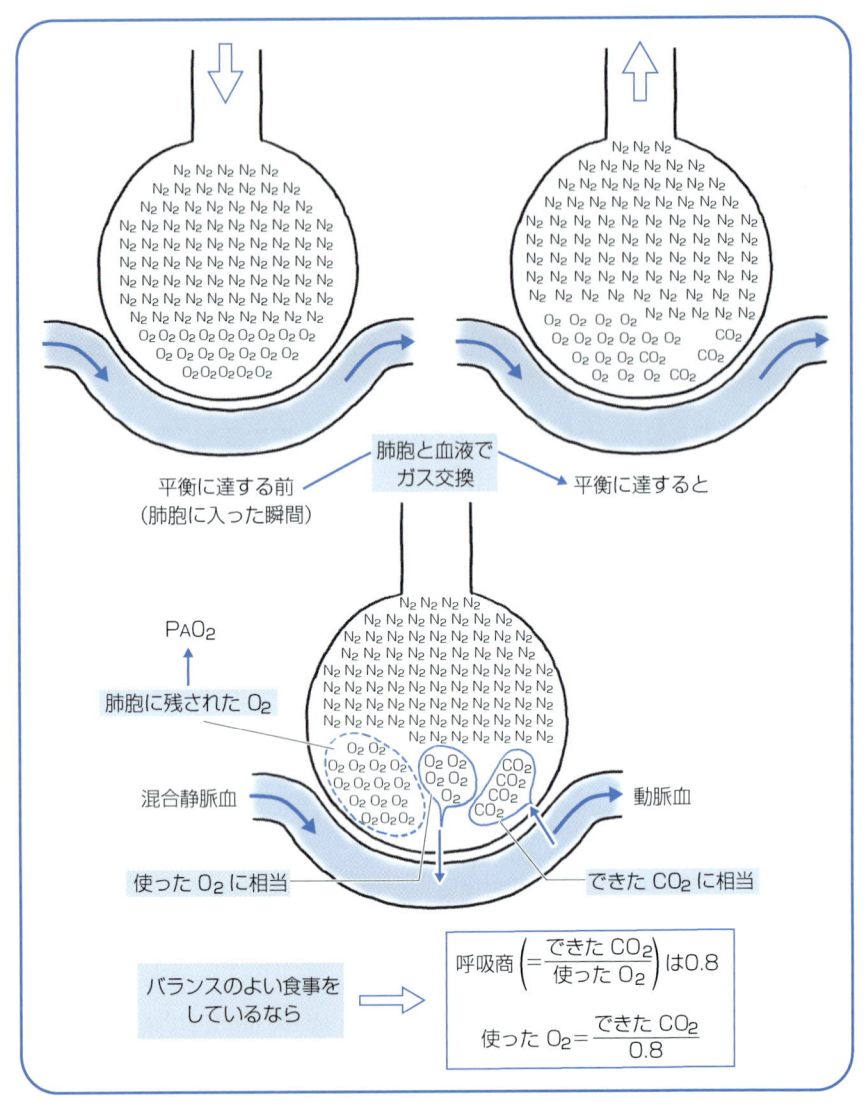

図 5-4　肺胞気酸素分圧（P_AO_2）

　もし，50％酸素を吸入していて，$PaCO_2$ が 40 mmHg であったとすると，P_AO_2 は以下の式で計算できる．

$$713 \text{ mmHg} \times 0.5 - 40 \text{ mmHg}/0.8 = 356.5 - 50 = 306.5 \text{ mmHg}$$

B 動脈血酸素分圧の評価

1 吸入酸素濃度（F_IO_2）

PaO_2 を評価するとき，F_IO_2 を知った上で判断しなければならない．たとえば，空気（F_IO_2 0.21）下での PaO_2 90 mmHg と，F_IO_2 0.5 の酸素吸入下での PaO_2 90 mmHg では，同じ 90 mmHg でも肺の状態が異なる．PaO_2 は P_AO_2 に近いのが望ましい．F_IO_2 0.5 の酸素吸入下での場合，P_AO_2 は 300 mmHg 付近になるので，PaO_2 90 mmHg では低い．F_IO_2 0.5 の酸素吸入下での場合，健常なら PaO_2 200 mmHg 以上は欲しいところである．P_AO_2 と PaO_2 の差を A-aDO_2（肺胞気-動脈血酸素分圧較差）と呼んでいる．空気下では，健常肺の A-aDO_2 は 5〜10 mmHg である．

2 P/F 比

肺における動脈血酸素化の経時的変化を評価するには，PaO_2 の絶対値のみでの比較はしづらい．なぜなら，F_IO_2 の設定は経過とともに変更されるからである．そこで，PaO_2 の値と F_IO_2 の双方を考慮に入れた指標である，PaO_2 を F_IO_2 で割った値（P/F 比）を用いる．P は pressure の略で酸素分圧を意味し，F は fraction の略で吸入酸素濃度（分画）を意味している．

たとえば，空気下で PaO_2 が 90 mmHg なら，F_IO_2 は 0.21 なので，

$$P/F 比 = 90 \text{ mmHg} / 0.21 \fallingdotseq 429$$

となる．健常者の P/F 比は，400 付近である．

もし，F_IO_2 0.5 の酸素吸入下で PaO_2 90 mmHg なら，P/F 比 = 90 mmHg／0.5 = 180 となる．この値は，健常者の P/F 比（400 付近）に比べると低値なので，この人の動脈血酸素化能は低いといえる．P/F 比の算出により，F_IO_2 が異なっても動脈血酸素化能を比較できるようになる．

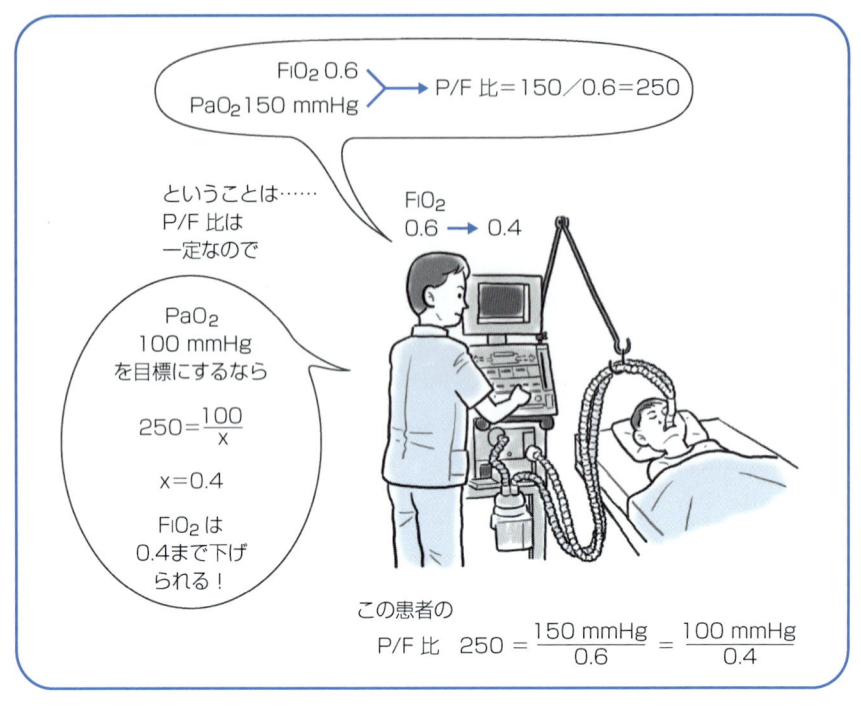

図5-5 P/F比によりF$_I$O$_2$を調節

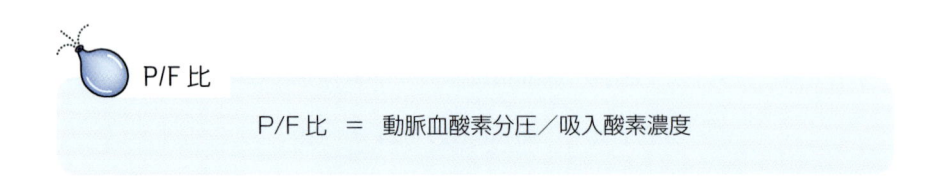

> P/F比
>
> P/F比 ＝ 動脈血酸素分圧／吸入酸素濃度

a. P/F比により次の吸入酸素濃度を決める

P/F比を用いて，F$_I$O$_2$の調節ができる．たとえば，F$_I$O$_2$ 0.6の酸素吸入下でPaO$_2$が150 mmHgなら酸素分圧は十分であるので，次の段階としてF$_I$O$_2$を下げたいが，どの程度まで下げるかを推測するのにP/F比が役立つ（図5-5）．

採血

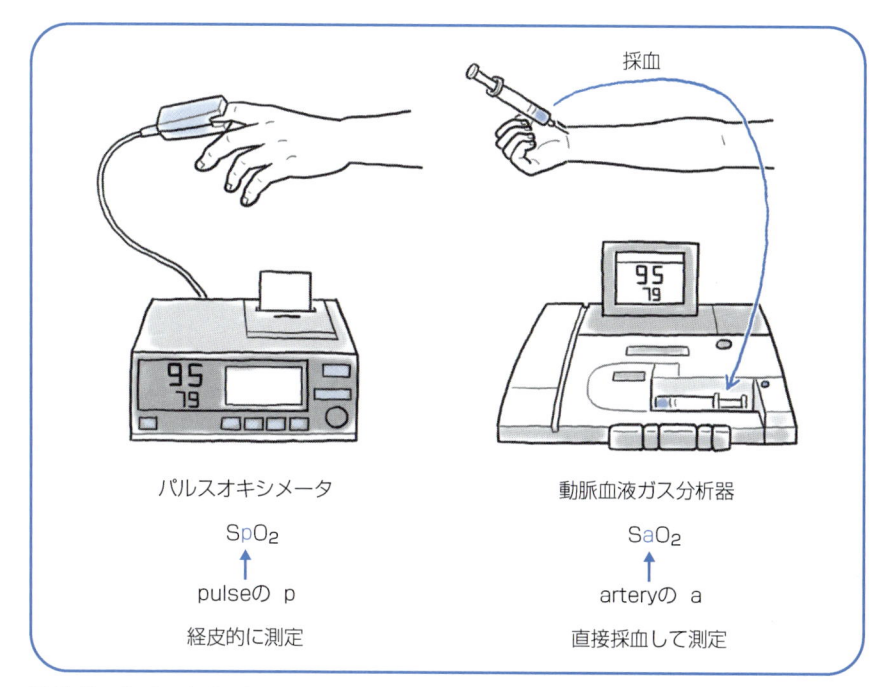

パルスオキシメータ　　　　　　　動脈血液ガス分析器
SpO_2　　　　　　　　　　　　SaO_2
↑　　　　　　　　　　　　　　　↑
pulseのp　　　　　　　　　arteryのa
経皮的に測定　　　　　　　　直接採血して測定

図 5-6　SaO_2 と SpO_2

3 サチュレーション：経皮的酸素飽和度

　酸素分圧（PO_2）はヘモグロビンの酸素飽和度を規定している．血液ガス分析器には，ヘモグロビン酸素飽和度を実測している機種と，実測でなく算出している機種がある．いずれにせよ，動脈血採血して測定したヘモグロビン酸素飽和度を SaO_2 と表現している．S は saturation（飽和），a は artery（動脈）を意味している（図 5-6）．

　一方，経皮的に爪や皮膚でヘモグロビン酸素飽和度を測定する機械がパルスオキシメータである．パルスオキシメータで測定したヘモグロビン酸素飽和度を経皮的酸素飽和度といい，SpO_2 と表現している．S は saturation，p は pulse（脈）を意味している．SpO_2 はリアルタイムで連続測定でき，モニタとして有用であるため，病棟，手術室，ICU，回復室，救急車内など至るところで使用されていて，サチュレーションの名前で親しまれている．

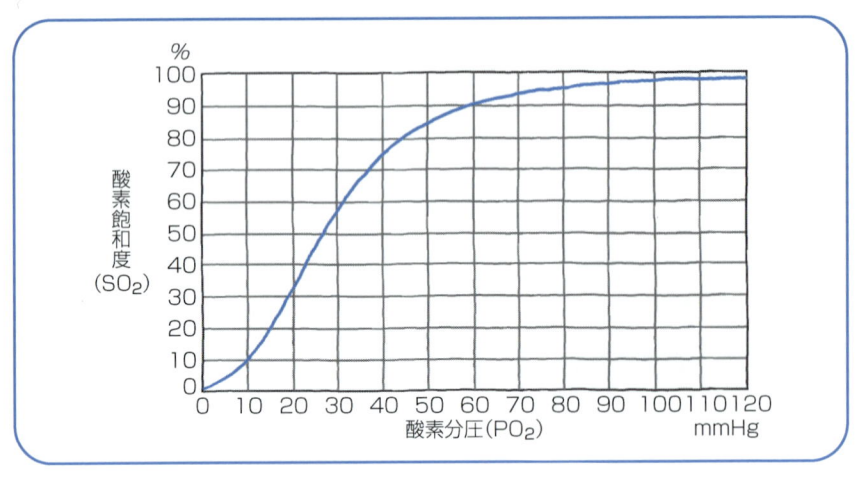

図 5-7　ヘモグロビン酸素解離曲線

　SaO_2 と SpO_2 はほぼ等しいと考えてよい．SO_2（酸素飽和度）は PO_2 と図 5-7 のような関係にある．縦軸が SO_2 で横軸が PO_2 である．この曲線をヘモグロビン酸素解離曲線という．この図を描けるように記憶しておくと便利である．それは，動脈血についてはサチュレーションの値から PaO_2 を推定できるからである．SpO_2 90% は PaO_2 で 60 mmHg 程度である．この値は，ぜひとも覚えてほしい．

C　吸入酸素濃度と PEEP

　人工呼吸を行う患者では，F_IO_2 を設定する．低酸素血症を改善するために，F_IO_2 を上げ PEEP（positive end-expiratory pressure）を併用する（☞10 章）．PaO_2 の目標値は 60 mmHg，SpO_2 90% である．これを達成するため，F_IO_2 と PEEP を組み合わせて設定する．しかし実際，ICU や回復室で患者の側にいる医師や看護師は，PaO_2 は 100 mmHg，SpO_2 で 98% 程度ないと，不安というか安心できない気分になるため，これらの値を確保するような設定をしがちである．気持ちはよく分かる．しかし，この値に固執するために，F_IO_2 や気道内圧を上げる必要はない．身体に対する酸素運搬能からみると，以下の目標を達成できる F_IO_2 と換気条件を選ぶのがよい．

> **目 標**
>
> 動脈血酸素分圧 ：55〜80 mmHg
> 経皮的酸素飽和度：88〜95%

これは，高濃度酸素吸入や高気道内圧が肺傷害を引き起こすからである（☞17章）．動脈血酸素化については，以下の優先順位がある．

① 低酸素血症を避ける
② 高気道内圧を避ける
③ 高濃度酸素吸入を避ける

別の表現をするなら，体にとってよくないのは，まずは①全身の低酸素血症，次いで②高気道内圧，その次に③高濃度酸素吸入である．低酸素血症の基準は PaO_2 55 mmHg 以下で，高気道内圧の基準は最高気道内圧（プラト圧）30 cmH_2O である．高濃度酸素の基準は50%ぐらいである．F_IO_2 を上げたくないという理由で，プラト圧 30 cmH_2O を超えて換気するのは避けたい．具体的な対策として，F_IO_2 と PEEP を交互に上げる（表5-1）．PEEP を上げてもプラト圧は 30 cmH_2O を越えないように，設定（量制御なら1回換気量）を調節する．低酸素血症を回避できない場合は，高濃度酸素吸入，高気道内圧を余儀なくされる．

メモ　酸素とロウソク

Joseph Priestley（1733〜1804年）というイギリス人で牧師でもあった生化学者が，1774年に空気から酸素を分離し，これを消炎空気（dephlogiscated air）と名付けた．現在は，消炎空気ではなく酸素という名称が使用されている．

さて，彼は当時すでに，「消炎空気（つまり酸素）は病気の肺には薬として有用であろうが，普通の健康な身体にはよくないかもしれない．なぜなら，消炎空気の中でロウソクが速く燃え尽きるように，消炎空気の中では，ヒトは速く一生を終え，動物はすぐに力尽きるかもしれないからである」と指摘している（図5-8）．つまり，酸素は毒にも薬にもなると，200年以上前から指摘されてきたが，現在でもその安全限界は不明な点が多い．

表 5-1　F_IO_2 と PEEP（cmH_2O）の組み合わせ

F_IO_2	PEEP	F_IO_2	PEEP	F_IO_2	PEEP
0.3	5	0.7	10	0.9	18
0.4	5	0.7	12	1.0	18
0.4	8	0.7	14	1.0	20
0.5	8	0.8	14	1.0	22
0.5	10	0.9	14	1.0	24
0.6	10	0.9	16		

［ARDS Net：N Engl J Med **342**：1301-1308, 2000 より引用］

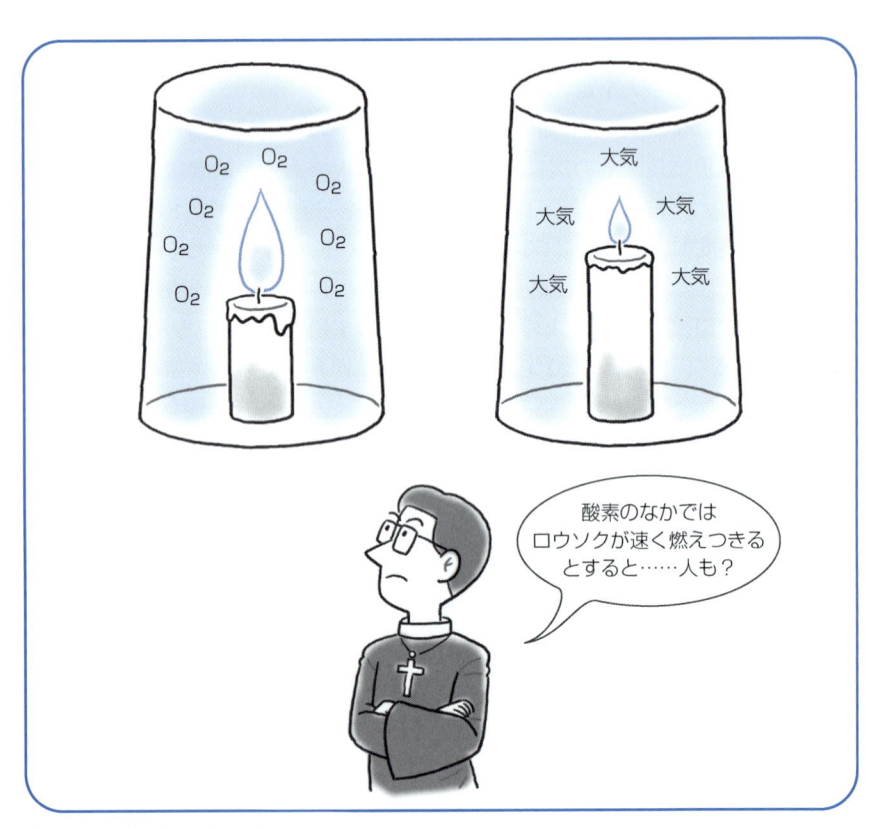

図 5-8　酸素とロウソク

1 吸入酸素濃度の安全限界

「どれくらいの濃度でどれくらいの期間,酸素を投与しても悪影響がないか?」については,明確な基準があるわけではない.F_IO_2 0.4 以下なら,ほぼ問題なしと考える医師が多いと思われる.F_IO_2 0.6 以上で 3 日間以上の人工呼吸を行うと,肺胞壁の厚さが正常に比し増加するという報告(Kapanci Y et al: Chest 62: 162-169, 1972)が約 40 年前にあり,こうした報告を基に F_IO_2 は 0.6 以下にした方がよいという声もあるが,確かな根拠に基づいているわけではない.

F_IO_2 と酸素投与期間の肺への影響は,健常肺と病的肺で異なる.一般に言われている酸素の毒性は,動物実験や健常肺への影響が主であり,病的肺に対する酸素の悪影響は,健常肺に対する場合より軽度である可能性がある.

2 健常ではない肺に対する高濃度酸素吸入

蘇生の場や全身麻酔の導入・覚醒を除いて,ヒトで 100% 酸素投与を必要とする場合,多くはすでに肺に病変を発症している.つまり高濃度酸素吸入を行う際,すでに肺実質に異常がある.すでに肺に異常のある患者に高濃度酸素吸入を行う場合,その影響は健常肺と同じと考えてよいのであろうか?

F_IO_2 0.9 以上で 48 時間以上吸入を行った急性肺傷害(ALI)患者 74 名を対象に,高濃度酸素の投与期間と予後の関係を調査した研究がある(Capellier G et al: Intensive Care Med 24: 422-428, 1998).この内,17 名は生存し,57 名は死亡していた.F_IO_2 0.9 以上の投与期間は,生存患者 5.6±1.1 日,死亡患者 5.9±0.5 日で,両者に有意差はなかった.もし,F_IO_2 0.9 以上が予後に影響を及ぼすとしたら両者間の差が予想されるが,実際には有意差はなかった.また,F_IO_2 0.5 以上の酸素投与期間は,生存患者の方が長かった.0.5 以上の F_IO_2 が予後に悪影響を及ぼすとしたら,死亡患者で長い投与期間が予想されるが,投与期間は,逆に生存患者の方が長かった.この報告によると,すでに肺傷害を起こしている患者では,高濃度酸素吸入による障害は,意外に少ない可能性がある.

また,体外循環を用いた心臓手術後患者に対し,F_IO_2 1.0 の酸素吸入を行った患者群(F_IO_2 1.0 群)と F_IO_2 0.3 前後の酸素吸入を行った患者群(F_IO_2 0.3 群)を比較した研究がある(Singer MM et al: N Engl J Med 283: 1473-1478, 1970).この対象患者は,体外循環後であるため,健常肺ではない患者と考えられる.吸入時間は,F_IO_2 1.0 群で平均 24 時間(15〜48 時間),F_IO_2 0.3 群で平均 21 時間(15〜44 時間)であった.吸入終了時に,肺内シャント率,死腔率,肺

コンプライアンスに両群間ともに有意差はなかった．この報告によると，体外循環後の患者では，少なくとも術後 40 時間までの F_IO_2 1.0 の酸素吸入について，肺機能に影響を与える可能性は少ない．

3 健常肺に対する高濃度酸素吸入

健常肺に高濃度酸素吸入を行う状況は，治療上ではあまりなく，研究として行われる．ボランティアに対して F_IO_2 1.0 の酸素吸入を行った研究や，中枢神経系の重篤な非可逆的障害により自発呼吸の消失した患者に F_IO_2 1.0 の酸素を投与した研究が報告されている．脳卒中とか頭部外傷で中枢神経系に障害を受け人工呼吸管理となった患者では，基本的に肺は健常と考えられる．

重篤な非可逆的脳障害を持つ患者に対して，空気吸入か F_IO_2 1.0 の酸素吸入を行い肺機能への影響をみた報告では（Barber RE: N Engl J Med 283: 1478-1484, 1970），F_IO_2 1.0 の酸素吸入群では空気吸入群と比べて，吸入開始 30 時間以後に死腔率が上昇し，40 時間以後に PaO_2 が低下し肺内シャント率が上昇した．50 時間後に PaO_2（F_IO_2 1.0 で）を測定してみると，空気吸入群で 400 mmHg 以上であったが，F_IO_2 1.0 の酸素吸入群では 120 mmHg であり，F_IO_2 1.0 の酸素吸入群では動脈血酸素化が著明に低下していた．一方，光学顕微鏡レベルの肺組織所見では，空気吸入群と F_IO_2 1.0 の酸素吸入群で差を見出せなかった．おそらく，光学顕微鏡レベルでは検出できない変化が起こっているのであろう．この報告は，健常肺では F_IO_2 1.0 の酸素吸入は肺の機能的異常を引き起こすことを示唆している．

健常者に F_IO_2 1.0 の酸素吸入を行った別の報告では，吸入開始 17 時間で肺胞洗浄液中のアルブミンやトランスフェリン濃度が上昇した結果から，肺毛細血管の透過性が亢進するとしている（Davis WB et al: N Engl J Med 309: 878-883, 1983）．

4 心肺蘇生（cardiopulmonary resuscitation: CPR）中と自己心拍再開後の F_IO_2

AHA（American Heart Association）のガイドライン 2010 では，酸素が使用可能なら，CPR 施行中は F_IO_2 1.0 で換気する．一方，自己心拍再開後は，SpO_2 ≧94%を維持できる最低 F_IO_2 になるべく早く下げる．自己心拍再開後の高酸素状態は，脳障害を助長する危険性が高いからである．呼吸回数は 10～12 回／分

で開始し,ETCO$_2$ 35〜45 mmHg または PaCO$_2$ 40〜45 mmHg となるよう調節する (Peberdy MA et al: Circulation **122**[Suppl 3]: S768-S786, 2010).

> **メモ** 健常ボランティアによる高濃度酸素吸入
>
> 　健常者では F$_I$O$_2$ 0.6 の酸素吸入で,咳,胸骨下の不快感,鼻粘膜充血,眼の刺激,耳の不快感,疲労などの症状が発生する.肺機能検査では,肺活量が減少する.咳・胸骨下の不快感の原因は気管・気管支炎であり,気管粘膜の発赤が認められる.肺活量の減少は,吸気時の痛みや吸収性の無気肺が原因である.このとき肺胞レベルの病理学的変化は発生していない.つまり酸素中毒といっても,気管・気管支炎による症状が主体で,肺水腫のような重篤な変化が発生するわけではない.肺が健常な人なら,F$_I$O$_2$ 0.5 までなら,臨床的に大きな問題なく長期吸入できると思われる.一方,健常なボランティア 12 名が自発呼吸で F$_I$O$_2$ 1.0 の酸素吸入を行った研究では,42〜110 時間で酸素吸入に耐えられなくなった.症状からは最高 110 時間(平均 74 時間)が F$_I$O$_2$ 1.0 の酸素吸入の限界といえるが,この時点で,動脈血酸素化能は低下していないため,肺水腫は発生していなかったと考えられている (Dolezal V: Physiol Bohemoslov **11**: 149-158, 1962).ヒトでの前述の結果は,動物実験での高濃度酸素吸入で肺水腫が発生する結果とは異なる.

じゆうちょう

1回換気量を巡って　6

——— 二酸化炭素の排出

A　換気の目的

　換気の目的は，肺胞内ガスの入れ替えである．
　肺胞では，酸素が血中に取り込まれ，二酸化炭素が血中から放出される（図6-1）．肺で取り込まれた酸素は，全身に運ばれ，エネルギー産生に使用され，

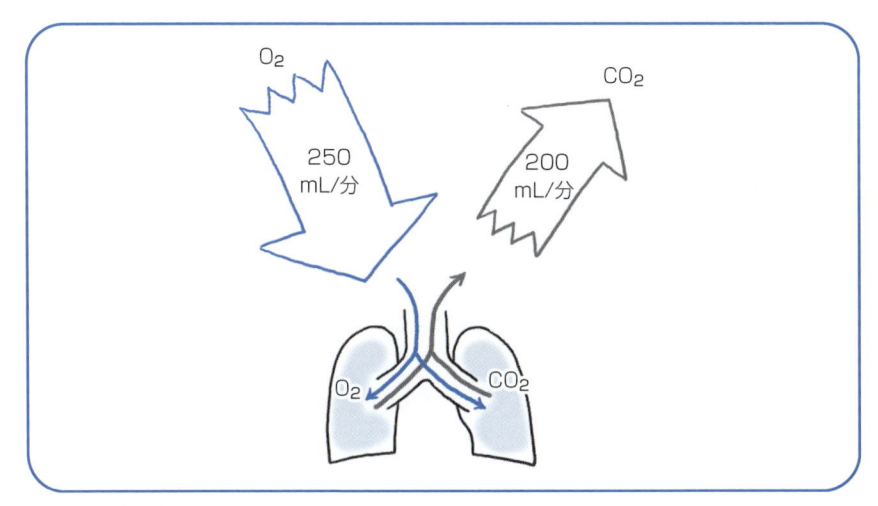

図6-1　換　気

その結果として二酸化炭素が産生される．1分間の換気量は，1回換気量×換気回数 である．換気量は，肺に入る酸素と肺から出る二酸化炭素の入れ替え量に影響を与える．

> **換気の役割**
>
> 　　絶え間ない酸素の供給
> 　　産生された二酸化炭素の体外への廃棄

B　酸素消費量

1　あなたは何分間，息を止められますか？：酸素消費量から考える

　全身で使用される1分間の酸素量を酸素消費量という．成人の酸素消費量は，250 mL/分程度であり，イメージとして500 mLのペットボトル半分ぐらいである．

　この酸素は，絶えず供給されないと生命を維持できない．たとえば，皆さんは，何分または何秒ぐらい息を止めることができるであろうか？　多くの人は30秒ぐらいで苦しくなり，1分ぐらいが限度であろう．息を止めたとき——つまり換気が停止したとき——，生体は肺内に残された酸素を使用して生命活動を維持する．

　では，息を止めたとき肺に残されている酸素の量はどれぐらいであろうか？

a．息を止めた瞬間に肺に残されている酸素量

　通常の呼吸をしていれば，肺胞内のガス組成は水蒸気を除くとおおよそ，酸素16％，二酸化炭素5％，窒素79％である．そこで，肺の容積（肺容量）が2,000 mLとすると，肺内に残されている酸素量は，2,000 mL×0.16＝320 mL となる（図6-2）．

　息を止めた時点で，肺に残されている酸素量は320 mL程度であり，これは，1分間の酸素消費量より，わずかに多い量である．換気がなくなった瞬間から，肺に残された酸素を使いきるまで約1分となる．時間的余裕があるとはあまり思えない状況である．

```
     ─ O₂   16%
     ─ CO₂  5%
     ─ N₂   79%
```

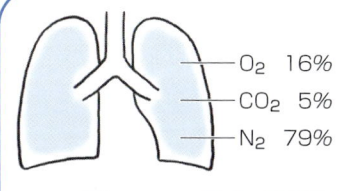

肺内の酸素は 2,000 mL×0.16 = 320 mL

血液中のヘモグロビン(Hb)と結合している酸素量
　　　1gの Hbに 1.34 mL結合
　　　血液量　4.8 L（体重60 kgのとき）
　　　Hb 濃度　12 g/dL
　　　Hb 酸素飽和度　75%

血液中の酸素は
　　12 g/dL×48 dL×1.34 mL/g×0.75 ≒ 約580 mL

図6-2　息を止めた時点で体内に残されている酸素量

b. 息を止めた瞬間に血液中に残されている酸素量

　肺に残されている酸素は 320 mL であるが，血液中にも酸素はある．

　ヘモグロビン 1 g は，酸素 1.34 mL と結合できる．静脈血の酸素分圧は 40 mmHg 程度で，その酸素飽和度は 75% 程度である．これは，ヘモグロビンの 75% が酸素に結合していることを表わしている．血液量は体重の約 8% である．なお，酸素分圧 1 mmHg につき，0.0031 mL の酸素が血漿に溶けているが，少ないので無視する．つまり血中の酸素量は，ヘモグロビンに結合している酸素量とほぼ考えてよい．

　体重 60 kg とすると，
　血液量は体重の 8% なので　60×0.08 = 4.8 L（48 dL）
　ヘモグロビン量は　12 g/dL×48 dL = 576 g
　そこで，血中の含有酸素は　576 g×1.34 mL×0.75 ≒ 580 mL　となる．

c. 残された酸素は

　まとめると，息を止めた瞬間に，
　肺内に 320 mL ⎫
　血中に 580 mL ⎭ 合計 900 mL の酸素が残されていることになる．

B.　酸素消費量

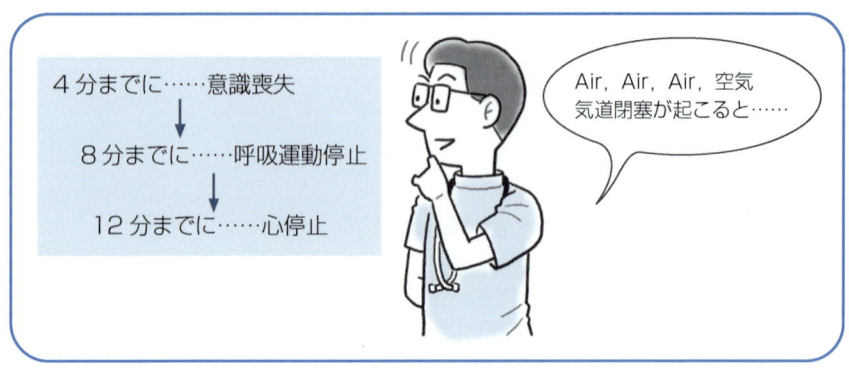

図 6-3 呼吸が停止すると……

　この量は，約3〜4分間の酸素消費量に等しい．つまり，酸素は4分までにほぼ枯渇する．

2 呼吸停止の影響

　呼吸が停止すると，まず最初に酸素消費量のもっとも多い臓器，つまり脳の症状——意識レベルの低下——が発生する．
　一般的に，餅を喉につまらせたとすると（これを診断名で喉頭異物という），4分までに意識が消失し，8分までに呼吸運動が停止し，12分までに心停止が発生する（図6-3）．年齢や既往症には個人差があるので，窒息では通常3〜10分で心停止に至ると覚えておくとよい．

> 当たり前の話ですが……
>
> 　　　換気が止まると酸素供給に即影響あり

C 二酸化炭素の排出

1 二酸化炭素産生量

換気の目的の1つは，二酸化炭素の排出である．そこで，排出されるべき二酸化炭素の量を知ることが必要となる．

生体は，酸素とブドウ糖を使用して，熱とATPと水と二酸化炭素を産生している（図6-4）．ATPにより，細胞機能が維持できる．水は代謝水として体内で再利用されるが，二酸化炭素は体外へ排出しなければならない．二酸化炭素は気体なので，呼吸で肺から体外へ排出される．酸素の使用量と二酸化炭素の産生量の比を呼吸商と呼んでいる．基質にブドウ糖のみを使えば，呼吸商は1.0，脂肪のみを使えば0.7である．食事は，炭水化物・脂肪・蛋白質が種々の割合で混ざっているが，平均0.8ぐらいの呼吸商がバランスのとれた状態といえる．

> **二酸化炭素産生量**
> 酸素消費量×呼吸商 ＝ 二酸化炭素産生量

酸素消費量が250 mL/分，呼吸商0.8なら，二酸化炭素産生量は

$$250 \text{ mL}/\text{分} \times 0.8 = 200 \text{ mL}/\text{分} \quad \text{である．}$$

2 二酸化炭素排出量は簡単に計算できるか？

答えはイエス．1回換気量・呼吸回数・肺胞の二酸化炭素濃度が分かれば，おおよその量が計算できる．肺胞気二酸化炭素分圧（濃度，$PACO_2$）は，動脈血二酸化炭素分圧（$PaCO_2$）にほぼ等しい．

> **二酸化炭素排出量**
> 肺胞換気量×肺胞気二酸化炭素濃度 ＝ 二酸化炭素排出量

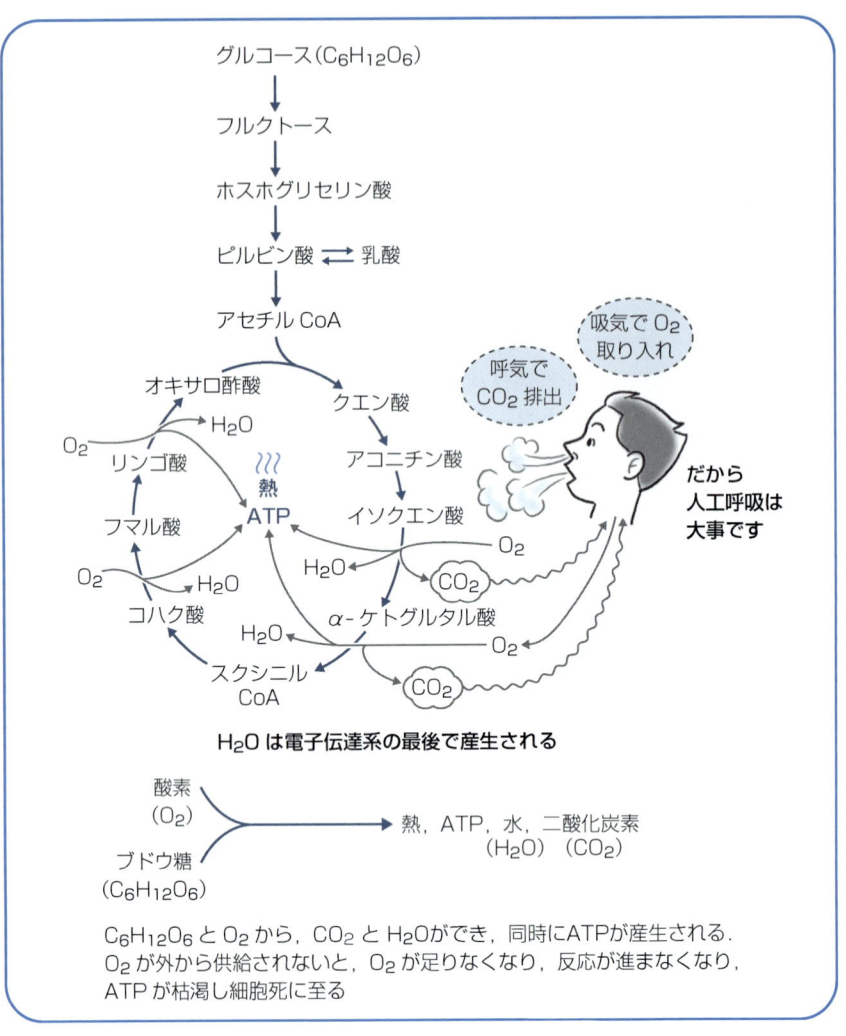

図6-4 TCAサイクル（クエン酸回路）：だから人工呼吸は大事です

　飽和水蒸気圧は47 mmHgである．大気圧が760 mmHgとすると，760−47＝713 mmHgを窒素・酸素・二酸化炭素が形成していることになる．もしPaCO$_2$の値が35 mmHgであったとすると，二酸化炭素は肺胞気の何％を占めているであろうか？

$$35 \text{ mmHg} \div 713 \text{ mmHg} \times 100 = 4.9\%$$

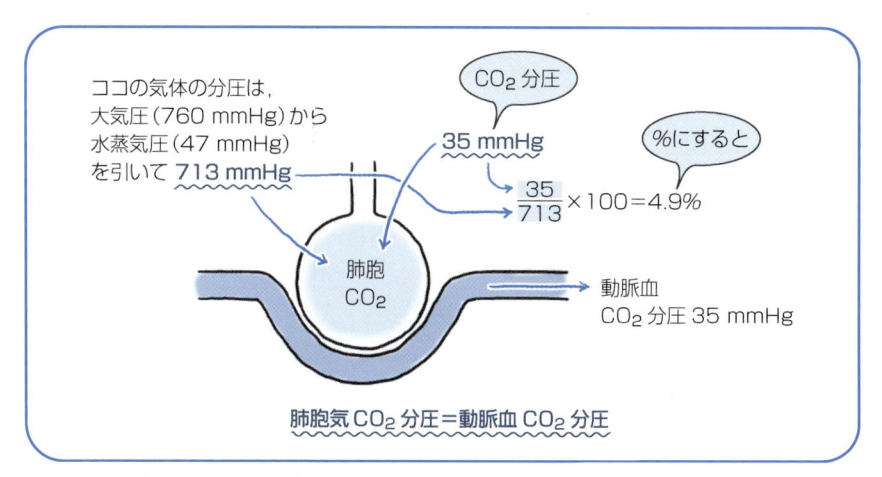

図6-5 肺胞気 CO_2 分圧（P_ACO_2）は？

となり，二酸化炭素は，肺胞換気量の4.9%を占めることになる（図6-5）.
　肺胞換気量とは実際に血液とのガス交換が行われる場所（つまり肺胞）の換気量である．これは1回換気量から解剖学的死腔量を差し引いた値となる．

肺胞換気量

肺胞換気量 ＝ 1回換気量－解剖学的死腔量（図6-6）

　口腔内，鼻腔内，気管，気管支，細気管支など肺胞に達するまでの気道を解剖学的死腔という（図6-7）．血液とのガス交換は肺胞で行われ，気道では行われない．血液とのガス交換が行われない部分を死腔という．解剖学的死腔量は2 mL/kgである.
　1回換気量が500 mLとして，体重60 kgなら

$$500 \text{ mL} - 2 \text{ mL/kg} \times 60 \text{ kg} = 500 \text{ mL} - 120 \text{ mL} = 380 \text{ mL}$$

が肺胞換気量となる（図6-7）．
　では，肺胞換気量が380 mLとすると，二酸化炭素の総量は何mLになるであろうか？　先の計算で二酸化炭素は4.9%を占めていることが分かったので，

C. 二酸化炭素の排出

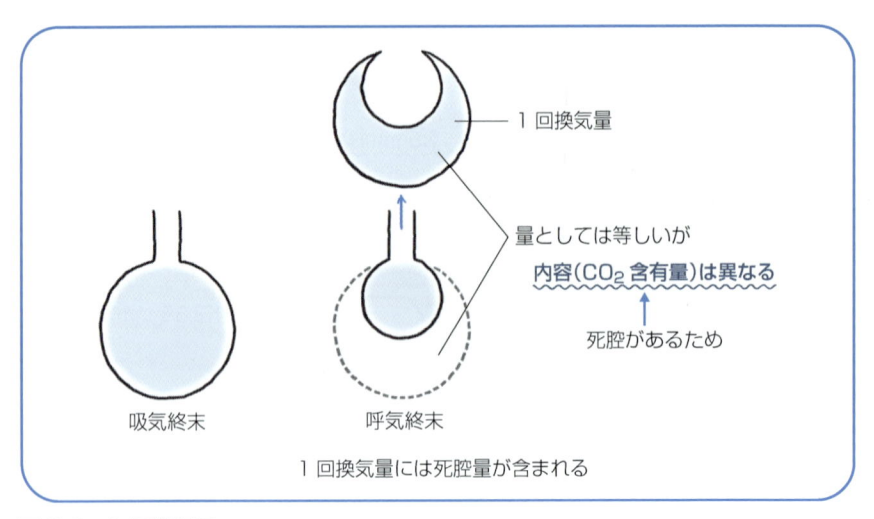

図6-6　1回換気量

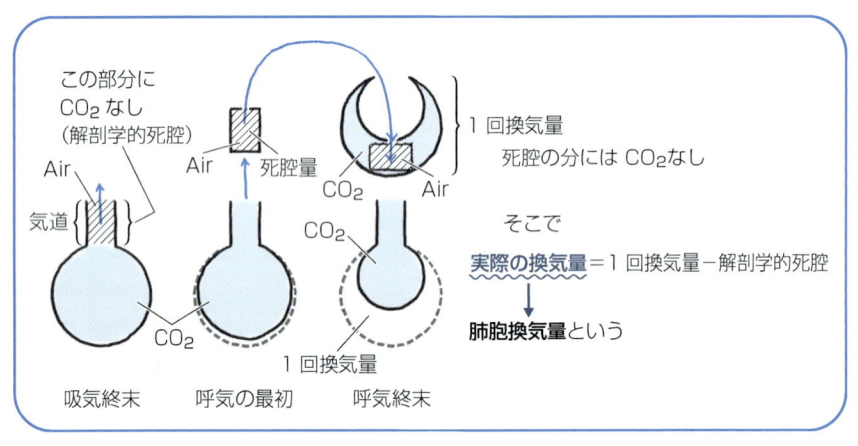

図6-7　解剖学的死腔と肺胞換気量

$$380\,\mathrm{mL} \times 0.049 \fallingdotseq 18.6\,\mathrm{mL}$$

となり，18.6 mL の二酸化炭素が含まれている計算となる．
　1分間の呼吸回数（換気回数）が12回とすると，

$$18.6\,\mathrm{mL/回} \times 12\,\mathrm{回/分} \fallingdotseq 223\,\mathrm{mL/分}$$

となり，1分間の二酸化炭素排出量は 223 mL となる．

もし呼吸商が0.8なら，酸素消費量は，

$$223 \text{ mL} \div 0.8 = 279 \text{ mL/分} \text{ となる．}$$

この例では，外から279 mL/分以上の酸素を絶え間なく供給し，223 mL/分の二酸化炭素を絶え間なく排出することにより，一定の状態（$PaCO_2$ 35 mmHg）が保たれていると考えられる．自発呼吸では，知らず知らずのうちにこれが行われている．人工呼吸でも，同じ考えが当てはまる……と50年前は考えられていた．つまり人工呼吸の黎明期には，自発呼吸での基準$PaCO_2$値（35〜45 mmHg）を維持するために，人工呼吸器の1回換気量と換気回数を設定していた．今でも，肺が健常であるなら，$PaCO_2$ 40 mmHg付近を目標に設定する場合が多い．$PaCO_2$を一定に保つ場合，換気回数を先に決めたら（成人で8〜18回/分），連動して1回換気量が決まる．一方，1回換気量を先に決めたら，連動して換気回数が決まる．

> **メモ　カプノメータ**
>
> 最近では，呼気終末二酸化炭素濃度（$ETCO_2$）の測定器（カプノメータ）を使用する施設が多くなった．全身麻酔中に気管挿管下で人工呼吸中の患者では，必須のモニタとなっている．カプノメータの値を$ETCO_2$という．経験ある方なら，$ETCO_2$は30〜40 mmHgであることを知っていると思う．日本全国津々浦々，パルスオキシメータは今やどこにでもあるが，カプノメータは必ずしもそうではない．できれば術後回復室やICUでも使用するのが望ましい．$ETCO_2$は，$PaCO_2$よりやや低めの値を示すが，ほぼ等しいと考えられ，$ETCO_2$で$PaCO_2$を推定できる．

D　1回換気量とは？

1　換気量が低下すると動脈血二酸化炭素分圧が上昇する

健常肺で考える．大気圧760 mmHg，飽和水蒸気圧47 mmHgとする．健常肺では，肺胞気の二酸化炭素濃度と$PaCO_2$は，ほぼ等しい．正常では，$PaCO_2$は40 mmHgである．

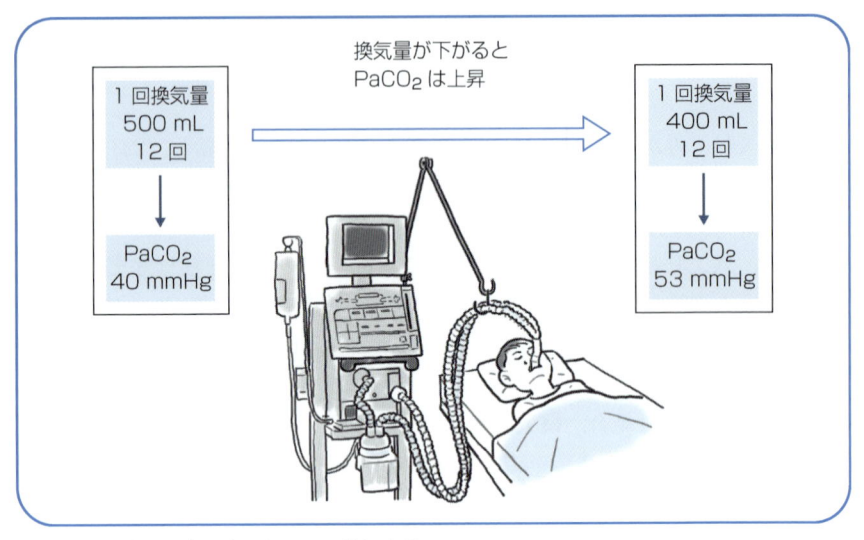

図 6-8　換気量が下がると CO_2 がたまる

今，

	1 回換気量	500 mL
	解剖学的死腔	100 mL
	換気回数	12 回
	$PaCO_2$	40 mmHg

で安定している人がいるとする．

この人の 1 回換気量が 400 mL に低下し，かつ換気回数に変化がなかった場合，$PaCO_2$ は徐々に上昇し，ある値（53 mmHg）まで上昇した後は，その値で再び安定する．これをどのように考えたらよいであろうか（図 6-8，図 6-9）？

	1 回換気量	400 mL
	解剖学的死腔	100 mL
	換気回数	12 回
	$PaCO_2$	53 mmHg

で新たに安定する．

$PaCO_2$ は除々に上昇するが，果てしなく上昇し続けるわけではなく，1 分間の二酸化炭素産生量と肺からの排出量が新たに等しくなったときに一定値となる．

a．経過

① （二酸化炭素産生量＝二酸化炭素排出量）➡ $PaCO_2$ 一定
② 換気量低下 ➡ 二酸化炭素排出量低下

③ ②の結果，二酸化炭素産生量＞二酸化炭素排出量となる
→ 排出量低下するので，血中に二酸化炭素が蓄積し，$PaCO_2$ 上昇
④ $PaCO_2$ が上昇するので肺胞気二酸化炭素濃度も上昇
→ 濃度が上昇するので排出総量は元に戻る（排出総量＝換気量×濃度なので）
⑤ 再び，二酸化炭素産生量＝二酸化炭素排出量となる
→ このときの $PaCO_2$ で再び一定となる（$PaCO_2$ は上昇して新たな平衡状態となっている）

②から④は $PaCO_2$ 上昇の過渡期といえる．

b. まず 1 分間の二酸化炭素産生量を計算

40 mmHg ÷ 713 mmHg ≒ 0.056．これは，肺胞換気量の 5.6％が二酸化炭素であることを示している．1 回換気量を 500 mL，解剖学的死腔を 100 mL とすると，肺胞換気量＝500 − 100 ＝ 400 mL となる．したがって，

$$肺胞換気量 \times 0.056 = 400\,\text{mL} \times 0.056 = 22.4\,\text{mL}$$

1 回換気量に 22.4 mL の二酸化炭素が含まれている．呼吸回数が 12 回/分なので，22.4 mL × 12 回/分 ＝ 268.8 mL となり，268.8 mL/分の二酸化炭素が産生されていることになる．

c. 新たな肺胞気二酸化炭素濃度を二酸化炭素産生量から計算

換気量が 400 mL に低下して，ある二酸化炭素分圧で一定になったとすると，二酸化炭素産生量自体に変化はないので，

$$268.8\,\text{mL/分} = (400 − 100)\,\text{mL} \times 12\,回/分 \times 新たな肺胞気二酸化炭素濃度$$

となり，新たな肺胞気二酸化炭素濃度は，7.5％となる．このとき，$PaCO_2$ は 713 mmHg × 0.075 ≒ 53 mmHg となって安定すると推定できる．

2 考えかたのポイント

- 二酸化炭素分圧が安定した状態では，分時換気量に含まれる二酸化炭素量（二酸化炭素排出量）は，二酸化炭素産生量に等しい
- 二酸化炭素産生量＝肺胞換気量×呼吸回数×肺胞気二酸化炭素濃度 で求められるが，この二酸化炭素産生量自体は，換気量にかかわらず一定である．

当該物質の量 ＝ 総量×当該物質の濃度　で計算できる

（二酸化炭素の量）　（肺胞換気量）　（二酸化炭素の濃度）

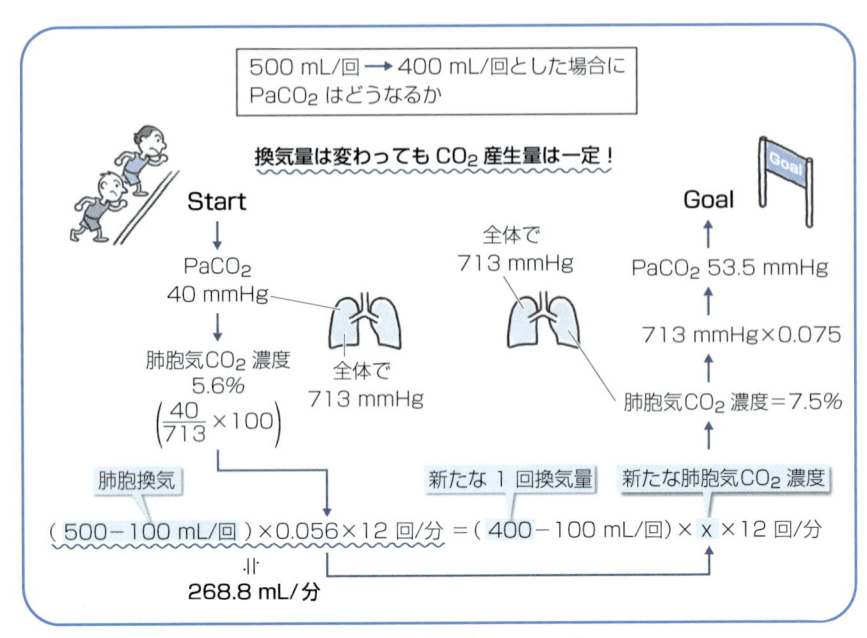

図 6-9　換気量を下げた場合の $PaCO_2$ を計算してみよう

　そこで，肺胞換気量が低下した場合，排出される二酸化炭素量が産生量に等しくなるまで二酸化炭素濃度（$PaCO_2$）は上昇する（図 6-9）．その後，その上昇した値で一定となり新たな $PaCO_2$ となる．
　いいかえると，1 分間の二酸化炭素産生量と同量を排出するには，換気量が減少した場合，濃度を濃くして排出すればよい．そこで，濃度を濃くすべく，血中の二酸化炭素濃度（$PaCO_2$）が連動して上昇する（図 6-9）．

3 Radford のノモグラム

　約 50 年前，1954 年に Radford という人が，適正な換気量を推定するためのグラフを発表した．これは，Radford のノモグラムとして知られている（ステッドマンの医学辞典にも載っている：図 6-10）．
　このノモグラムにより，$PaCO_2$ を 40 mmHg に維持するのに必要な安静時 1 回換気量を求めることができる．その際に必要なデータは，体重と呼吸回数，性別である．呼吸回数は成人で 8〜18 回，小児で 18〜30 回，乳児で 30〜50 回の範囲で決めるようになっている．ひとことでいうと，体重から二酸化炭素産生量を推

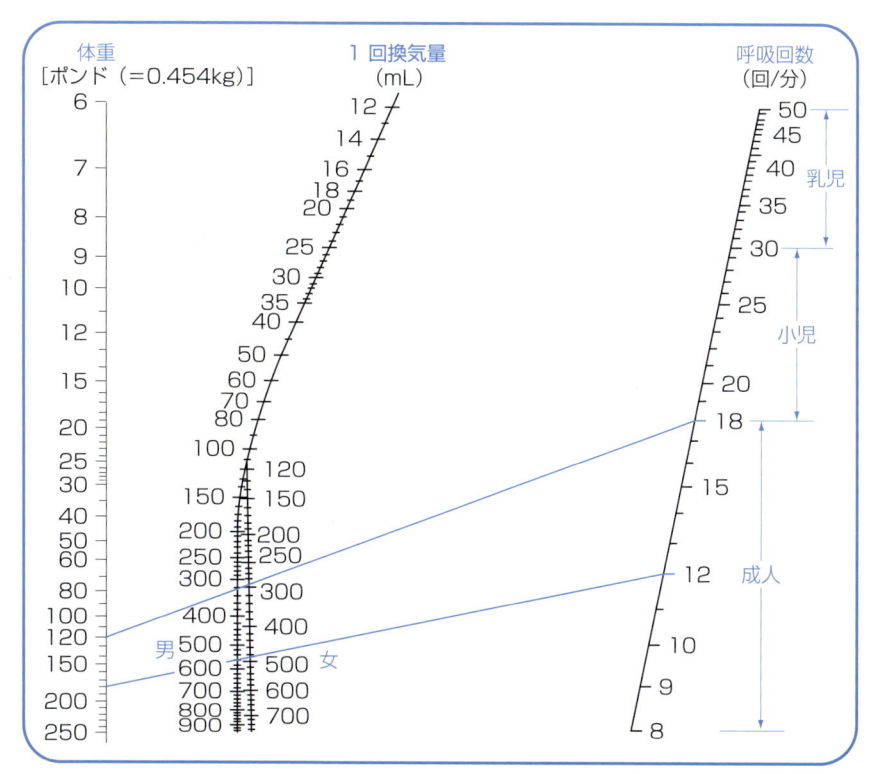

図6-10 Radfordのノモグラム

[Radford EP et al：N Engl J Med **251**：877-884, 1954 より引用]

定し，その二酸化炭素産生量を排出するための換気量を求めるという考えかたである．

つまり，①実測体重と性別と年代（成人，小児，乳児で分ける）で安静時の二酸化炭素産生量を推定する．②その二酸化炭素産生量を排出するための必要肺胞換気量を推定する．③解剖学的死腔を体重から推定する．④実際の換気量は，肺胞換気量＋解剖学的死腔となる．

このノモグラムは，$PaCO_2$ を 40 mmHg に維持するための換気量を呼吸回数別に計算して作られた．$PaCO_2$ が 40 mmHg なら，肺胞内の二酸化炭素分圧（P_ACO_2）も 40 mmHg（5.6％）である［大気圧が 760 mmHg なら水蒸気圧（47 mmHg）を引いて，40 mmHg/(760 mmHg － 47 mmHg) ＝ 0.056］．

$$二酸化炭素排出量 = 分時肺胞換気量 \times 0.056$$

D．1回換気量とは？

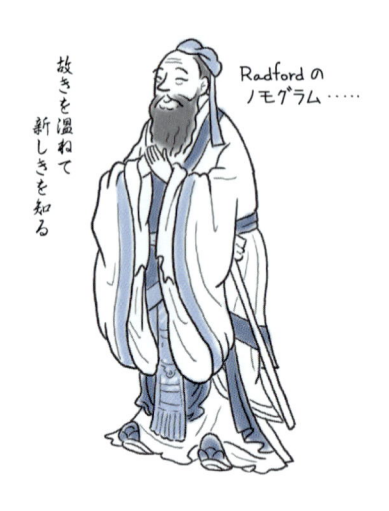

となり，体重などから推定された二酸化炭素産生量が排出量に等しくなるような分時換気量を求めることができる．

換気の目的は，体内で産生された二酸化炭素を肺から体外へ排出することである．換気により体外に排出される二酸化炭素量が体内での二酸化炭素産生量と等しければ，$PaCO_2$ を一定に保つことができる．もし，排出量が産生量に比して少なければ，$PaCO_2$ は上昇する．一方，排出量が産生量に比して多ければ，$PaCO_2$ は低下する．

二酸化炭素は細胞で産生されるので，細胞数の多い人では産生量が多くなると考えられる．つまり，体重の重い人は筋細胞や脂肪細胞が多いため，酸素消費量が多く，二酸化炭素産生量も多い．体重から酸素消費量を算出する式として，Harris Benedict の式が約 90 年前から現在まで使用されている．皆さんも聞いたことがあると思う．二酸化炭素の産生量を推定するのであるから実測体重で推定することになる．なお，解剖学的死腔は 2 mL/kg 程度である．

では，実際臨床現場で今，Radford のノモグラムで呼吸回数別に換気量を求めているかというと，そのようなことは少ない．なぜだろうか？ おそらく，最大の理由は動脈血液ガス分析がいつでも手軽にできるようになったからである．$PaCO_2$ が実測できれば，これに合わせて換気量を増減すればよい．Radford のノモグラムは，動脈血液ガス分析器が一般に普及していなかった時代に，$PaCO_2$ を 40 mmHg にするのにもっとも適した換気量を正確に予想するという点で，大変貴重であった．また，当時の人工呼吸は，ポリオや全身麻酔といった，肺そのものは健常な人に対して行われていた．したがって，Radford のノモグラムは，肺が健常な人に適用できるのであり，肺そのものに異常がある急性呼吸不全患者に適用することはできない．しかし，肺が健常な人に対して，換気量を二酸化炭素産生量によって決めるというコンセプトを実用化した点は意義深い．

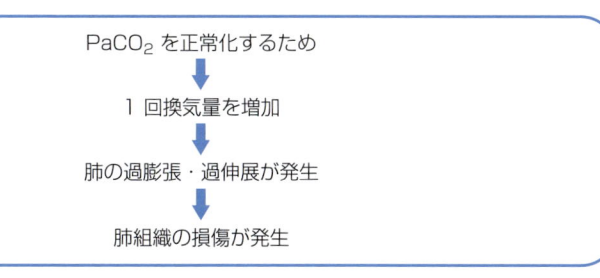

```
PaCO₂ を正常化するため
      ↓
  1回換気量を増加
      ↓
肺の過膨張・過伸展が発生
      ↓
 肺組織の損傷が発生
```

図6-11　1回換気量増加の害

メモ　Radfordの時代の人工呼吸

　当時の人工呼吸の目的は，換気の維持が第一であった．つまり，ポリオとか全身麻酔中の人工換気中の患者では，動脈血の酸素化という点ではあまり問題とならず，いかに低換気を避けるかということが問題であった．
　低酸素血症の治療については，吸入酸素濃度を上げて対処するという考えで，低酸素血症を伴う急性呼吸不全の治療に対する人工呼吸という概念は，当時はまだ広がっていなかったといえる．

4　1回換気量を決める：実測体重か標準体重か？

　最近（2000年ぐらい）まで，$PaCO_2$ を 40 mmHg 程度の基準値に維持できるよう，換気量を調節する人工呼吸管理が行われていた．つまり，人工呼吸の目標が $PaCO_2$ の正常化に置かれていた．実測体重の重い人は，二酸化炭素産生量も多い（脂肪細胞が多いので）．この場合は，実測体重で換気量を計算するのは理にかなっている．しかし現在では，$PaCO_2$ の正常化とは別の要素が重視されている．シンプルにいうと，高 $PaCO_2$ による弊害に比べ，$PaCO_2$ を下げるために1回換気量を上げる弊害の方が大きいことが分かってきた（☞16・17章：図6-11）．$PaCO_2$ は 80 mmHg 以下，pH 7.2 以上なら許容できるとされている．
　現在の換気量は，標準（予測）体重（身長から計算）を基準にする場合が多い．これは，実測体重に比べ標準体重の方が肺容量と相関があるためである（図6-12）．実測体重を基準とすると，実測体重が重い場合，実際の肺容量に対して換気量が多くなってしまい，肺が過膨張してしまう可能性があるからである．言い換えると，患者の肺容量を基準に換気量を設定するようになったといえる．

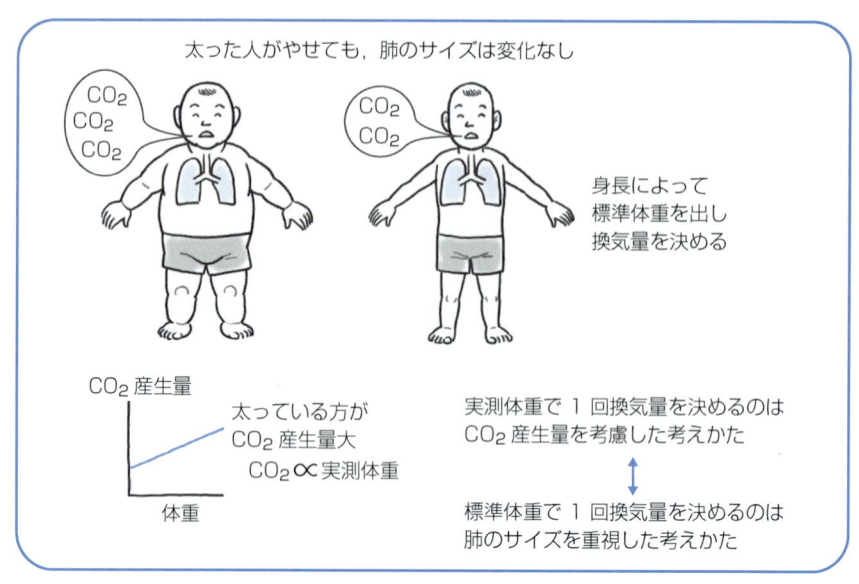

図6-12 肺のサイズを重視して1回換気量を決める

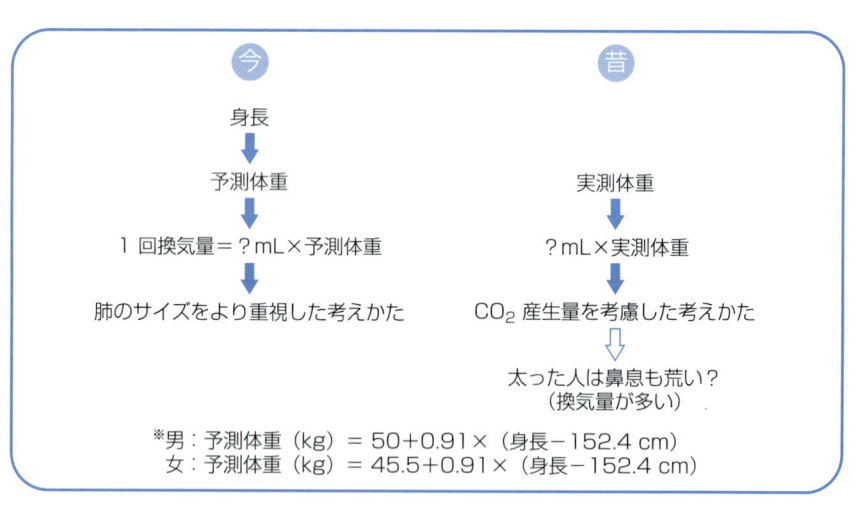

図6-13 1回換気量の決めかたの基準：今昔

※男：予測体重（kg）＝ 50＋0.91×（身長－152.4 cm）
　女：予測体重（kg）＝ 45.5＋0.91×（身長－152.4 cm）

　以前の換気量は，実測体重を基準にしていた．これは，Radfordのノモグラムの時代から，つい最近まで（今でも？）続いていた．実測値を基準とする場合は，実測体重により二酸化炭素産生量を推定しているわけで，以前は，患者の二酸化炭素産生量を基準に換気量が設定されていたといえる（図6-13）．

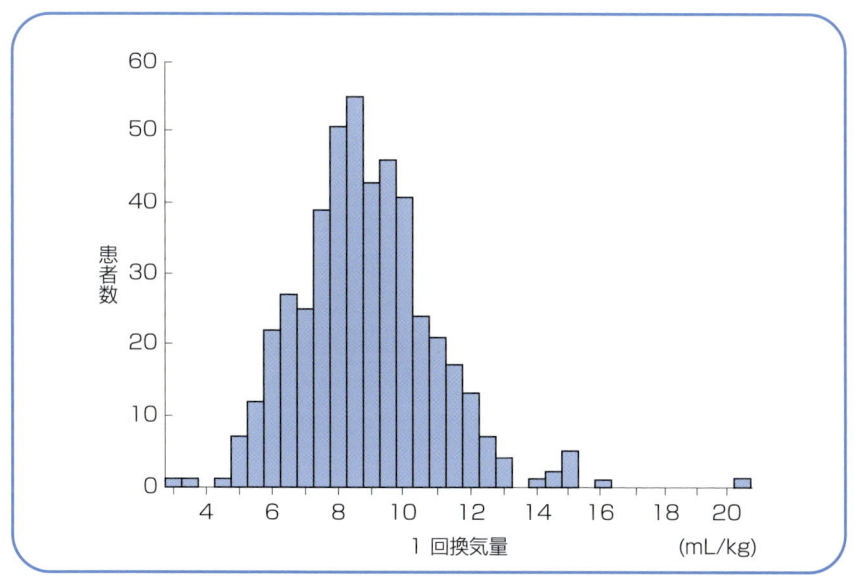

図 6-14　設定換気量の分布
[Tobin MJ (ed): Principles and Practice of Mechanical Ventilation, McGraw-Hill, New York, 2nd ed, p1348, 2006 より引用]

> ***Q1*** あなたはどの換気量を選択しますか？
> ＜5 mL/kg，5〜9 mL/kg，10〜13 mL/kg，14〜17 mL/kg，17 mL/kg＜
>
> 　1992 年に米国の集中治療医約 1,000 名に聞いた結果では，96％の医師が 5〜9 mL/kg または 10〜13 mL/kg と回答している（Carmichael LC et al：J Crit Care **11**：9-18, 1996）．1990 年台後半の調査によると，6 mL/kg 以下から 15 mL/kg 以上まで分布している（図 6-14）．これらの報告は，1 回換気量の設定について，一定の値とか範囲が決められているわけではない現状を示している．

5　1 回換気量は，なぜ 10 mL/kg なのか？

　「1 回換気量は 10 mL/kg」と記憶している人は多いのではないだろうか．10 mL/kg は，前述の範囲（5〜9 mL/kg または 10〜13 mL/kg）の中間にあり，数字としても覚えやすいし，1 回換気量を計算する際にも体重を 10 倍すればよいので計算しやすい．よって，10 mL/kg の設定で開始し，気道内圧がよく，血

液ガス分析値が正常範囲なら，それで続行というパターンはありうる．10 mL/kg という量は，8〜12回/分の呼吸回数で二酸化炭素を十分排出できると推定できる1回換気量であり，Radfordのノモグラムで計算された量より多く，低換気にはならないと考えられる量であるため，安心感があるのであろう．しかし，あくまで目安であり，絶対的な値では決してない．肺の状態は，疾患・病態により異なるので単一の値ですべてを網羅するのはむずかしい．

疾患・病態別の1回換気量の目安として，最高気道内圧（プラト圧）30 cmH$_2$O 未満を維持できる場合，拘束性肺（肺線維症，肺水腫など）で4〜8 mL/kg（予測体重），閉塞性肺（COPDなど）で8〜10 mL/kg，健常肺（術後人工呼吸など）で10〜12 mL/kg が挙げられている（Hess DR et al：Essentials of Mechanical Ventilation, Mcgraw-Hill, New York, 2nd ed, 2002）．

6 時は流れて6 mL/kgの時代に突入か！

急性肺傷害（ALI）では，1回換気量 12 mL/kg で換気した群と6 mL/kg で換気した患者群では，6 mL/kg 群で予後がよかったいう報告（ARDS　Net： N Engl J Med **342**：1301-1308, 2000）がされて以来，6 mL/kg という数字が有名になっている（後述，☞16，17章）．

E　1回換気量と気道内圧

1 肺コンプライアンスと気道内圧の関係

従量式人工呼吸での1回換気量の設定値と肺コンプライアンスの関係をみると，「肺コンプライアンスが低いと1回換気量が少なく，肺コンプライアンスが高いと1回換気量が多い」のが一般的傾向である（図6-15）．どうして，こうなるのか？

その答えは，「気道内圧を気にしている」からである．同じ最高気道内圧（プラト圧）なら，コンプライアンスの低い肺では換気量が少なくなり，コンプライアンスの高い肺では換気量が多くなる（図6-15）．ALI 患者では，肺がかたくなり（☞3章），気道内圧が高くなる．際限なく気道内圧を高くすることはできないので，ある一定の圧を超えないように，（実際はもっと上げたいと思ってい

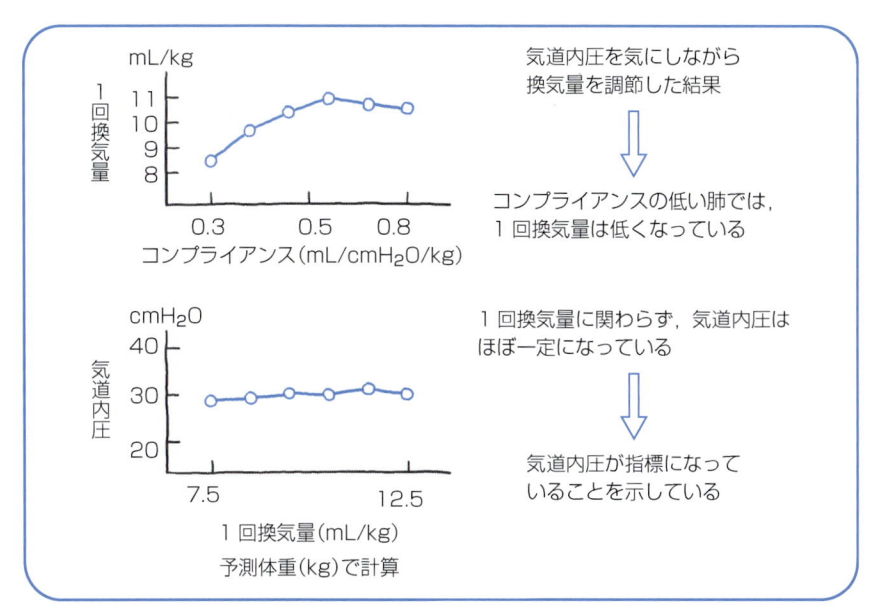

```
              mL/kg                        気道内圧を気にしながら
1           11                             換気量を調節した結果
回           10
換            9                                      ⇩
気            8
量
                                           コンプライアンスの低い肺では，
                0.3    0.5    0.8         1回換気量は低くなっている
             コンプライアンス(mL/cmH₂O/kg)

              cmH₂O                        1回換気量に関わらず，気道内圧は
             40                            ほぼ一定になっている
気           30
道                                                   ⇩
内           20
圧
                                           気道内圧が指標になって
                7.5          12.5          いることを示している
                 1回換気量(mL/kg)
                 予測体重(kg)で計算
```

図6-15 急性肺障害患者群での気道内圧・1回換気量・コンプライアンスの関係：従量式人工呼吸の場合

ても）換気量を制限している．つまり，かたい肺では，換気量を制限せざるを得ない状況となる．

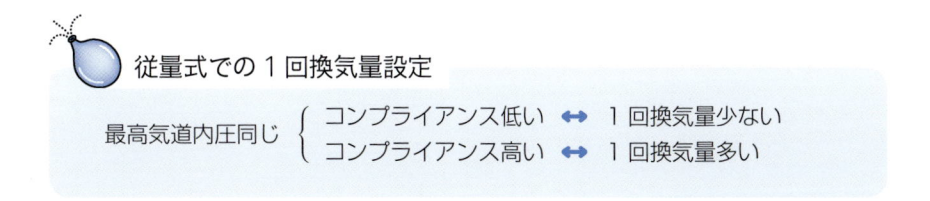

従量式での1回換気量設定

最高気道内圧同じ { コンプライアンス低い ↔ 1回換気量少ない
                 コンプライアンス高い ↔ 1回換気量多い

　ALI患者に対する従量式の人工呼吸では，設定1回換気量は患者によって異なるが，プラト圧は30 cmH₂O付近以下で一定となっているのが現状である（図6-15）．ALI患者では，健常者に比べコンプライアンスが低くなっているので1回換気量が少なくても，プラト圧は容易に30 cmH₂Oに達する一方，健常者でプラト圧が30 cmH₂Oに達するとしたら，かなりの量の1回換気量があるはずである．

では，肺自体に問題のない人に人工呼吸をした場合のプラト圧はどのくらいであろうか？成人の動的特性（☞図 14-7）が 50 mL/cmH$_2$O とすると，1 回換気量 500 mL で 10 cmH$_2$O，600 mL で 12 cmH$_2$O，400 mL で 8 cmH$_2$O となる．

> ***Q2*** 1 回換気量を決めるとき，あなたは何が気になりますか？
>
> 　1990 年台の前半に行われたアンケート調査では，1 回換気量は気道内圧をみて調節するという回答が多かった．つまり，プラト圧が気になる．かつて，プラト圧 35 cmH$_2$O を避けるために，1 回換気量は 5 mL/kg（標準体重）まで下げるよう，米国の学会で合意された（Slutsky AS：Chest **104**: 1833-1859, 1993）．その後の人工呼吸では，プラト圧 30 cmH$_2$O 以下が実際もっとも多かったと報告されている．つまり，プラト圧 30 cmH$_2$O 以下を目標に人工呼吸を行うのが標準的といえる．

どのように入れる？ 7

量か圧か？ それが問題だ

A 従量式（量制御）換気

1 従量式（量制御）換気とは

　従量式換気とは，1回の吸気で入る量（これを1回換気量という）が必ず保証される換気法である．量制御換気ともいう．気道内圧と関係なしに，とにかく設定量が入る．そして，気道内圧は肺まかせになる［その肺がかたい（気道抵抗が高い，コンプライアンスが低い）と気道内圧は高くなる］．

> **従量式換気**
> 設定換気量が必ず入る：気道内圧は肺におまかせ（図7-1）

　従量式換気では，患者肺の気道抵抗・コンプライアンス（☞3章）の変化，呼吸筋運動の有無にかかわらず，設定量で換気される．気道内圧は，肺の状態によって決まる．
　換気量が一定であるがゆえに，患者肺の気道抵抗やコンプライアンスが変化すると気道内圧が変化する．たとえば，コンプライアンスが低くなれば気道内圧は上昇する．気道抵抗が高くなれば気道内圧は上昇する．重症呼吸不全で人工呼吸

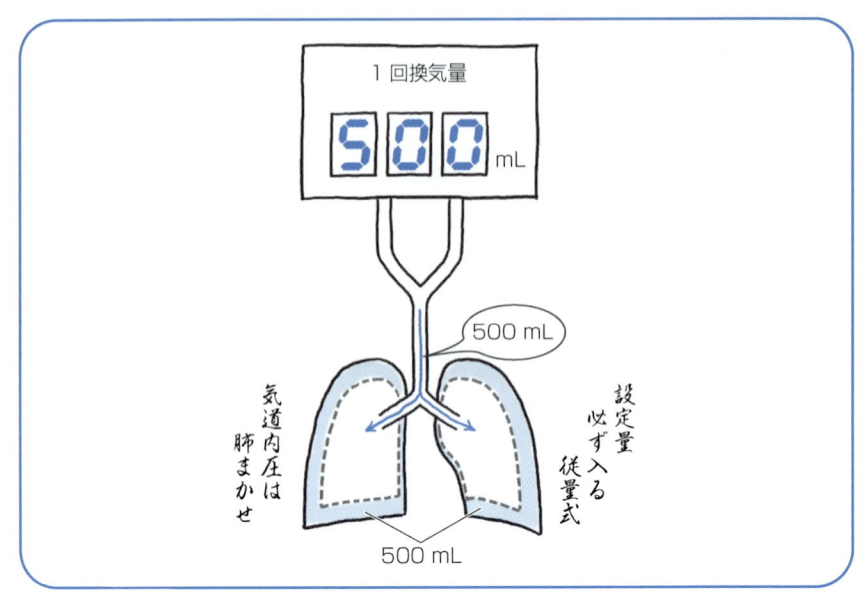

図 7-1　従量式換気：気道内圧は肺まかせ

中，従量式で換気すると，設定条件は変えていないのに，気道内圧が日を追うごとに上昇してしまうことがよくある．これは，肺の状態悪化を意味している．患者肺の気道抵抗が上昇したり，コンプライアンスが低下した結果，気道内圧の上昇となって現れたのである．

気道内圧

> 気道内圧 ＝ 流量×抵抗＋容量変化／コンプライアンス
> 気道内圧は気道抵抗とコンプライアンスで決まる

メモ　換気量を「必ず保証」

　従量式換気で，換気量が必ず保証されるといっても100％保証ではない．気道内圧が無制限に高くなるのは危険なので，あまりに高い気道内圧になった場合は，安全装置が働いて，設定換気量が入らないようになっている．その許容圧も設定できる．気道内圧は「肺まかせ」であるが，まかせっ放しではキケンである．

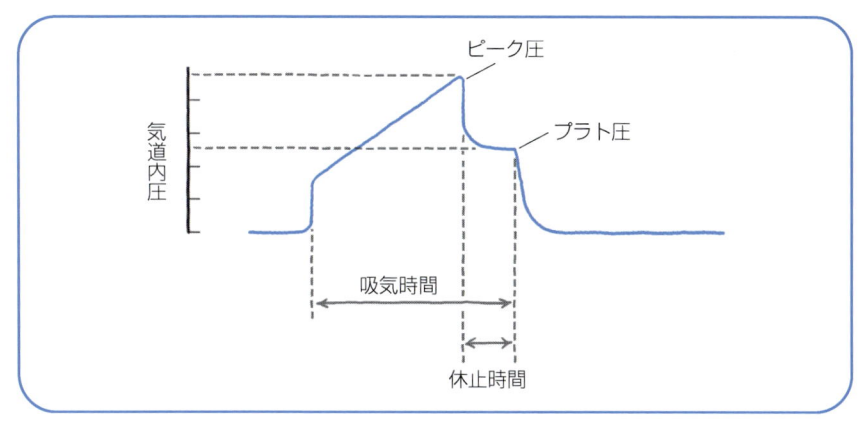

図 7-2　ピーク圧とプラト圧

2　ピーク圧とプラト圧

　従量式換気で，吸気終末に休止期がある場合，最高気道内圧には，ピーク圧とプラト圧の 2 種類が認められる．通常，最高気道内圧というとプラト圧を意味することが多い．末梢の肺胞にかかる圧はプラト圧の方で，ピーク圧が肺胞まで直接かかっているわけではない．人工呼吸器で実際に測定している圧は気管チューブの圧で，これは中枢気道の圧である．換気の流れがある最中は，中枢気道と肺胞には圧差が存在している（逆にいうと，圧差がなければ流れは発生しない）．気道内圧が高いと，気胸が発生するのではないか，血圧が下がりはしないか，と心配になるが，肺が破れるのは末梢肺胞レベルなので，プラト圧を指標に気道内圧を考えるとよい．
　ピーク圧は，吸気の流れがあるときに発生している．流れがゼロになったら，抵抗×流量 で発生する圧がゼロになるので，その分，圧が低下する．吸気の流れが止まる直前の圧がピーク圧となる（図 7-2）．吸気の流れは止まっているが，呼気が始まっていないときにプラト圧が発生する．吸気の流れが止まると同時に呼気が開始する場合は，プラト圧が発生せずにそのままピーク圧から低下する．

3　まずは 1 回換気量と換気回数を入力

　従量式換気では，人工呼吸器の 1 回換気量をまずセットする．換気量のツマミがあって直接セットできる人工呼吸器［サーボ，エビタ，PURITAN-

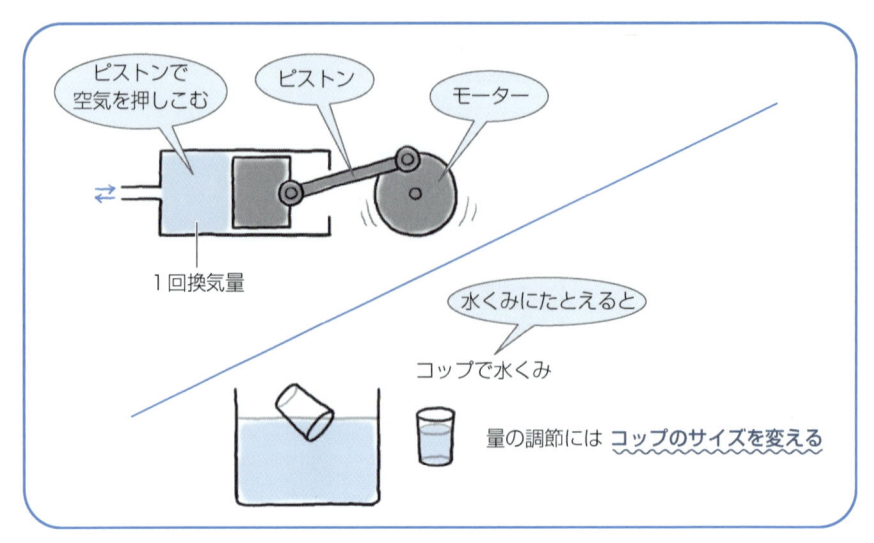

図7-3 昔の入れかた

BENNETT（PB），ニューポート e500 など］と，吸気流量と吸気時間のツマミを調節して換気量をセットする人工呼吸器がある（ニューポート E100，E200 など）．次に換気回数を設定する．

　1回換気量は，吸気の流量と時間で決まる．流量が多ければ吸気時間は短くなる．流量が少なければ吸気時間は長くなる．逆に吸気時間が短ければ流量は多く，吸気時間が長ければ流量は少なくなる．そこで，換気量・換気回数（呼吸回数）の次に，吸気時間か流量のいずれかを設定しなければならない．

4　どのようにして換気量を供給するか

a．昔の入れかた

　最古の人工呼吸器は，ピストンで一定量の空気を送りこむ形であった（図7-3）．今でも動物用の人工呼吸器では，このタイプが多く，どのようにして空気が入るか分かりやすい．

b．今の入れかた

　現在，ヒトに用いられる人工呼吸器では，基本的に空気の「流れ」があり，それを何秒間流すかによって，入る空気の総量が決まる様式となっている（図7-4）．この流れは，一定流量である場合とない場合がある．一定流量でない場

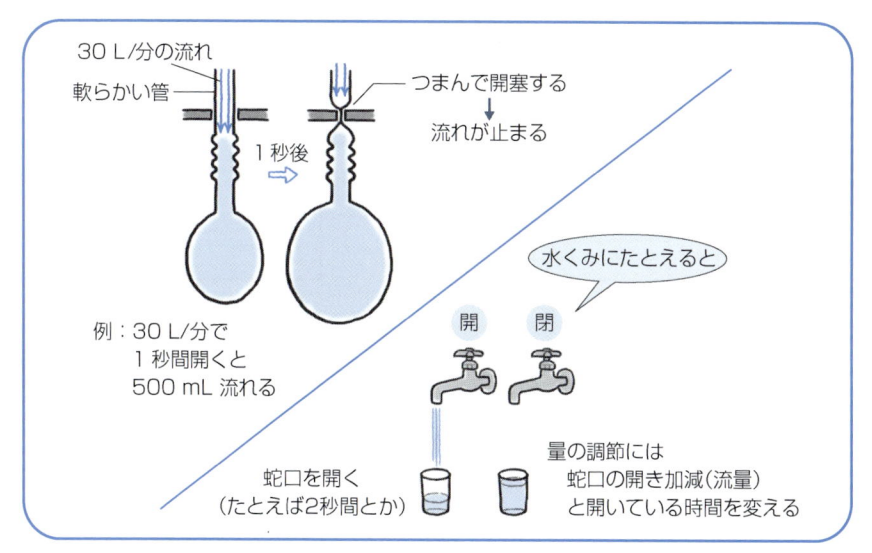

図 7-4 今の入れかた

合は平均流量に吸気時間を掛ければ吸気量が計算できる．
　1回換気量は，流量（mL/秒）と吸気時間（秒）によって決まる．

$$1回換気量（mL）＝流量（mL/秒）×吸気時間（秒）$$

　これは，2つを決めれば，自動的に残り1つが決まることを示している．つまり，1回換気量と流量を決めれば，吸気時間が決まる．もし，1回換気量と吸気時間が決まれば，流量が決まる．繰り返しになるが，ある1回換気量を得たいとき，流量と吸気時間のどちらか一方を決めれば，残りの一方が決まる（図 7-5）．

c．換気量の設定法のいろいろ

　必要1回換気量を決めたとして，その換気量の設定法が機種によって異なるので分かりにくくなるのであるが，これには4通りある．多数の機種があるが，以下4通りのどれかに当てはまるので，自分の施設にある人工呼吸器がどれに当てはまるか考えてみると合点がいくと思う．

① 換気量と吸気時間を設定 ➡ 連動して流量が決まる（サーボなど）
② 換気量と流量を設定 ➡ 連動して吸気時間が決まる（ニューポート e360・e500 など）
③ 換気量と流量と吸気時間を設定 ➡ 一見矛盾が生じることがある［後述：エビタ，PURITAN-BENNETT（PB）など］

A．従量式（量制御）換気

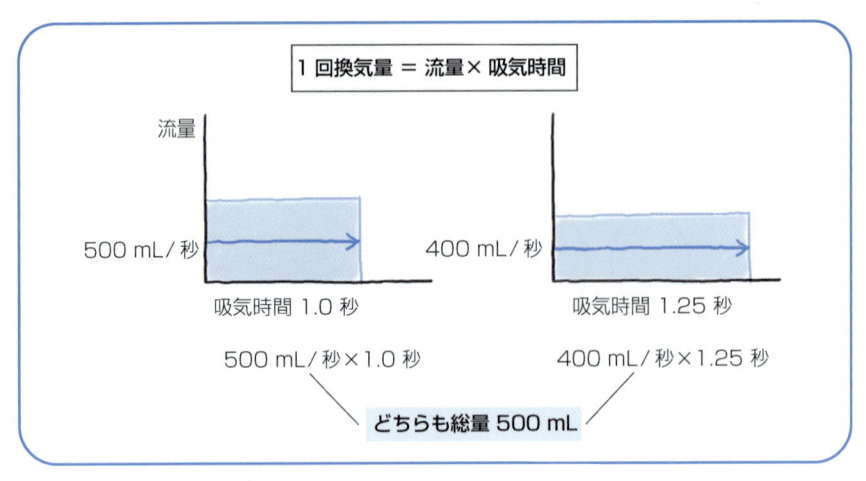

図 7-5　流量と時間と換気量

④ 流量と吸気時間を入力 ➡ 連動して換気量が決まる（換気量を見ながら流量・吸気時間を設定：ニューポート e200 など）

> **従量式換気：吸気時間が先か？　流量が先か？**
> ① 換気量を決める　② 吸気時間を決める　➡　流量は自動的に決まる
> ① 換気量を決める　② 流量を決める　　　➡　吸気時間は自動的に決まる

> **メモ　吸気流量と吸気時間**
>
> 　前述の①と②の人工呼吸器のパネルに表示される数字には 2 種類ある．1 つは，自分が今設定中の項目の数値である．もう 1 つは，設定中の項目に連動して動く数値である．あるツマミを動かしたとき，2 つの値が同時に変化するので，目では同時に変化しているように見えるが，頭の中では 1 つの項目が先に動いて他が連動して動いていると考えてほしい．吸気流量を設定中に吸気時間の数値が連動して同時に変化するが，あくまでも動かしているツマミは流量であって，吸気時間の変化はその結果である．流量を設定する機種では，①流量を変化させる目的で流量の数値を設定する（流量の数値を見ながら……）のが本来の使用法であるが，②吸気時間を変化させることを目的に流量の調節をする（吸気時間の数値を見ながら……）使用方法もある（図 7-6）．

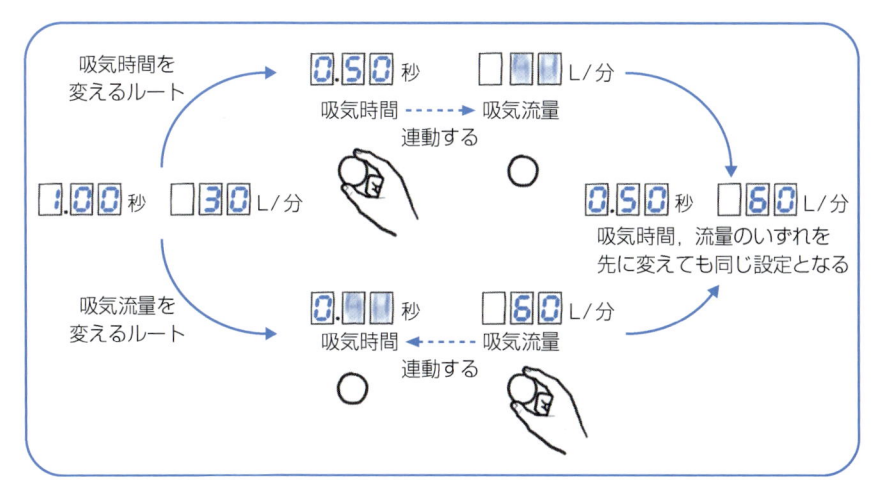

図 7-6　道は違うが結果は同じ

5 吸気時間の設定

換気量・換気回数の設定の次に吸気時間を設定する人工呼吸器について考えてみたい.

吸気時間の設定法には 2 種類ある. 1 つは, ①吸気時間の絶対値（例：1.0 秒とか 1.5 秒とか）を直接設定する方法で, もう 1 つは, ②吸気時間の全呼吸時間に占める割合または吸気時間：呼気時間の比（I/E 比）を設定する方法である. ②の方法は間接的に吸気時間を決定する方法といえる. ①の方法では, 換気量を例えば 500 mL/回に設定し, 吸気時間を 1.0 秒に設定したら, 吸気流量は 500 mL ÷ 1.0 秒 = 500 mL/秒 となり, 人工呼吸器はこの流量で換気する. これは, 1 分間の流量にすると 30 L/分になる.

吸気時間の設定
① 直接吸気時間を設定
② 換気回数と I/E 比で間接的に

A. 従量式（量制御）換気

a. 換気回数とI/E比で吸気時間が決まるわけ

どちらも1回換気量500 mL……でも，流量と吸気時間が違う．

$$299\ \text{mL/秒} \times 1.67\ \text{秒} = 500\ \text{mL}$$
$$400\ \text{mL/秒} \times 1.25\ \text{秒} = 500\ \text{mL}$$

> **例1** 換気回数12回/分，吸気時間33%(I/E比1：2)なら吸気時間1.67秒
>
> 　換気回数を設定すると1回の呼吸時間（吸気時間＋呼気時間）が決まる．たとえば12回/分に設定したら，1回の呼吸時間は 60÷12＝5秒 である．このとき，吸気時間と呼気時間の比がたとえば1：2に設定されたら，吸気時間は 5秒×1/3＝1.67秒 となる．吸気時間が1.67秒で，一定流で500 mLの換気量を得ようとすると，500 mL÷1.67秒≒299 mL/秒 の流量が必要となるので，人工呼吸器はこの流量を出す．

> **例2** 換気回数12回/分，吸気時間25%(I/E比1：3)なら吸気時間1.25秒
>
> 　1回の呼吸時間に占める吸気時間の割合がたとえば25%なら，吸気時間は 5秒×0.25＝1.25秒 になる．吸気時間が1.25秒で，一定流で500 mLの換気量を得ようとすると，500 mL÷1.25秒≒400 mL/秒 の流量が必要となるので，人工呼吸器はこの流量を出す．

6 流量の設定

　換気量・換気回数の次に吸気流量を設定する人工呼吸器について考えてみたい．吸気流のパターンには，一定流と漸減流がある．一定流による送気法は，ほとんどすべての機種に搭載されているが，漸減流も選択できる機種もある．

　流量を設定する機種では，流量に連動して吸気時間が決まる．たとえば，換気量を500 mL/回と設定して，一定流で30 L/分に設定したとすると，吸気時間は1秒になる．もし，60 L/分に設定したとすると，吸気時間は0.5秒になる．

> **流量30 L/分の場合**
>
> 30 L/分×吸気時間 ＝ 500 mL/回
> 30 L/分 ＝ 30,000 mL/分 ＝ 500 mL/秒 なので，
> 500 mL/秒×吸気時間 ＝ 500 mL/回 となり，
> 吸気時間 ＝ 500÷500＝1.0秒 となる．

> 流量 60 L/分の場合
>
> 60 L/分×吸気時間 ＝ 500 mL/回
> 60 L/分 ＝ 60,000 mL/分 ＝ 1,000 mL/秒　なので，
> 1,000 mL/秒×吸気時間 ＝ 500 mL/回　となり，
> 吸気時間 ＝ 500÷1,000 ＝ 0.5 秒　となる．

　流量を変える利点は自発呼吸時にある．患者の吸気努力による吸気流量に比べ，人工呼吸器の送気流量が少ないと，患者は息苦しさを感じ呼吸筋疲労が増す．人工呼吸器による流量が足りない状態は，圧-時間曲線や，圧-容量曲線をみれば分かるので，これらの曲線を見ながら流量を増加させる（☞13章）．

a．一定流と漸減流

　流量パターンには一定流と漸減流がある（図7-7）．一定流では吸気時間中，常に一定の量で吸気が入る．たとえば，常に30 L/分の一定量で入る．一方，漸減流は，流量が一定でなく，最大流量から連続的に減少してゆく形である．流量を減らすといっても，急に減らすのか？　徐々に減らすのか？　ゼロまで減らすのか？　最大流量の半分まで減らすのか？　と，機種によってさまざまである．歴史的には，一定流のみの機種から始まったので，漸減流を搭載している機種は比較的新しいタイプといえる．

　皆さんが使用している人工呼吸器の従量式換気モードは，一定流か，一定流と漸減流を選択するタイプか，確認してほしい．

　一定流の場合，「換気量＝一定流量×吸気時間」なので，吸気時間が決まれば流量が決まる．この計算はシンプルで分かりやすい．一方，漸減流のときは，「平均流量×吸気時間＝換気量」ということになる．人工呼吸器の表示では漸減流の場合，一般的に最大流量を表示することが多く平均流量は表示されない．しかし，吸気時間が決まっていれば，どのような漸減パターンを取ろうとも平均流量は一定値となる．さらにその平均流量を出す最大流量と漸減パターンをコンピュータで制御する必要がでてくる（だから，器械のお値段が上がる）．この制御プログラムは，製造メーカー・機種によって異なっていて，それぞれの特色となるのである．

　流量を設定する人工呼吸器では，流量により吸気時間が決まる．この流量であるが，一定流なら 流量＝平均流量＝最大流量 である（言われれば，当たり前であるが……）．流量を設定する人工呼吸器で漸減流を選択した場合，設定する流量は，最大流量である．最大流量からどのようなパターンで漸減してゆくかは，まさにその機種の特徴といえる．吸気終末の流量をゼロにするのか，最大流量の

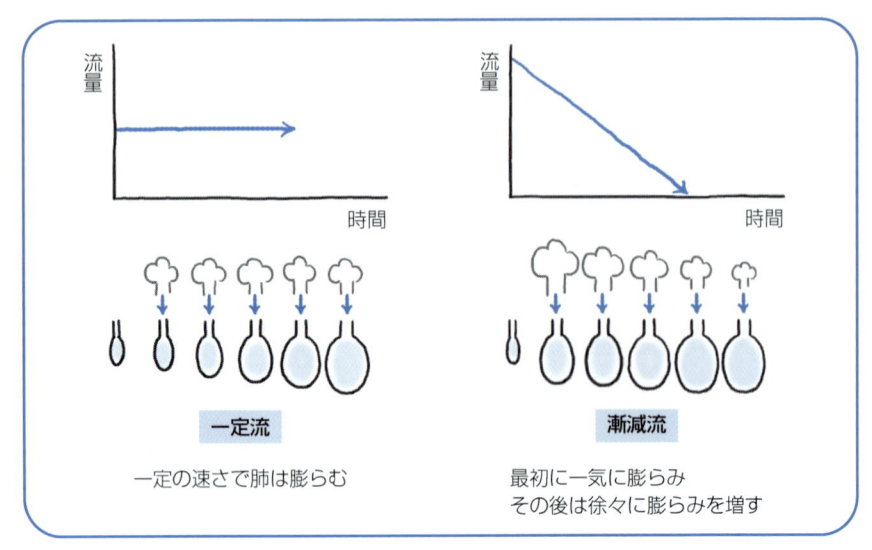

図 7-7　一定流と漸減流

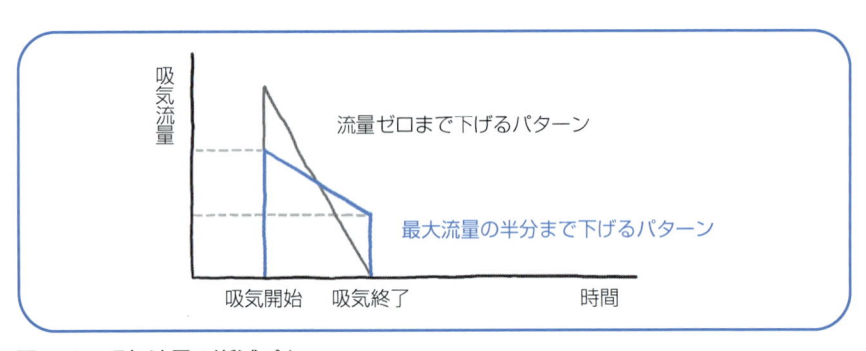

図 7-8　吸気流量の漸減パターン

半分まで減らすのか，どのような割合で減らすのかなど色々である（図 7-8）．
b. 漸減流の利点
- ガスの肺内分配がよく，換気効率がよい
- 吸気圧が低下する
- 自発呼吸のある患者では，人工呼吸器との調和がよい
- 呼吸仕事量が減少する

　自発呼吸では，吸気流量は sin カーブのような変化をする（図 7-9）．これは，吸気開始から中盤にかけて吸気流量が増加し，呼気終末にかけて減少するパター

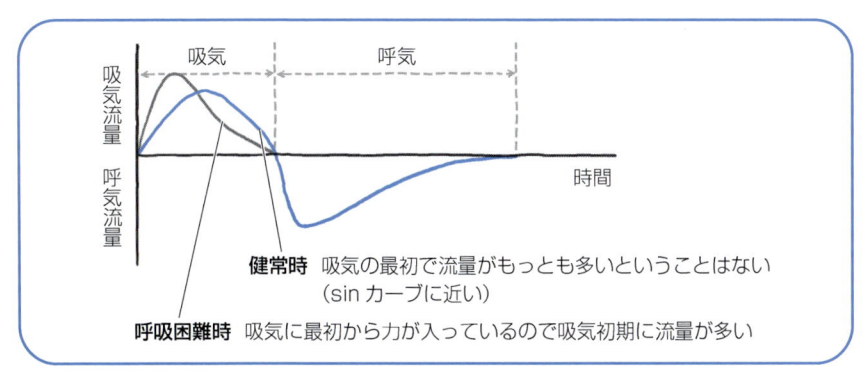

```
        吸気        呼気
吸
気
流
量
                                          時間
呼
気
流
量
              健常時  吸気の最初で流量がもっとも多いということはない
                   （sin カーブに近い）

        呼吸困難時  吸気に最初から力が入っているので吸気初期に流量が多い
```

図 7-9　自発吸気流量パターン

ンである．健常者では，呼吸に力は要らず，無意識のうちにゆったりと吸っている（なお，呼気では呼気の初期に流量が多い）．一方，呼吸が荒くなったり，呼吸困難が発生した患者（つまり，人工呼吸器を装着する対象となる患者）や，気管チューブなどにより気道に抵抗が負荷されている患者では，吸気開始時に吸気流量が最大となる．このような人では，最初から吸気に力が入っている．このことから考えると，人工呼吸器の漸減流は，自発努力があるような患者に有利である．つまり，吸気の最初に流量が最大になり，吸気終末に向けて流量が減少するので，患者の自発吸気努力と人工呼吸器の調和の改善が期待できる．

7　1回換気量，吸気時間，流量を設定（一見矛盾が生じる可能性あり）

　換気量・流量・吸気時間をそれぞれ別個に設定できる場合は，設定換気量に到達するまで吸気が送り込まれ，残りの吸気時間は休止状態となる（エビタ，PURITAN-BENNETT など）．呼気の休止時間を見込んだ時間を吸気時間として設定することになる．基本的に，流量×吸気時間 が設定換気量以上でなければならない．たとえば，1回換気量を 400 mL，流量を 30 L/分（＝500 mL/秒），吸気時間 1.0 秒に設定した場合，実際の1回換気量は，流量×時間で決定される．つまり，500 mL/秒×1.0 秒＝500 mL となり，設定換気量の 400 mL より多くなっている．実際には，400 mL 入った時点で人工呼吸器は吸気を休止し，残りの吸気時間は呼気弁を閉鎖したままの状態で休止している．400 mL 入るまでにかかる時間は 0.8 秒で，設定吸気時間が 1.0 秒なので，残り 0.2 秒は吸気で停止状態となる（図 7-10）．この状態を休止期，ポーズ（pause）という．

A．従量式（量制御）換気

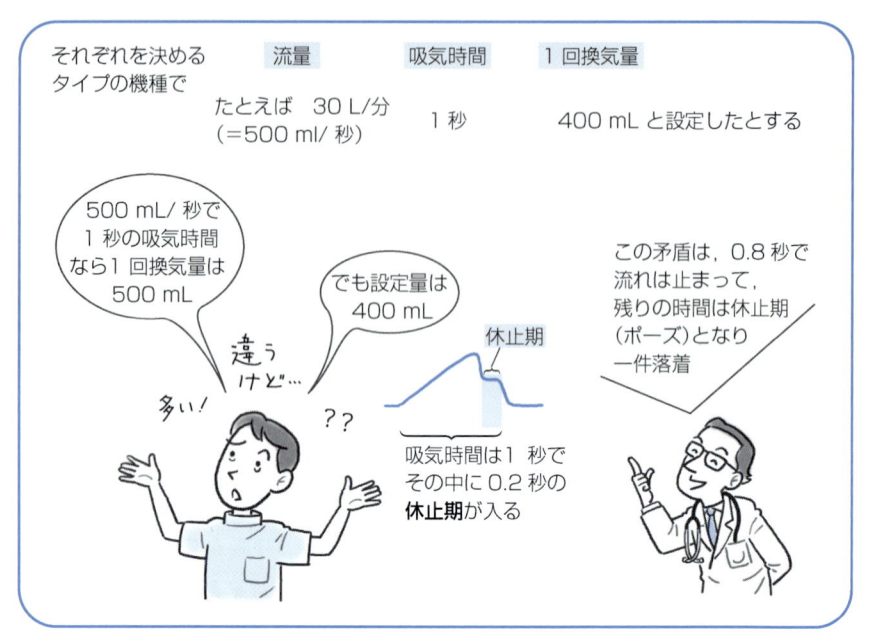

図7-10 1回換気量が設定換気量を上回ったときにはどうする？

　もし，流量×吸気時間 が設定換気量よりも少ないときは，換気量にどうしても到達しないという矛盾が発生するので，警報サインの表示が出て，流量，吸気時間，または両者を再設定することになる（しなければならない：図7-11）．
　換気量・流量・吸気時間をそれぞれ別個に設定できる機種では，吸気流量に連動して換気量が変化するとか，吸気時間に連動して吸気流量が変化することはない．

8 従量式換気の気道内圧波形

　吸気が一定流の従量式換気では，吸気の開始から終わりまで，連続的に気道内圧が上昇する［図7-12：従圧式換気（図7-13）と比べてください］．

$$圧 = 流量 \times 抵抗 + 容量変化 / コンプライアンス$$

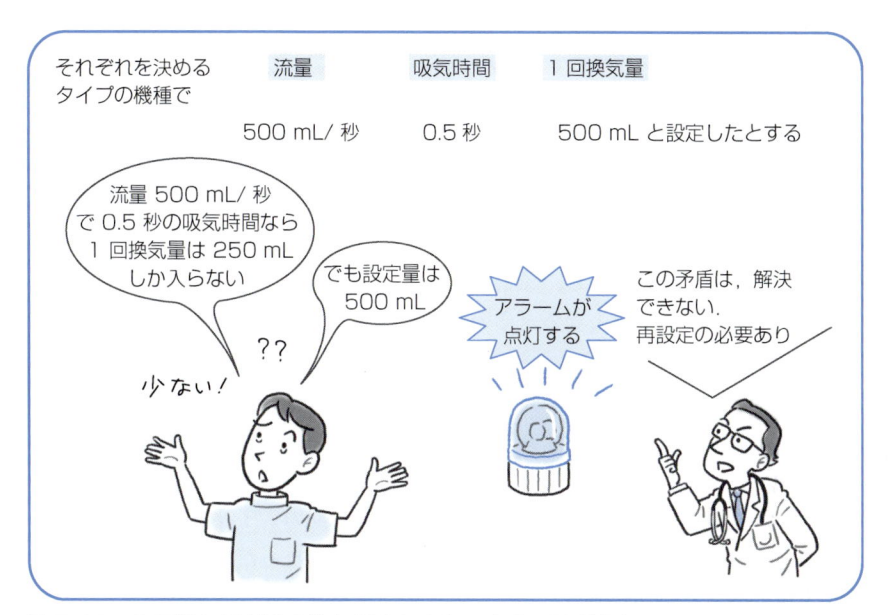

図 7-11　1 回換気量が設定換気量より少ないときにはどうなる？

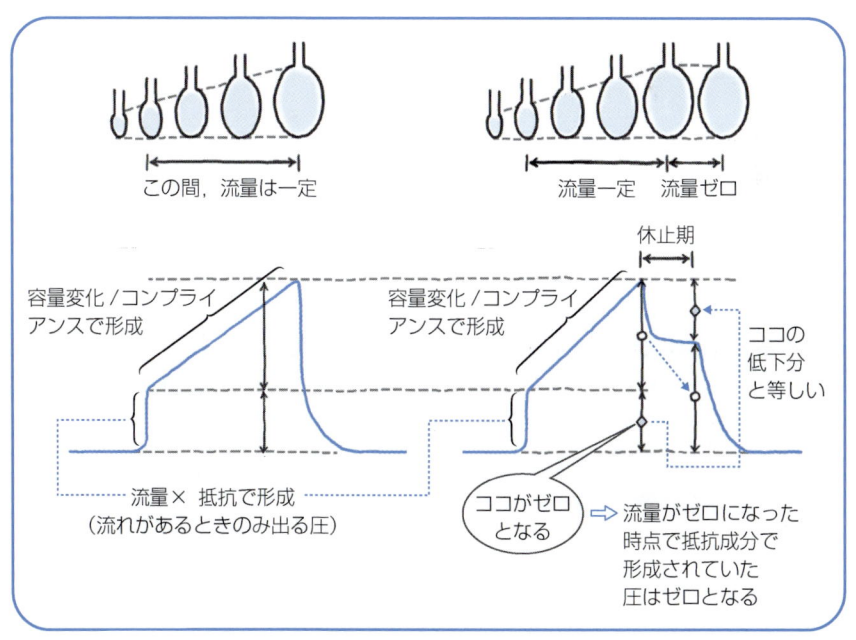

図 7-12　従量式換気の気道内圧曲線

A．従量式（量制御）換気

B 従圧式(圧制御)換気

1 従圧式(圧制御)換気とは

　従圧式換気とは,吸気の気道内圧を一定に保つ換気法である.圧制御換気ともいう.換気量とは関係なしに,気道内圧が一定に保たれる.換気量は肺の状態によって変化し,肺まかせとなる[その肺がかたい(気道抵抗が高い,コンプライアンスが低い)と換気量は低下する].つまり,従圧式の換気では,1回換気量が保証されていない.そこで,換気量を確認しながら施行しないと低換気に気づかない可能性があるので,従圧式換気を行う際には,換気量を必ず測定する.そのため,従圧式人工呼吸器には,換気量測定を行い表示するモニタが搭載されていなければならない.この換気量測定の技術は,初期の人工呼吸器には搭載されておらず,人工呼吸器の進歩を経て搭載されるようになった.以前には従量式換気が主流であった時期があったが,最近は従圧式換気も安全に施行できるようになり,いずれかを選択できる.

　　　従圧式換気と換気量
　　　　従圧式換気では,必ず換気量をモニタすること

2 従圧式(圧制御)換気における一定圧の維持法

　従圧式換気では,まず最初に吸気気道内圧を設定する.たとえば,15 cmH$_2$Oと決める.そうすると人工呼吸器は,吸気開始からなるべく速やかに15 cmH$_2$Oまで気道内圧を上昇させようとする.圧が15 cmH$_2$Oに達したとして,肺が膨らむにつれコンプライアンスによって発生する圧が漸増するが,このときの気道内圧を15 cmH$_2$Oに一定に保つように吸気流量が減衰し,抵抗成分による圧の割合が漸減してゆく(図7-13).

① まず最初に,高流量で圧を上げる.この圧は気道の抵抗で発生する.その結果,たとえば吸気が100 mL入って流れが止まったとする

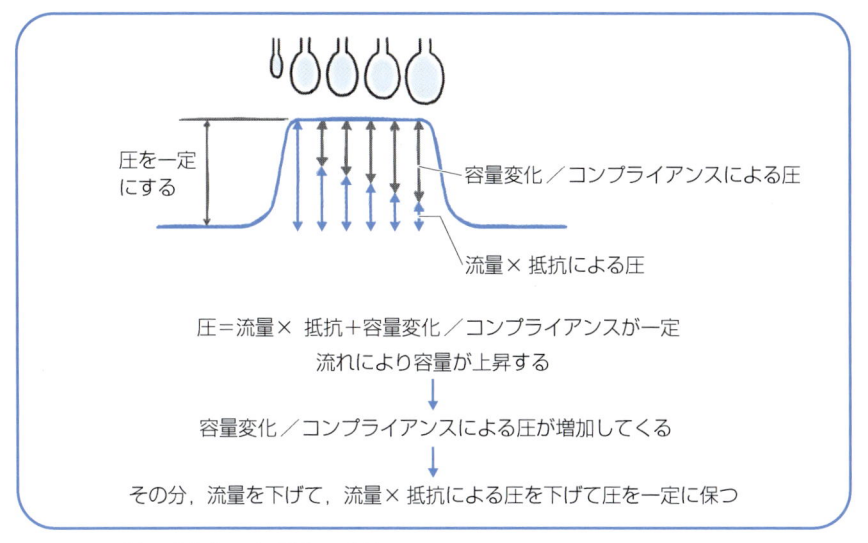

図 7-13　従圧式換気の気道内圧曲線

② すると肺は 100 mL 膨らむ．このとき仮に流量がゼロになっていると，気道の抵抗で発生する圧はゼロとなり，肺の内圧は，100 mL の容量増加とコンプライアンスにより決められる圧となる．膨らみ終わった段階で肺の内圧は，膨らむ前に比べてやや上昇する（P＝V／コンプライアンス）が，$15\,\mathrm{cmH_2O}$ の圧よりは低くなる．この理由には 2 つある

- 流量がゼロになるので，抵抗成分による圧がゼロになる（0×抵抗＝0）
- 容量変化／コンプライアンスによる圧の増加は，容量増加の程度により決まるので，容量増加が多くない時点では，圧の上昇は小さい

圧＝流量×抵抗＋容量変化／コンプライアンス なので流れがあるときは，

$$15\,\mathrm{cmH_2O} ＝ 流量（L／分）×抵抗＋容量変化／コンプライアンス$$

流れが止まると，つまり流量がゼロになると，

$$圧 ＝ 0×抵抗＋100\,\mathrm{mL}／コンプライアンス$$
$$＝ 100\,\mathrm{mL}／コンプライアンス$$

③ つまり，流れが止まったとすると（流量がゼロ），流れている最中の圧に比べて，気道内圧は低下する．そこで，常に気道内圧が $15\,\mathrm{cmH_2O}$ になるために

B．従圧式（圧制御）換気

は，常に継続して吸気を流す必要がある．しかし，肺が膨らむにつれ（容量が増えるにつれ）コンプライアンスによる圧成分が増加してくるので，流量を漸減しながら抵抗成分による圧の占める割合を下げてゆく

④ やがて，肺はかなり膨らみ，コンプライアンスのみで 15 cmH$_2$O の圧を達成するようになる．この時点で流量はゼロとなっている（このとき，流量がゼロにならないと抵抗成分による圧が加わり，内圧は 15 cmH$_2$O 以上になってしまう）

⑤ 吸気時間の間，15 cmH$_2$O の一定圧が維持され，吸気時間が終わると呼気が開始する

> **メモ** 「なるべく速やか」の意味は？
>
> たとえば，設定圧 15 cmH$_2$O の従圧式換気では，なるべく速やかに 15 cmH$_2$O まで気道内圧を上昇させようとする．「なるべく速やか」とは，15 cmH$_2$O を超えずに 15 cmH$_2$O に落ちつかせることである．15 cmH$_2$O までとにかく速く上昇させようとして流量を急に増やしすぎると，抵抗により圧が 15 cmH$_2$O を超えてしまう（これをオーバーシュートと呼んでいる：☞図 9-12）

3 膨らみにくいに 2 通りあり

従圧式換気で必要換気量が得られないとき，つまり膨らみにくいとき，2 つの原因を考える．1 つは，①吸気が入りにくい，もう 1 つは，②入るのだけれども肺がかたくて広がりにくい状態である．生理学的に表現すると，①は気道抵抗の上昇であり（☞図 3-2），②はコンプライアンスの低下（肺の弾性の増加）（☞図 3-3）である．最悪のケースは，①，②の両方のため入りにくくて広がりにくい状態である．

式に当てはめてみるとよく分かる．

〔通過しにくいから圧が上がる〕　〔広がりにくいから圧が上がる〕

圧 ＝ 流量×抵抗＋容量変化／コンプライアンス

自発か？ 強制か？ 8

波形で考えるトリガーとサイクル

A 自発呼吸と強制換気

1 強制的にするのか，自発的にするのか

　たとえば勉強は強制的にするのではなく，自発的にするのが理想である．しかし，小学生だと，自発的に机に向かう子は少ないであろう．親に，たとえば「宿題しなさい」などといわれてする場合が多い．自発的に勉強してくれれば，周りは楽である．自分から進んで，適切な時間まで行う……つまり，始めと終わりを自分で決めて行う状態を自発的という（図 8-1）．
　さて，ここで問題としたいのは，「自発的」と「強制的」の意味である．自発的な呼吸を自発呼吸，強制的な呼吸を強制換気（呼吸）といっているが，その「自発」とはどのような意味であろうか．
　呼吸では，吸気の始まりと終わりの双方が患者によって決められている場合，自発呼吸という．どちらか一方でも器械で決定している場合は，強制換気の範疇に入る（表 8-1）．

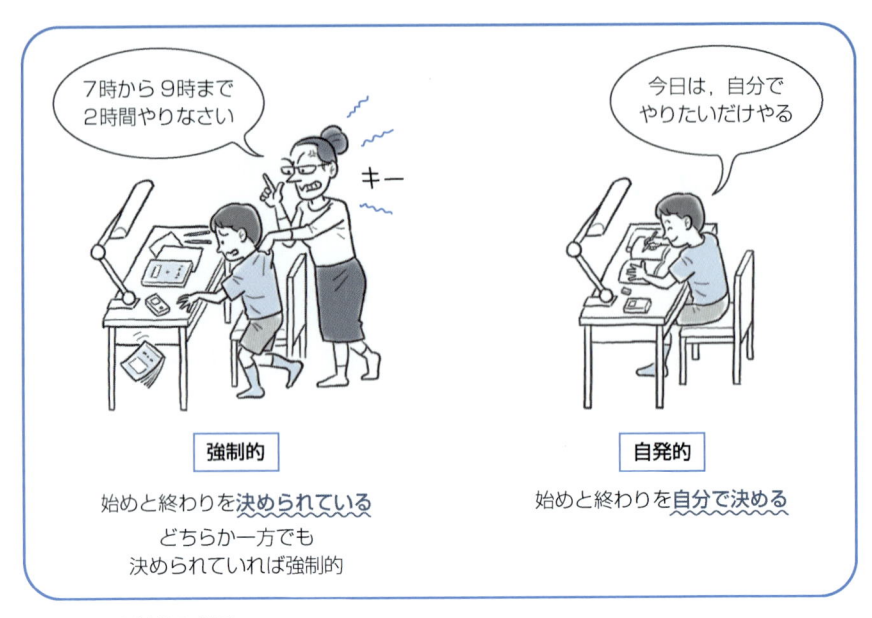

図 8-1　強制的な勉強

表 8-1　強制換気なら，タイムトリガー or タイムサイクル or その両者

どちらが 吸気開始を決定？	どちらが 吸気終了を決定？	自発 or 強制
患者	患者	自発呼吸
患者	器械	強制換気（補助呼吸）
器械	器械	強制換気（調節呼吸）
器械	患者	このようなモードはありません

💣　自発と強制の表示例

　強制換気の表示例：PCV（A/C），VCV（A/C），CMV，sIMV……
　自発呼吸の表示例：PSV，CPAP，ASB，Spont，BiPAP ST（レスピロニクス）……
　強制換気と自発呼吸の混在例：BIPAP（エビタ），Bilevel（PB）……

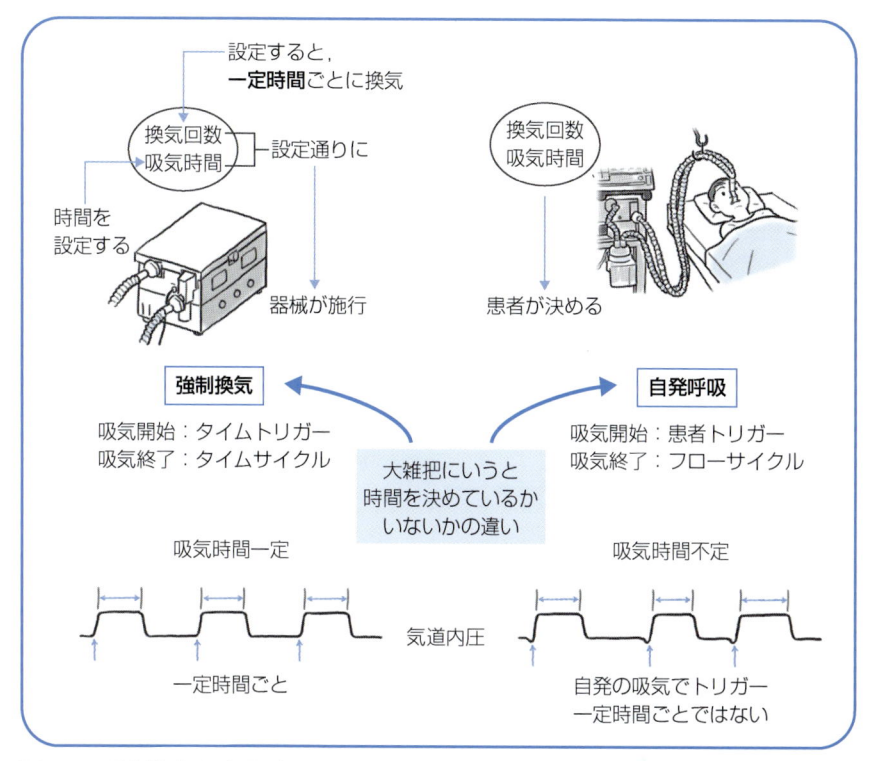

図 8-2 強制換気と自発呼吸
吸気開始と終了の少なくともいずれか一方を器械が決めていれば強制換気.

a. 何が吸気の始まりを決めているか？

　器械が吸気開始を決定しているとは，どのような状態であろうか？　言い換えるなら，いつ換気するかの指令を器械に出す，その基準は何であろうか？　それは，時間である．一定時間間隔で，つまりある時間が経過したら，自動的に吸気が始まる．時間で開始するので，タイムトリガーという．これに対して，患者の自発吸気をきっかけとして器械が作動するのを，患者トリガー（patient trigger）という（図 8-2，図 8-3）．言い換えると，タイムトリガーであれば強制換気である．

b. 何が吸気の終わり（＝呼気の始まり）を決めているか？

　器械が吸気終了を決定しているとは，どのような状態であろうか？　言い換えるなら，吸気を終える指令を器械に出す，その基準は何であろうか？　これも，時間である．一定時間が経過したら吸気を自動的に終える．つまり，吸気時間が

A．自発呼吸と強制換気

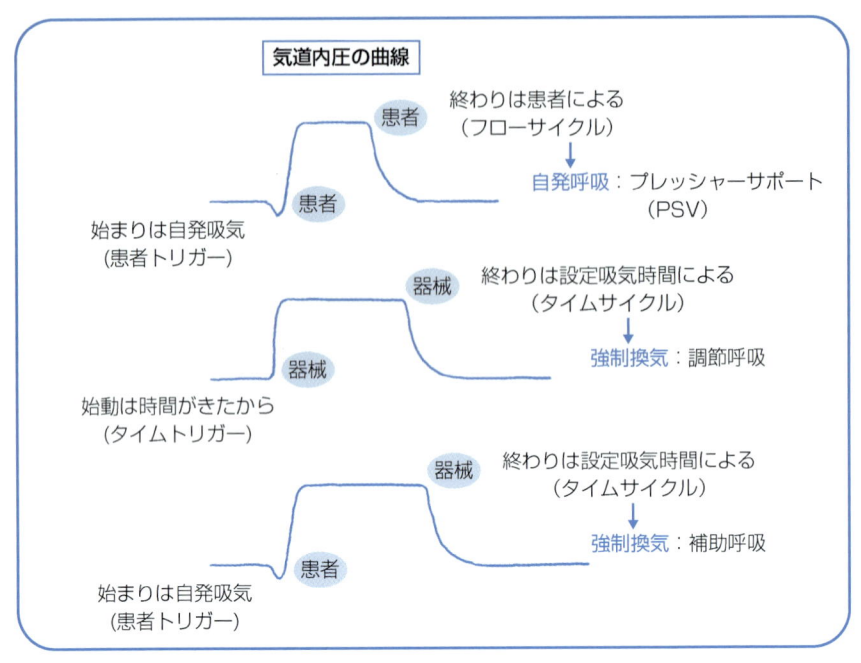

図8-3 自発呼吸？ 強制換気？ 波形で分かる

決まっているのが強制換気である（図8-2）．時間で終了するので，タイムサイクルという（図8-3）．サイクルとは，循環，回帰，周期，一巡りという意味である．タイムサイクルなら強制換気であり，設定時間での吸気から呼気への切り替えを示している．一方，自発呼吸では，患者自身が指令を出して吸気から呼気へ切り替える．器械は，吸気流量の変化を患者からの指令として受け取る（☞9章）．これをフローサイクルという．

吸気の開始・吸気の終了

少なくともいずれか一方を器械が決めていれば強制換気

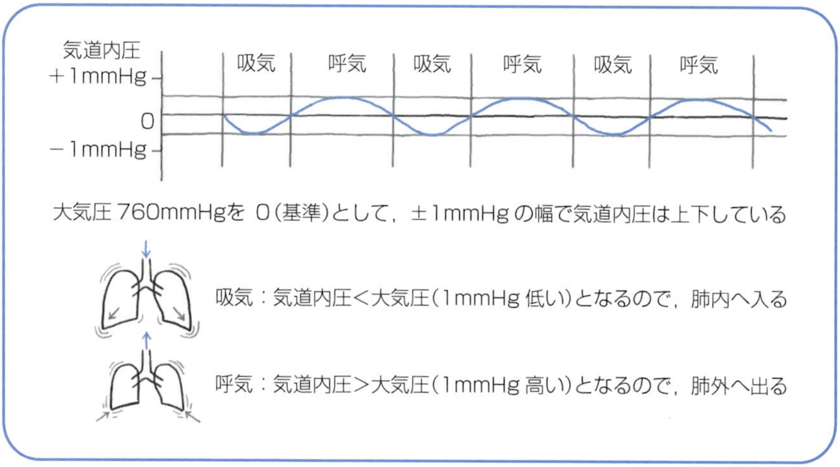

図 8-4　自発呼吸の気道内圧

B　自発呼吸

1 自発呼吸とは

　自発呼吸では，自分の脳幹呼吸中枢で，吸気開始と呼気開始を決めている．吸気では気道内圧が大気圧より低下するため空気が肺内に流入し，呼気では気道内圧が大気圧より上昇するため肺内から体外に空気が流出する．つまり，気道内圧は，大気圧に比して高くなったり，低くなったりを繰り返している．別に表現するなら，気道内圧は，大気圧に対して陽圧と陰圧を繰り返している．流れは，高いところから低いところへ向かう（図 8-4）．

2 CPAP

　自発呼吸で呼気終末を陽圧に維持することを CPAP をかけるという．CPAP は，continuous positive airway pressure の略で，日本語では持続気道陽圧と訳されている．これは，呼気終末での気道内圧が大気圧より高い状態である．大気圧より高いという意味で陽圧といい，大気圧より高い圧にすることを陽圧をかけるという（図 8-5）．CPAP をかけられている人の気道内圧の変化は，（大気圧

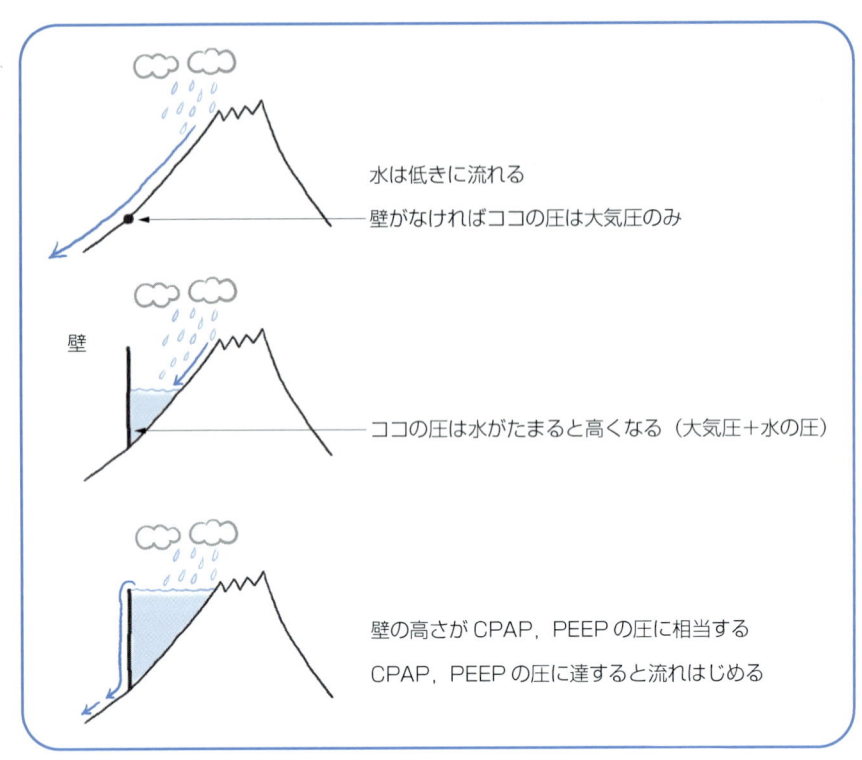

図 8-5　水は低きに流れるが……
空気も低きに流れる．ただし，壁がなければの話です．

＋CPAP 圧）を中心に上下している（図 8-6）．

　一方，強制換気（調節呼吸・補助呼吸）で呼気終末を陽圧に維持することを，PEEP をかけるという．PEEP は positive endoexpiratory pressure の略で，日本語では呼気終末陽圧である（☞ 10 章）．考えかたとしては，自発呼吸での PEEP を CPAP と考えれば分かりやすい．CPAP と PEEP のコンセプトは同じなので，用語が理解できていれば，どちらを用いようとも大勢に影響はない．人工呼吸器のパネルの表示は，PEEP となっていたり，PEEP/CPAP になっていたりするが，双方同じ意味である．

```
気道内圧    吸気 呼気 吸気 呼気 吸気 呼気
5cmH₂O
                                              5cmH₂O の
                                              CPAP 圧
0
```

出るときは壁（バルブ）がないので
気道内圧は ±1mmHg を上下する

気道内圧を測定すると 5cmH₂O
を中心に ±1mmHg で上下する

CPAP 0cmH₂O

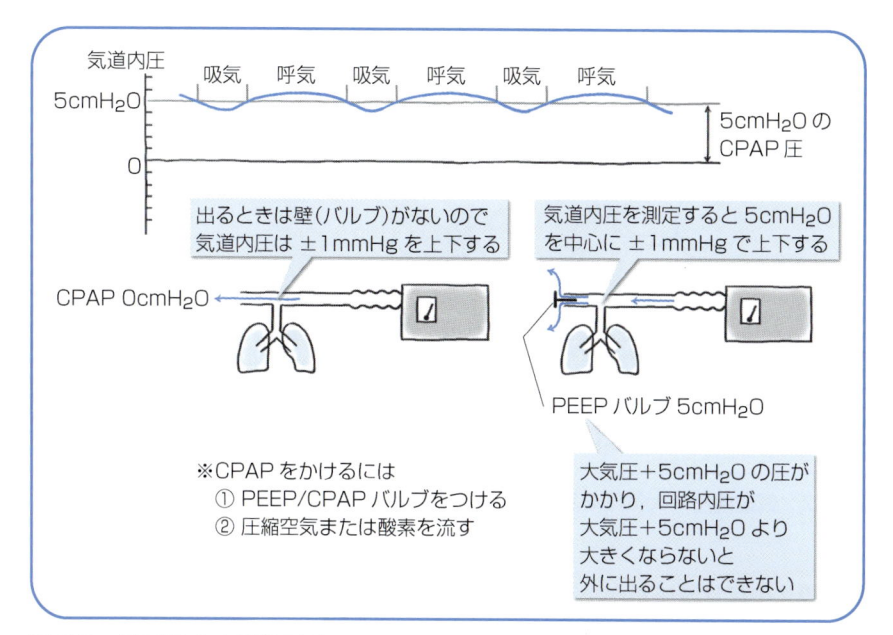

PEEP バルブ 5cmH₂O

大気圧＋5cmH₂O の圧が
かかり，回路内圧が
大気圧＋5cmH₂O より
大きくならないと
外に出ることはできない

※CPAP をかけるには
① PEEP/CPAP バルブをつける
② 圧縮空気または酸素を流す

図 8-6　CPAP 中の気道内圧

メモ　気道内圧の基準

大気圧の絶対値は 760 mmHg である．通常，気道内圧は cmH₂O（水柱）で表現することが多い．これは，大気圧を基準にしてどれだけ高いか，低いかという相対的な圧を示している．たとえば，気道内圧が 10 cmH₂O とすると，この圧は大気圧より 10 cmH₂O 高い状態であり，その気道内圧を絶対値で表現すると，760 mmHg＋10 cmH₂O となる（図 8-7）．

3　プレッシャーサポート（PSV）

「自発的に吸気を始めて，自分で吸気を終える……」のが自発的な呼吸であり，いったん吸気が始まった後に吸気に合わせて器械が助けていても，とにかく吸気の始まりと呼気の開始（＝吸気の終わり）が患者によって決定されていれば自発呼吸である．始まりと終わりは患者自身が決めるが，途中の器械による助けの有無は問われない．PSV（☞9 章）では，吸気開始は患者の自発吸気であり，呼気開始は患者の吸気努力が終わった時点であり，吸気開始も呼気開始も患者によって決められている．つまり，PSV は自発呼吸である（☞図 8-3）．PSV では

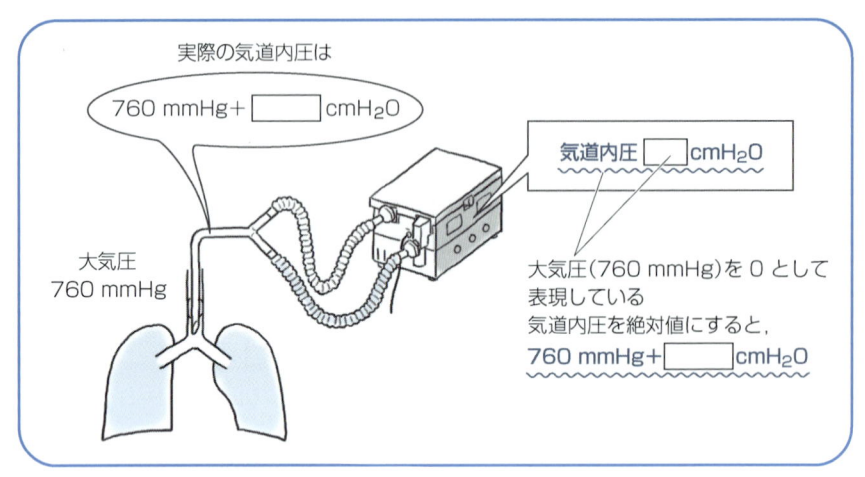

図 8-7　気道内圧：大気圧を基準にしています

　吸気の途中には陽圧がかかっているが，この陽圧は自発的に開始した吸気をサポートするためにかけられていて，吸気を支えるという意味で支持呼吸という．これを勉強にたとえると，自分で自発的に机に向かった後に周りが教えてサポートするが，終了する時間は自分で決めるという形であろうか（周りから勉強を始めなさい，終わりなさいとはいわれない）．短時間で終わる場合もあり，内容的に充実するかは別であるが，何はともあれ自発性があるのは重要である．内容的に充実させるためにはサポートする．

　PSV は自発呼吸なので，呼気終末の気道内圧を大気圧より常に高く維持していれば，それは CPAP である．つまり，PSV＋CPAP となる．機種によってはモードの選択が，PSV/CPAP，CPAP PS，CPAP ASB というように並列で表示されていることがある．この場合，実際にかける圧は PEEP と表示されているパネルで設定する．

C　強制換気

　強制換気には調節呼吸と補助呼吸がある（図 8-8）．調節呼吸は器械がトリガーし（時間で決まっている），補助呼吸は患者がトリガーする．いったんトリガーされたら，後は調節呼吸も補助呼吸も同一の設定で換気が行われる．

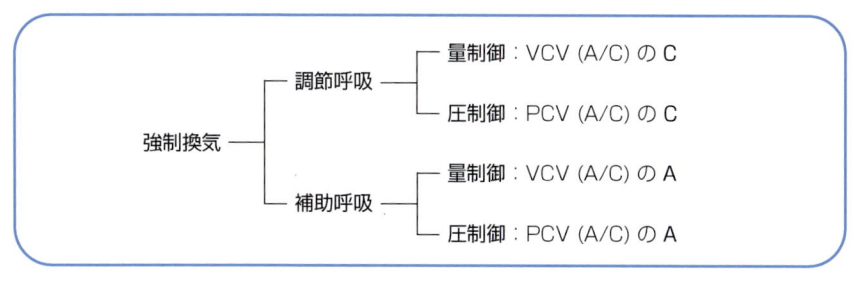

```
                    ┌─ 調節呼吸 ─┬─ 量制御：VCV (A/C) の C
                    │           └─ 圧制御：PCV (A/C) の C
     強制換気 ──────┤
                    │           ┌─ 量制御：VCV (A/C) の A
                    └─ 補助呼吸 ┴─ 圧制御：PCV (A/C) の A
```

図 8-8　強制換気の分類

　1 回換気量と気道内圧の関係は，片方が決まるともう片方も決まる関係にあり，双方を別々に決めることはできない．1 回換気量を決めたら，気道内圧はその 1 回換気量に応じて決まる．気道内圧を決めたら，1 回換気量はその気道内圧に応じて決まる．1 回換気量を決めて強制換気する方式を VCV（volume-controlled ventilation）という（☞ 7 章）．気道内圧を決めて強制換気する方式を PCV（pressure-controlled ventilation）という（☞ 7 章）．PCV や VCV という表示は，みずから強制換気（CMV）であることを示している．

1 患者にまったく呼吸がありません

　まったく呼吸のない人には，強制換気のうち調節呼吸を行う．

a. 調節呼吸

　人工呼吸を絶対的に必要とする人は，どのような人であろうか．それは，自発呼吸のない人である（当たり前か）．たとえば，筋弛緩薬を用いた全身麻酔中，心肺蘇生中の患者である．自発呼吸がまったく消失しているため，器械や用手により強制的に換気しなければならない．人工呼吸器の設定により，決められた 1 回換気量か気道内圧で，決められた呼吸時間で毎回強制的に換気する（図 8-9）．これは強制換気（continuous mandatory ventilation：CMV）である．患者にまったく呼吸がないときは，設定されたタイミング（一定時間間隔）で，1 回 1 回の換気が開始する．たとえば，1 分間に 12 回の設定とすると，5 秒に 1 回の割合で定期的に換気が行われる．つまり，時間単位で行われる．強制換気のタイミングが器械により調節されているとき，これを調節呼吸という．まったく呼吸のない人には，調節呼吸による強制換気を行うことになる．

　CMV を直訳すると「持続的強制換気」になるが，通常は，この「持続的」をなぜか省略して「強制換気」といっている．持続的の意味は，換気が行われると

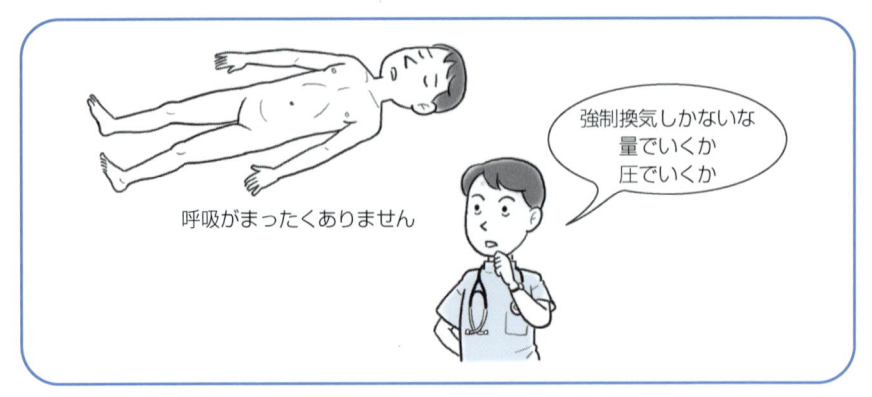

図 8-9　人工呼吸が絶対的に必要な人

きは必ずいつでも，という意味である．

2 患者に呼吸が出てきました

　圧制御でも量制御でも，CMV のモード（つまり VCV か PCV のいずれか）にした場合，自発呼吸がなければ調節呼吸となり，自発呼吸があれば自動的に補助呼吸も行うように設計されている．これを，A/C とか，assist/control ともいう．自発呼吸の出てきた患者に CMV を続けると，調節呼吸および補助呼吸による強制換気を行うことになる（図 8-10）．

a. 補助呼吸

　CMV を行っているうちに自発呼吸が出現しはじめたら，どうなるだろうか？自発吸気を感知して，設定されている 1 回換気量または換気圧・吸気時間で 1 回換気が行われる．つまり，自発吸気が器械の換気を開始させるスイッチのような役割を演ずる．その自発吸気が小さくても大きくても，いったん人工呼吸器に感知されれば，設定［換気量（VCV）か換気圧・吸気時間（PCV）］に沿った換気が強制的に行われる．この自発吸気を感知して設定した 1 回換気を行う換気法を補助呼吸という．補助呼吸では，換気のタイミングが自発吸気により決まるので患者トリガーである（図 8-11）．自発吸気をきっかけにして設定 1 回換気量を強制的に入れる（量制御，volume limited）か，設定圧を一定時間かける（圧制御，pressure limited）ことから，補助呼吸は強制換気の一種である．

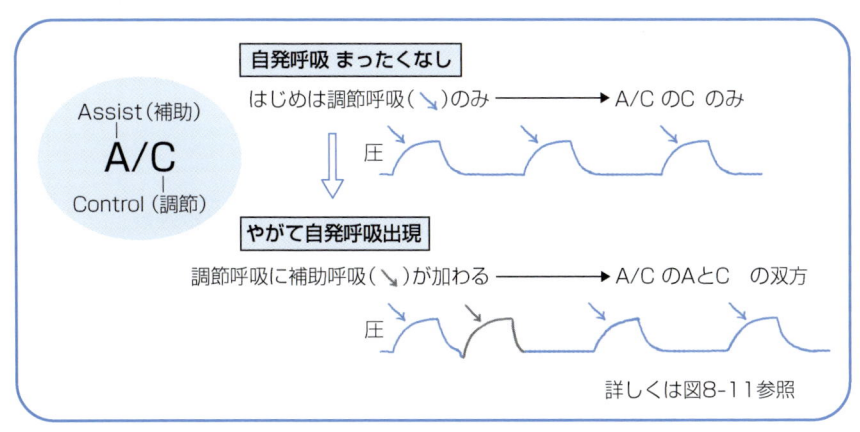

図 8-10　自発呼吸が出ると調節呼吸に補助呼吸が加わる

> **メモ　CMV に補助呼吸があるわけ**
>
> 　自発呼吸のない人に対しては，最初は強制換気のうちの調節呼吸により決められた回数で換気が行われる．最初は呼吸のない患者でも，やがて自発呼吸が出てくる．器械による強制換気の間に自発呼吸が出現し，吸気が起こったとする．患者が吸おうとしているのに，人工呼吸器から吸気が供給されなかったら苦しい．そこで，患者の自発吸気に合わせて補助呼吸を行う．つまり，①調節呼吸中に自発呼吸が出現した場合，②自発吸気を感知して人工換気を開始し，かつ，③強制換気として設定されている条件（換気量や換気圧・吸気時間）で換気を行う……のが補助呼吸である．非常に安価な人工呼吸器には，補助呼吸を行う機構がない場合があり，このような人工呼吸器を装着されている患者は，自発呼吸が出たとき大変苦しい思いをする（回復室やICUで使用する人工呼吸器ではこのようなことはおそらくないのでご安心を）．

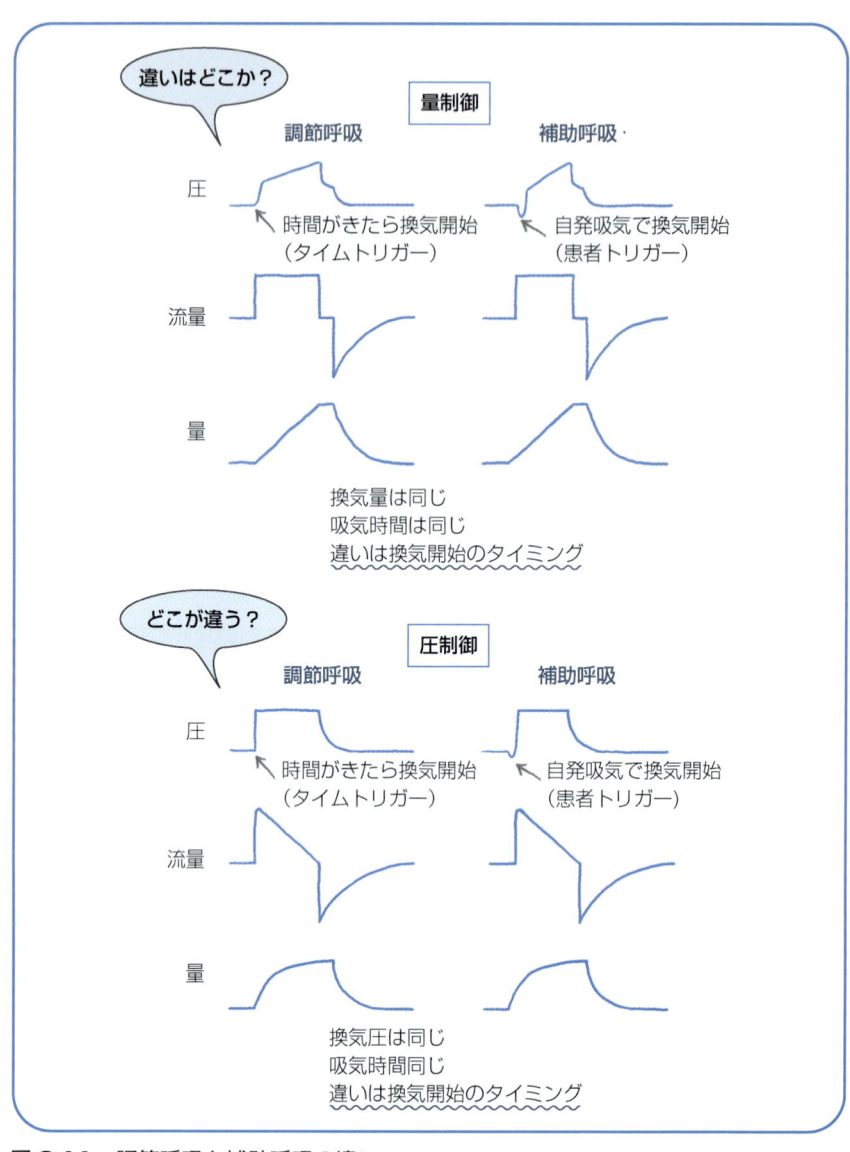

図 8-11　調節呼吸と補助呼吸の違い

3 調節呼吸と補助呼吸の混在

調節呼吸と補助呼吸
- どちらも強制換気の範疇
- 設定した1回換気量（量制御），または換気圧（圧制御）・吸気時間で換気
- 換気開始のタイミングは違う
  調節呼吸（controlled ventilation）：時間がくれば，強制換気を開始
  （タイムトリガー）
  補助呼吸（assisted ventilation）：自発吸気のタイミングに合わせて強制
  換気を開始（患者トリガー）

　設定された1回換気量（VCV）または換気圧・吸気時間（PCV）で換気するという意味では調節呼吸と補助呼吸は同一の換気であり，換気を開始するタイミングのみが異なる（図8-11）．assist/control（A/C：図8-10）と表示する場合が多いが，機種によってはIPPV（intermittent positive ventilation）と表示されている．補助呼吸では，換気を開始するタイミングは患者の自発吸気運動により決まるが（患者トリガー），1回の換気そのものは調節呼吸と同じ条件で行われる．一方，調節呼吸では，換気開始のタイミングは器械の設定により，時間で決まっている．たとえば，調節呼吸で1分間に10回の換気回数を設定したとすると，6秒ごとに1回の換気が行われる（図8-12）．つまり，6秒という時間で呼吸が決まることになる（タイムトリガー）．

> **例1** CMVで1分間の換気回数を10回に設定していて，自発呼吸があるときの調節呼吸と補助呼吸
> ①最初の調節呼吸が行われる
> ②その後は，6秒ごとに調節呼吸で換気が行われる（時間ですよ！　で換気）
> ③もし6秒の間に自発吸気を器械が感知した場合，その自発吸気を感知して，補助呼吸で追加の換気が行われる（自発吸気が来た！　で換気）．この換気の次の換気は，その補助呼吸の開始時から新たに決められた6秒ごとのタイミングで，調節呼吸が継続する（図8-12）．

図8-9を詳しく説明すると

最初の調節呼吸の開始時から，6秒ごとに換気が予定され，実行される

もし，自発吸気により補助呼吸が行われたら，その補助呼吸開始時から新たに6秒ごとに次に調節呼吸が予定される

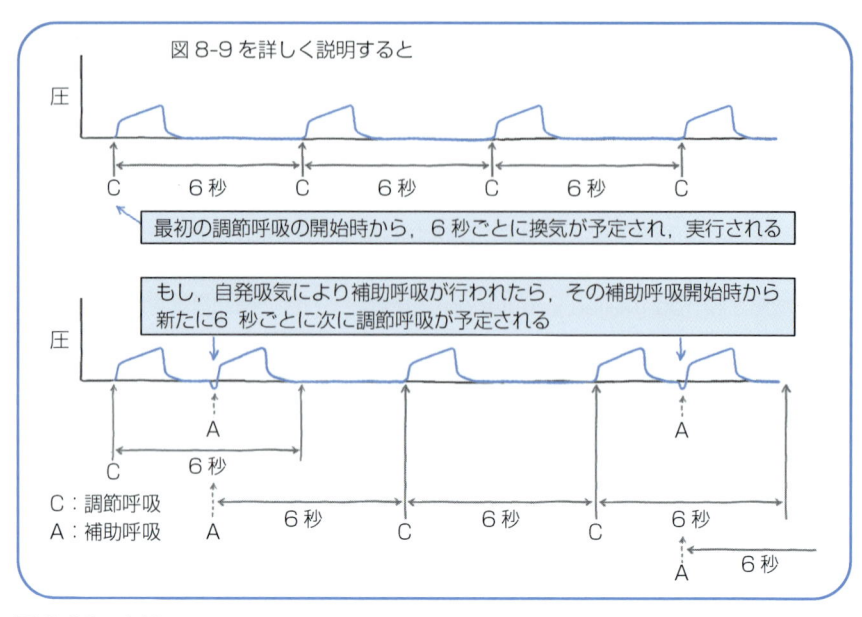

C：調節呼吸
A：補助呼吸

図8-12　A/C

Q 以下は正しいか？

前述の設定患者（CMVで1分間の呼吸回数を10回に設定）は，自発吸気がなければ6秒に1回調節呼吸が行われる設定である．この患者に自発吸気が出てきたとする．この場合，「時間ですよ！」になる前に「自発吸気が来た！」時点で補助呼吸が行われる．補助呼吸があった場合，その次の換気は，その補助呼吸開始時から6秒後までに自発吸気がなければ，「お時間です」で調節呼吸による1回換気が行われる．CMVでは途中で補助呼吸が行われた場合，その補助呼吸を新たな基準とした6秒間後に調節呼吸が予定される．6秒以内に自発吸気がある場合は「自発吸気が来るたびに」補助呼吸が行われる（図8-12）．CMVでは，自発吸気がある場合，設定回数以上の強制換気が行われる．

A 正しい（多機種で）．さて，CMVとIMVの違いは？

IMVの場合，最初の調節呼吸開始時を基点として，その後一定間隔で強制換気が行われる（図8-13）．つまり最初に，今後いつ強制換気が入るかの予定が自動的に決まる．この予定以外に自発吸気があった場合，補助呼吸ではなく，支持呼吸（PSV）が行われる（p133, 139参照）．IMVでは，設定回数のみ強制換気（調節呼吸または補助呼吸）が行われる．

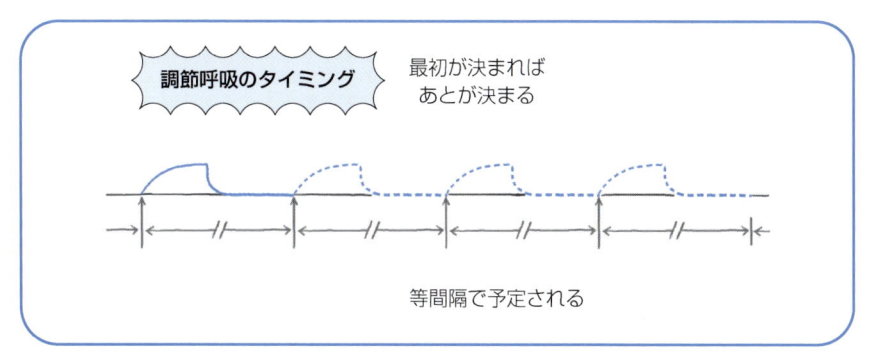

図 8-13　調節呼吸のタイミング

> 例2　CMV を量制御で行っていて（つまり VCV），1 回換気量：500 mL，
> 　　　換気回数：12 回/分で設定されている場合

①自発呼吸のない患者に，1 分間 12 回の調節呼吸が 1 回換気量 500 mL で行われている．総換気量は　500×12＝6,000 mL
②設定した調節呼吸の合間に 1 回自発吸気が出現したとする
③その自発吸気を感知して 1 回の強制換気が行われる．つまり，1 回換気量 500 mL の換気が補助呼吸として行われる
④結局，強制換気の総回数は　12 回＋1 回＝13 回　となる
⑤総換気量は　500×13＝6,500 mL　となる

> 例3　CMV を圧制御で行っていて（つまり PCV），設定圧：20 cmH$_2$O，
> 　　　換気回数：12 回/分，吸気時間：1 秒で設定されている場合

①自発呼吸のない患者に，1 分間 12 回の調節呼吸が，設定圧 20 cmH$_2$O，吸気時間 1 秒で行われている
②設定した 12 回の調節呼吸の合間に自発吸気が出現したとする
③その自発吸気を感知して 1 回の強制換気が行われる．つまり，設定圧 20 cmH$_2$O，吸気時間 1 秒の換気が補助呼吸として行われる
④結局，強制換気の総回数は　12 回＋1 回＝13 回　となる．もし，実測の換気回数が 16 回であれば，最低 4 回は補助呼吸が行われている（図 8-14）

C．強制換気

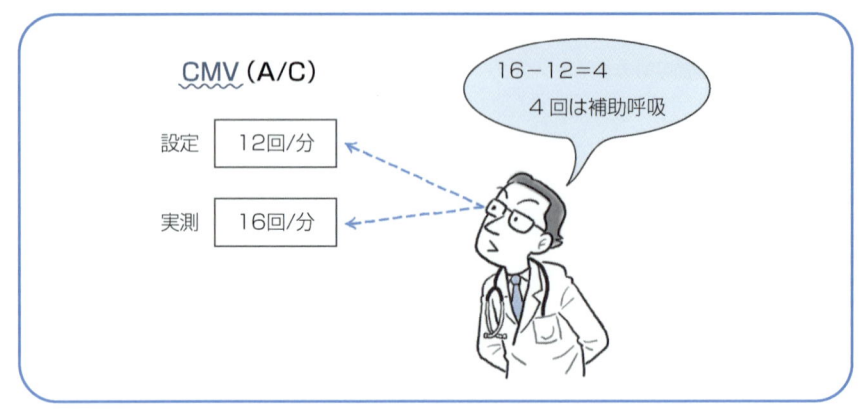

図8-14　CMV（A/C）

> **メモ**　「呼吸の補助」と「補助呼吸」
>
> 　「呼吸の補助」と表現する場合は，呼吸を助けるという広い意味で用いられる．一方，四文字熟語として「補助呼吸」という場合は，医学用語となり強制換気を患者の自発吸気のタイミングに同期させて行う換気法を意味している．通常，VCVやPCVのモードを選択している場合，調節呼吸と補助呼吸の両方で作動するようになっていることが多い．VCVはvolume controlled ventilationの略だが，実際の作動様式は，調節呼吸（controlled ventilation）に加えて補助呼吸（assisted ventilation）も行えるようになっている．つまりA/Cである．人工呼吸器開発の歴史をみると，初期のVCVは調節呼吸のみであったため，VCVで文字通りの作動様式であったが，やがて補助呼吸もできるようになったため，用語の意味するところは，若干文字通りでなくなり混乱の原因となっている．もし仮に，現在のVCVを文字通り表現するなら，volume limited, controlled and assisted ventilationになる．

D　sIMV（同期式間欠的強制換気）

　さて，CMV（continuous mandatory ventilation：持続的強制換気）に対して，IMV（intermittent mandatory ventilation：間欠的強制換気）という換気様式がある．continuousに対してintermittentというわけである．この「間欠的」は，たまに・ときどき・しばしば，という意味で，必ずいつでも行われるという

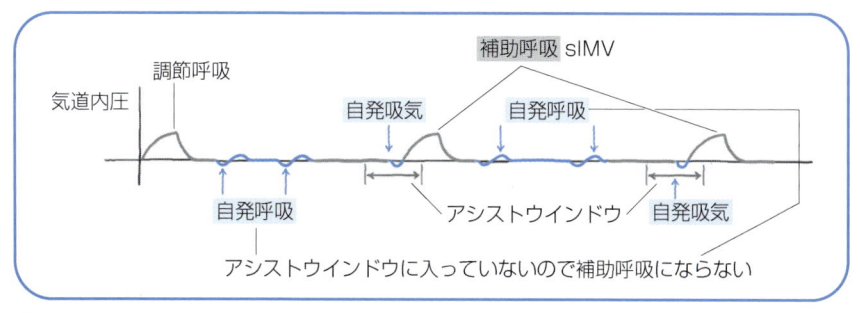

図 8-15　sIMV

わけではないことを示している（後述）．

　synchronized intermittent mandatory ventilation（sIMV）は本来，自発呼吸はあるが確実でない場合に一定の強制換気を保証する換気様式で，保険みたいなものである．なるべく自発吸気に合わせて，決められた回数だけ強制換気（補助呼吸または調節呼吸）を行う．強制換気の回数が設定値より多くなることはない．一方，CMV は，調節呼吸に加えて，毎回の自発吸気に合わせて補助呼吸が行われるので，強制換気の回数は増加する．

　sIMV の設定回数だけ，1 分間に強制換気が行われる．1 回 1 回の換気様式（量制御なら 1 回換気量，圧制御なら気道内圧と吸気時間）は，CMV と同じである．予定された強制換気の合間には，自発呼吸を行うことができる（図 8-15）．

　たとえば，設定回数を 10 回/分にすると，1 分間に 10 回，ある程度の間隔で調節呼吸または補助呼吸が予定される．最初の強制換気が行われた時点で，その後の強制換気のスケジュールが決まる．そのスケジュールは時間により決まるのであるが，固定した時間（例：6.0 秒）ではなく，ある範囲の時間（例：3.6〜6.0 秒）で決めておく．このある範囲の時間をアシストウインドウという．ウインドウは window であり，「窓」である．窓が開いているときに自発吸気があれば，補助呼吸を行うというイメージである（図 8-16）．もし窓が開いているうちに自発吸気がなければ，窓が閉まったと同時に，ちょうど「時間ですよ！」で調節呼吸が行われる．

1 シンクロとは

　CMV の場合は，固定した時間（例：6.0 秒）で調節呼吸が入るが，sIMV の場合は，アシストウインドウ内（例：3.6〜6.0 秒）で自発吸気が存在したら自発吸

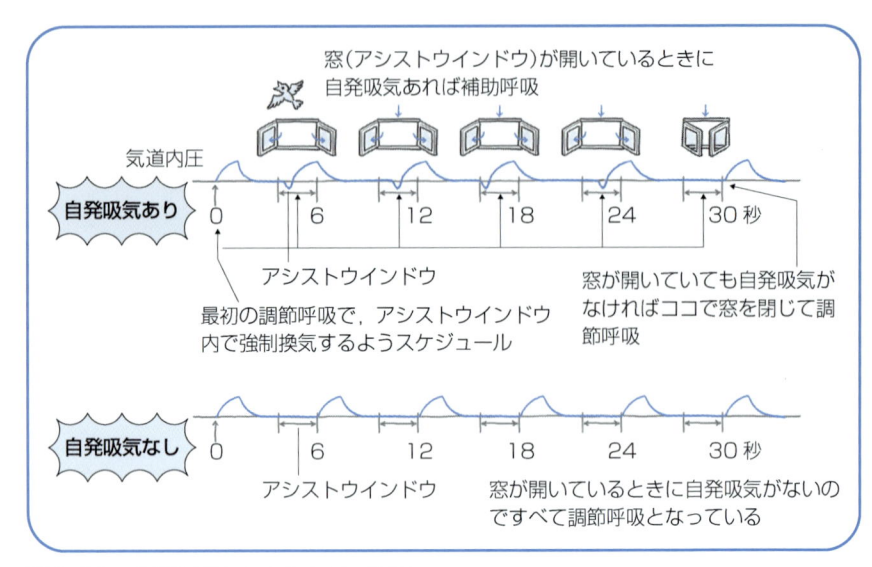

図 8-16　自発呼吸ありとなしの sIMV

気に合わせて補助呼吸が行われ，この期間に自発吸気がなければアシストウインドウ終了時に調節呼吸が行われる．アシストウインドウ内で自発吸気が来たときに補助呼吸を行うことを，シンクロナイズ（synchronize）させるという．

　シンクロとは，シンクロナイズドスイミングと同じシンクロで，複数で合わせるという意味である．sIMV の場合，①アシストウイドウ（時間）と，②自発吸気の存在に合わせていて，これをシンクロナイズド IMV（sIMV）という（図 8-17）．

sIMV におけるシンクロ

- 自発吸気に合わせる：自発吸気
- アシストウインドウに合わせる：時間

　CMV（つまり PCV や VCV）では，設定回数のほかにも，自発吸気を感知すると強制換気が行われる．つまり A/C であり，1 回 1 回の換気はすべて調節呼吸か補助呼吸である．

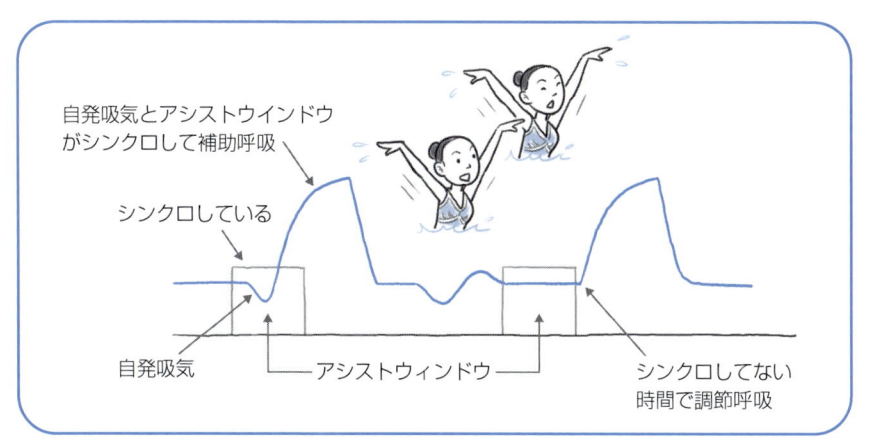

図8-17 アシストウインドウと自発吸気がシンクロ

sIMVでは，設定回数のみ強制換気（調節呼吸または補助呼吸）が行われる．調節呼吸や補助呼吸の合間に自発吸気を感知した場合，とりあえず吸気弁が開き，自発呼吸が行われる．このとき，患者が吸気運動をしている間，圧（サポート圧）をかければ，その回の換気はPSVである（☞9章）．アシストウインドウの前で自発吸気が出た場合，患者の自発吸気運動が続いている間，患者の自発吸気に合わせて，たとえば5 cmH$_2$O，10 cmH$_2$O のような圧を気道にかけて吸気を支える．これをsIMV＋PSVという．強制換気（調節呼吸や補助呼吸）では，吸気時間は器械によって決められているが，PSVでは，吸気時間は患者によって決められている（PSVは自発呼吸の範疇に入る）．つまりsIMVの場合，1回1回の換気は，調節呼吸か補助呼吸か自発呼吸である．

なお，補助呼吸は，吸気の始まりは患者が決めているが，終わりは器械が決めていて，吸気時間が器械によって決められている換気である．

2 sIMVを例を挙げて説明すると

たとえば，sIMV 10回＋PSVとすると，強制換気が1分間に10回入り，1回の呼吸時間（吸気時間＋呼気時間）は6秒である．この強制換気では，アシストウインドウが開いているときに自発吸気が発生した場合には補助呼吸が入り，アシストウインドウで自発吸気がない場合，ウインドウ終了時に調節呼吸が入る．もし自発吸気がまったくなければ，6秒ごとに調節呼吸が行われる．なお，アシストウインドウの設定基準は機種によって異なる．

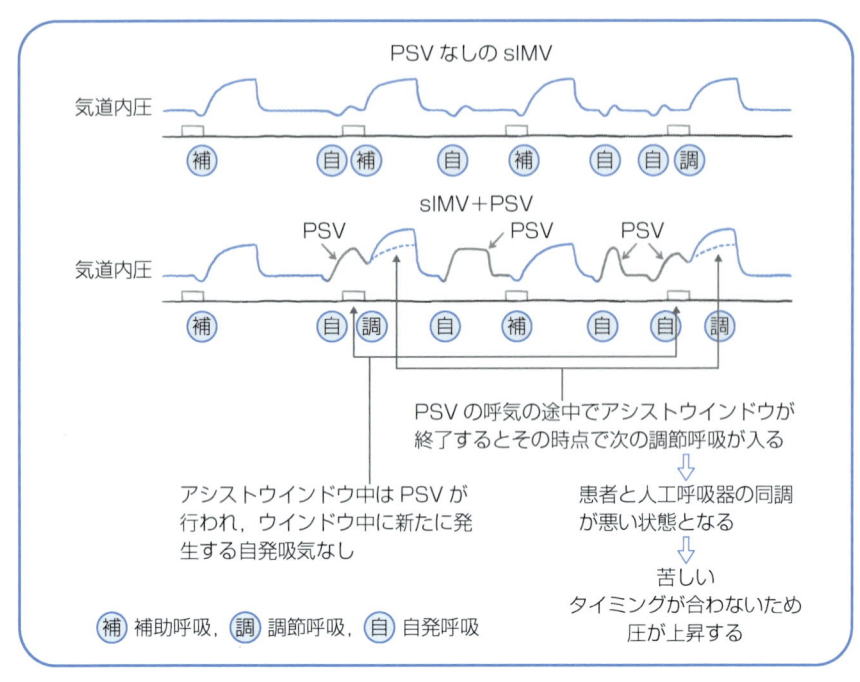

図 8-18　sIMV での同調が悪い例（下段が悪い例）

① 最初の調節呼吸が入る．この時点で，その後の強制換気スケジュールが決まる
② 自発吸気があってもアシストウインドウが開いていない場合，自発呼吸が行われる
③ アシストウインドウが開いているうちに自発吸気があれば，補助呼吸が行われる．アシストウインドウが開いているうちに自発吸気がなければ，ウインドウ終了後に調節呼吸が行われる

3　sIMV における患者と器械の同調

　sIMV の強制換気は，基本的にある範囲を持った時間間隔で行われる．強制換気の合間に自発呼吸が出て，その呼吸が次の強制換気の予定時間と重なった場合，どうなるだろうか？　たとえば，強制換気の合間における PSV の呼気の最中に，次の強制換気を行う時間が来たとしたら，呼気の途中でも次の強制換気が始まってしまう．つまり，吐き切る前に次の換気が来てしまう．この場合，患者と器械の同調が悪くなり，患者に苦しみを与える結果になる（図 8-18）．

9 圧制御をイメージする

PCV, PSV とは

A 圧制御の吸気流量パターン

　PCV（pressure-controlled ventilation）はプレッシャーコントロール，PSV（pressure support ventilation）はプレッシャーサポートと呼ばれている．ともに圧制御（従圧式，pressure-limited）の換気様式で，よく使用されている．PCV，PSVの吸気流の特徴（＝圧制御の特徴）は，「吸気流量が最初に多く，以後減少して行くパターン」にある．まずは，この吸気流量パターンを頭でイメージできるようになってスッキリしたい．

1 吸気流量の変化を車のアクセルにたとえると： 圧制御の吸気流量をイメージするために

　アクセルを踏みこむ．車は急発進する．加速が速すぎると感じたら，次にアクセルを緩める．すると，車の速度は少し遅くなって落ち着く（図9-1）．もし，そのままアクセルを踏み続けたら，車の速度はどんどん上がってしまうであろう（これは危ない！）．急発進する場合は，次にアクセルを戻すことを前提にしなければならない．
　人工呼吸における吸気流量について考えてみると，圧制御（＝従圧式）の人工呼吸は急発進に相当し，量制御（＝従量式）の人工呼吸はゆっくりした発進に近い．急発進であるから，アクセルをまず強く踏んですぐ緩めるような操作であ

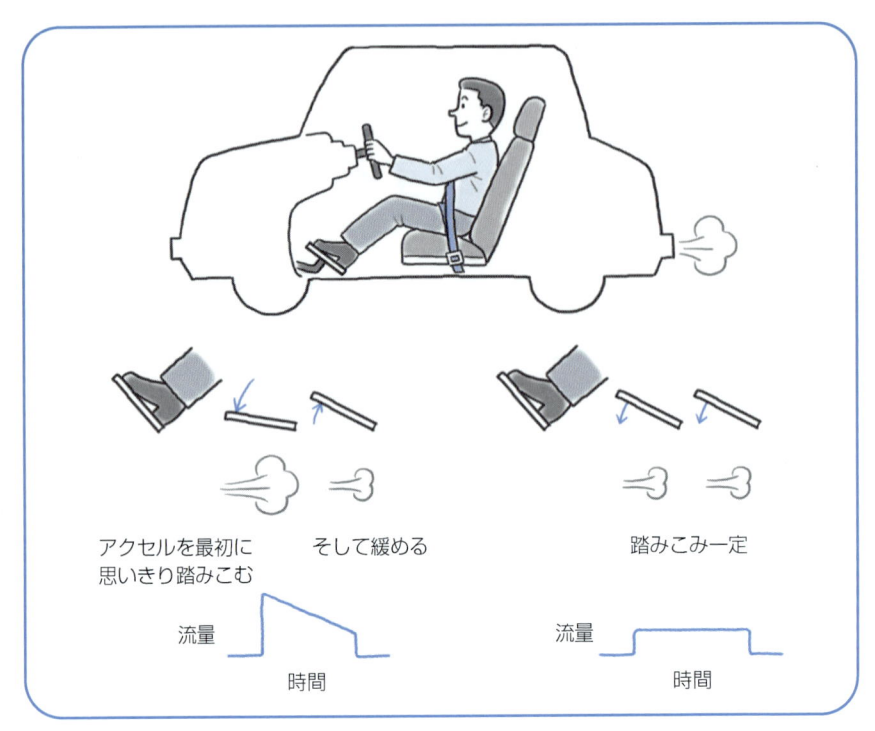

図 9-1 車のアクセルにたとえると

る．ゆっくりした発進では，ゆっくり適度にアクセルを踏んで，緩めなくてすむようにできる（図 9-1）．同じ時間で同じ距離を移動したとすると，平均速度は同じであるが，速度変化のパターンが違う．急発進では，速度は急に上がる．人工呼吸器に当てはめると，圧制御では吸気流量が吸気開始時にもっとも多く，以後漸減し，量制御では吸気流量は基本的に一定である（図 9-2）．なお，量制御では一定流かパターンの決まった漸減流を選択できる機種もあるが，とりあえず量制御は一定流として考えると理解しやすい．歴史的に量制御は一定流で開発され，漸減流は遅れて導入された．

　自動車やバイクの運転では，アクセルを踏みこむとエンジン音がし，タコメータ（エンジン回転計）の針は即座に上がる．道の傾斜や状態を含めた総合的結果として，やや遅れてスピードメータが上がる．車ではエンジンの回転数と音が関係するが，人工呼吸器では吸気の流れが音を発していて，吸気流量が増加すると吸気時の音が大きくなる．蛇管に耳を当て圧制御と量制御の吸気時の音をよく聞き比べてみると，吸気開始時の音は圧制御の方が大きいのが分かる．

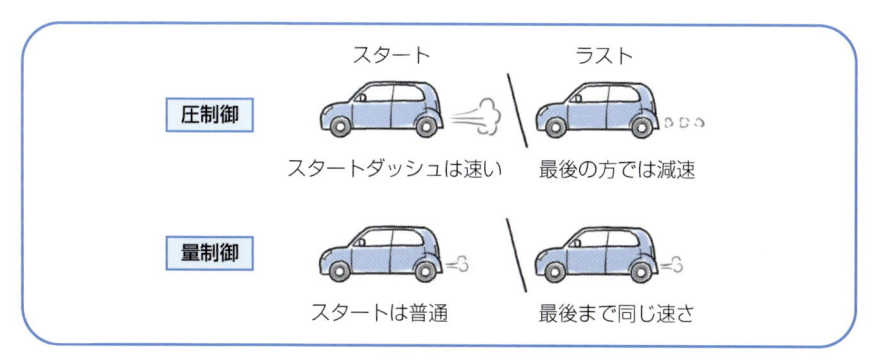

図 9-2　流量のパターンをイメージすると

2　肺の状態により換気量は変化する

　コンプライアンスが低下した肺では，設定気道内圧が同じであれば，圧制御（PCV，PSV）による換気量は低下する（図 9-3）．
　圧制御では，気道内圧が設定圧になるよう吸気を流す．この吸気流が肺を膨らますが，膨らむ量（吸気量）は，肺のかたさ（コンプライアンス）によって異なる．言い換えるなら，同じ圧でも膨らみにくければ（コンプライアンスが低ければ）吸気量は増えず，膨らみやすければ（コンプライアンスが高ければ）吸気量は増える．
　肺の気道抵抗が上昇した場合，設定気道内圧が同じで吸気時間も変化しなければ，換気量は低下する．抵抗が高いと流量が下がる（たとえると，坂道でアクセルを踏まない状態と同じで，なかなかスピードが出ない．坂道で走行距離を維持するには，アクセルを踏みこまなければならない）．このために，設定気道内圧を上げて流量を増やすようにしないと換気量が維持できなくなる（図 9-4）．登り坂を同じ速度で行くには，アクセルを踏みこむ必要があり，エンジン音が大きくなる．エンジン音が大きいときは，タコメータの回転数も上がっている．PSVやPCVでも，設定気道内圧を上げると吸気流量が増加し，吸気時の音が大きくなる（蛇管の音を聞いてみれば分かる！）．
　PCV，PSVでは，設定圧を上げると換気量が増えるが，その圧を上げるには流量を増加させなければならない（圧＝流量×抵抗）．流量を増やすことはアクセルを踏みこむことに相当し，その結果，上昇した新たな気道内圧で落ち着く．

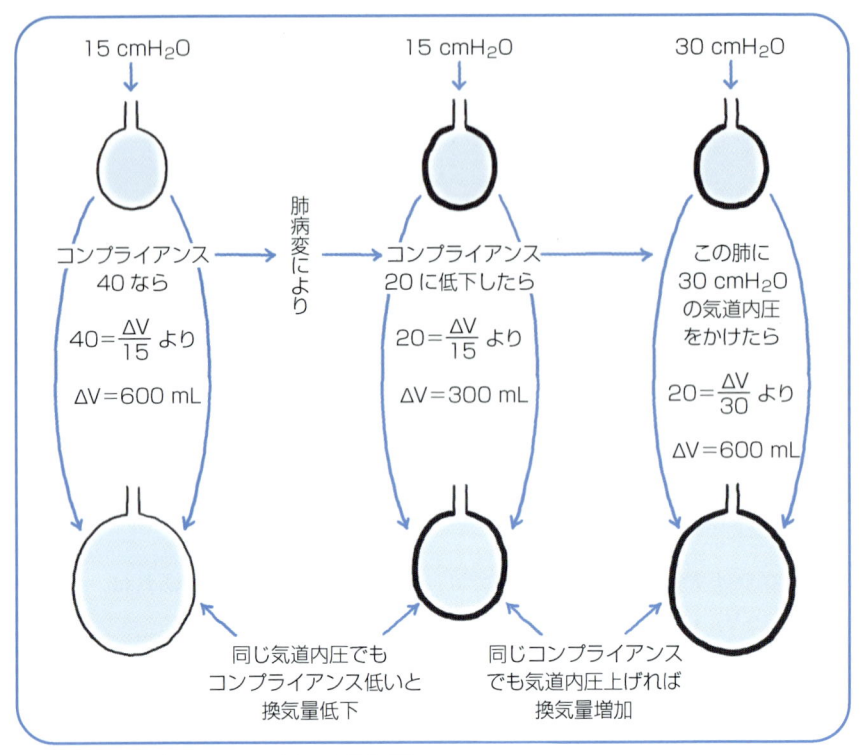

図9-3 コンプライアンス低下と換気量

B PCVとPSV

1 アシストとサポート

　アシスト（assist）とサポート（support）を日本語で表現するなら，アシストは補助でサポートは支持と訳されているようである．補助と支持に意味の違いがあるであろうか．

　世間一般ではあまり違いがないようにも思えるが，人工呼吸の世界では確かな違いがある．通常，PCVやVCVの最中に自発呼吸が出現すると補助呼吸が行われる．補助呼吸（アシスト）は，自発吸気をきっかけとして換気が行われるが，基本的に調節呼吸時の設定条件（圧制御の場合，気道内圧と吸気時間）で作

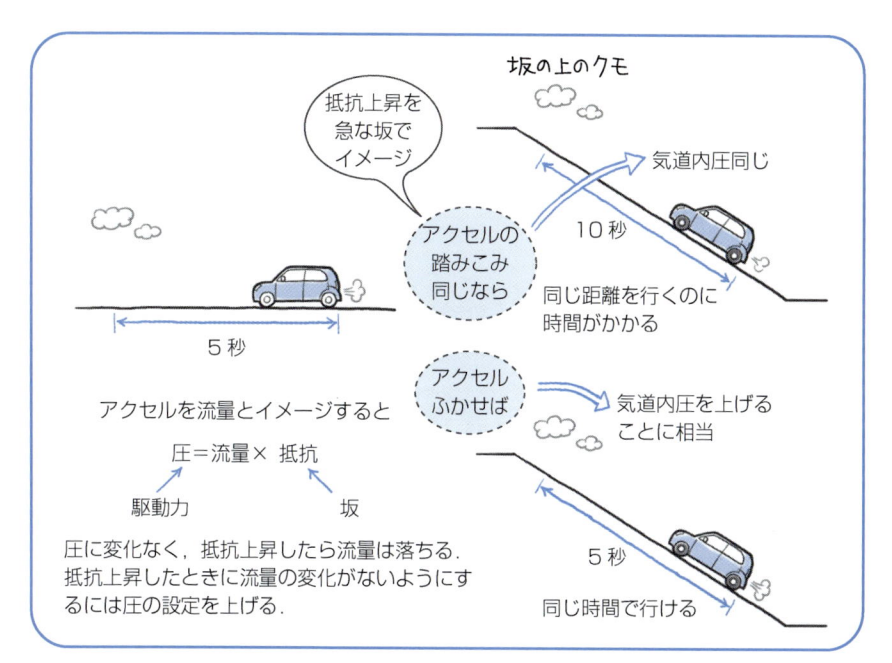

図9-4 抵抗上昇を坂道にたとえると

動し，吸気時間はすでに設定されている．つまりプレッシャーコントロール（PCV）では自発吸気に合わせてアシストが行われ，吸気時間は一定である．

一方，支持呼吸［プレッシャーサポート（PSV）］は，自発吸気をきっかけとして換気が行われるが，吸気時間は患者自身の吸気時間で決まる．同じ患者でも，呼吸は速くなったり遅くなったりしていて，呼吸ごとの吸気時間は一定ではない．したがってPSVの場合，吸気時間は一定ではないといえる（☞図9-6）．本当に援助が必要な場合，支持よりも補助の方がより助ける度合いが強いということになろうか．

PCVとPSVを日本語訳すると

プレッシャーコントロール（PCV） ＝ 調節呼吸＋補助呼吸
プレッシャーサポート（PSV） ＝ 支持呼吸

B．PCVとPSV

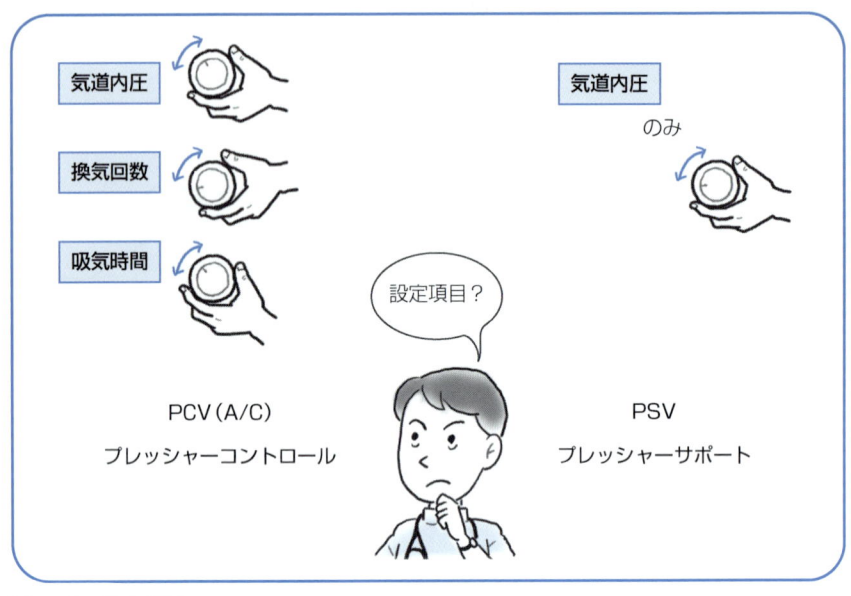

図9-5　設定項目

2 PCV と PSV の設定項目

設定項目（図9-5）
PCV：気道内圧，換気回数，吸気時間を設定
PSV：気道内圧を設定

　PCV と PSV は，設定圧まで気道内圧を上げる点では一致している．
　一方，PCV と PSV の異なる点は，呼吸回数と吸気時間の決まりかたである（表9-1，図9-6）．
◉ 吸気時間については，
　　　　PCV では，器械に設定されているが，
　　　　PSV では，患者自身によって決まる
◉ 呼吸回数については，
　　　　PCV では，器械に設定されているが，
　　　　PSV では，患者自身に任されている

表 9-1　PCV と PSV の設定項目

	気道内圧	換気回数	吸気時間
PCV	器械	器械	器械
PSV	器械	患者	患者

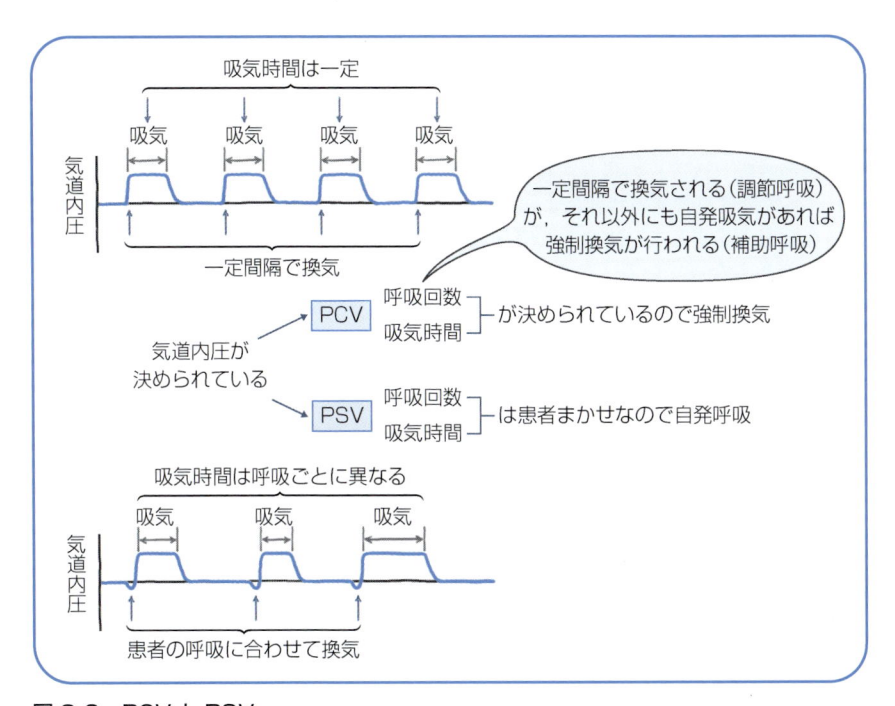

図 9-6　PCV と PSV

3　PCV か PSV か？

　人工呼吸器を装着した患者は，①自発呼吸がない患者，②常に自発呼吸がある患者，③自発呼吸はあるけれども停止する期間がある患者，の 3 種に大別できる．自発呼吸のない患者に対しては，一定間隔で強制換気を行うしかないので，PCV が適当である（図 9-6）．もし，常に自発呼吸のある患者に PCV を行ったら，調節呼吸による強制換気に加えて毎回の自発吸気でトリガーされる補助呼吸による強制換気が行われる．この場合，換気量が増える可能性があるので，常に自発呼吸のある患者には PSV が適当である．自発呼吸はあるけれども停止する期間がある患者には，PCV の sIMV（同期式間欠的強制換気）を行う．

> **メモ** 補助呼吸
>
> 　換気回数 10 回/分，1 回換気量 500 mL に設定してある量制御調節呼吸（VCV）の場合，自発呼吸がなければ，5,000 mL/分の換気が行われる．もし，自発呼吸が出現していて，実際の呼吸回数が 15 回/分であるとすると，5 回分設定回数より多くなっている．この増加した 5 回では，自発呼吸を感知して，1 回の設定量 500 mL が入る．つまり，自発呼吸が強くても弱くてもそれをきっかけとして調節呼吸の設定 1 回換気量が入る．これを補助呼吸という．結局　15 回×500 mL＝7,500 mL/分　の換気が行われる．
>
> 　換気回数 10 回/分，気道内圧 15 cmH$_2$O，吸気時間 1.0 秒に設定してある圧制御調節呼吸（PCV）の場合，自発呼吸がなければ，10 回/分の換気が行われる．1 回換気量は患者肺の状態によって決まり，モニタ画面上に表示される．もし，自発呼吸が出現して，実際の呼吸回数が 15 回/分であるとすると，5 回分設定回数より多くなっている．この増加した 5 回は，自発吸気を感知して，気道内圧 15 cmH$_2$O，吸気時間 1.0 秒の吸気が行われている．自発吸気が強くても弱くてもそれをきっかけとして調節呼吸の設定気道内圧で設定吸気時間だけ入る．これも補助呼吸という．結局，15 回の換気が，各回気道内圧 15 cmH$_2$O，吸気時間 1.0 秒で行われる．
>
> 　補助呼吸とは，自発吸気運動に合わせて調節呼吸時の設定条件で換気することを意味している．A/C と表示のある機種もあるが，PC（＝PCV），VC（＝VCV）と表示してある場合，C は control を意味していて，PC は圧制御の調節呼吸，VC は量制御の調節呼吸を示す．この際，通常 A/C のシステム（☞ 8 章）が含まれている．

C　プレッシャーサポート：自発吸気に合わせてサポート

　吸気を感知して吸気弁が開いたとき，器械が圧をかけなければ，器械と患者の圧勾配は患者が吸った陰圧で発生する分のみであり，せいぜい 1 cmH$_2$O 程度である．一方，吸気弁が開いたとき，器械が圧をかければ，器械と患者肺に圧勾配が発生し吸いやすくなる．

　PSV は患者の自主性を重んじ，患者自身が吸気時間を決めている換気である（図 9-7）．患者が吸っている間，気道に圧をかけて呼吸を支える．患者が吸うのを止めたら，気道に圧をかけるのを止めて呼気弁を開き，呼気を開始する．患者の吸気に合わせて，たとえば 5 cmH$_2$O，10 cmH$_2$O の気道内圧をかける．

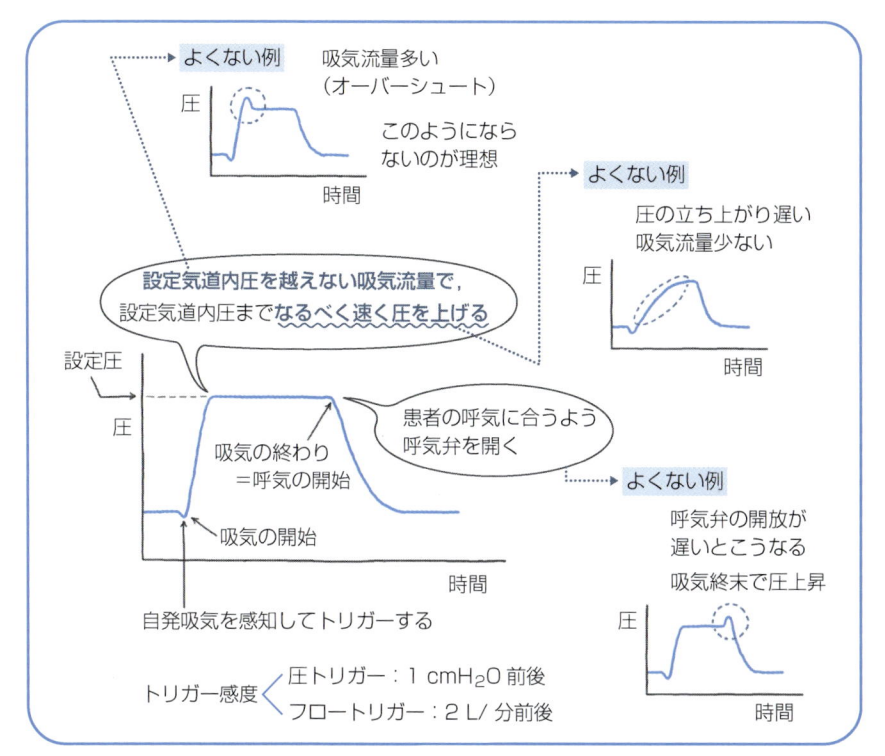

図 9-7　PSV の気道内圧波形

1　サポート圧の決めかた

　サポート圧を決める指標は，1 回換気量，呼吸回数，呼吸補助筋の収縮（☞ 2 章）である．
　まず，1 回換気量をみながらサポート圧を上げてゆく．肺疾患のない患者，たとえば術後患者では，15 cmH$_2$O 以下で十分である．
　呼吸回数はサポート圧と逆相関する傾向があるので，呼吸回数が多い場合，至適サポートレベルまで上げれば呼吸回数の低下を期待できる．
　一般に呼吸回数が多いと呼吸仕事量（☞ 1・2 章）が多くなり，疲弊する．つまり，呼吸仕事量と呼吸回数は相関している．PSV を行うと患者の呼吸仕事量を軽減できるので，呼吸回数が減る．この呼吸筋の仕事量増加は，胸鎖乳突筋などの呼吸補助筋の収縮を観察し推定する．呼吸補助筋の使用が明らかな場合は呼吸仕事量が増加していると判断できる．サポートレベルを上げるときは，呼吸補

C．プレッシャーサポート：自発吸気に合わせてサポート　　**143**

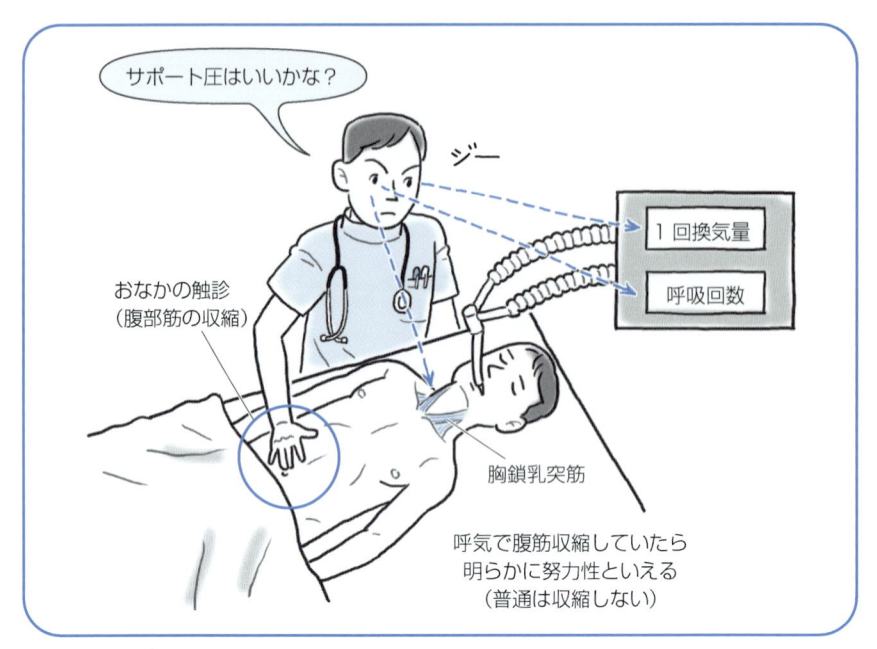

図9-8 サポートレベルの確認

助筋の収縮が弱まるのを注意深く確認したい．また，腹部の触診により，腹直筋など腹部筋の収縮を診察する（図9-8）．努力性の呼気がある場合，腹部筋の収縮を認める．

　呼吸回数30回/分以下なら，呼吸筋疲労を回避できるので，30回/分以下を達成できるサポートレベルは適正と考えられる．呼吸仕事量を100％カバーできるサポートレベルで呼吸回数は20〜40回/分くらいであり，これよりサポート圧を上げると呼吸回数はさらに低下する．

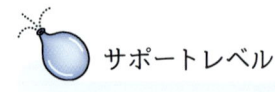

サポートレベル

呼吸回数30回/分以下を目標に

2 トリガー

　トリガーとは，自発吸気を感知して，人工呼吸器が換気を開始する機構であ

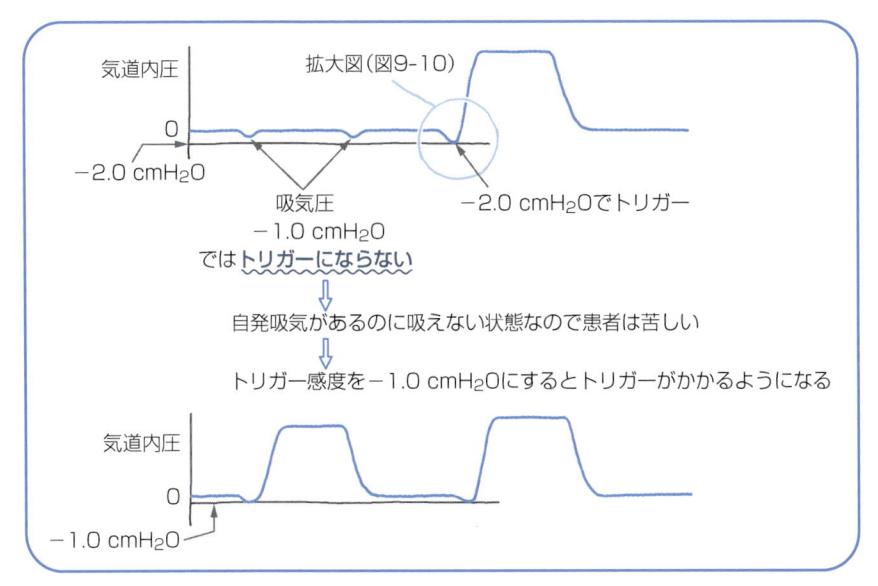

図 9-9 ミストリガー

る．自発吸気に合わせて，設定1回換気量が入るのか，設定圧まで気道内圧を上げるかのいずれかである．自発吸気がない場合は，設定された換気回数で自動的に吸気が開始する．自発吸気がある場合は，その自発吸気を感知してトリガーがかかり，量制御の場合は設定された1回換気量が入り，圧制御の場合は設定された値まで気道内圧が上がる．

人工呼吸器は自発吸気を感知したらなるべく速やかに作動するのがよい．自発吸気があっても人工呼吸器がそれを感知できず，作動が遅れる場合，患者と人工呼吸器の同調が悪くなるので，呼吸仕事量が増加する（図 9-9）．

吸気運動があれば，①気道内圧が低下するか，②吸気流が発生する．これらのいずれかを感知して，トリガーがかかる．その閾値をトリガー感度といい，設定できる．前者を圧トリガー，後者をフロートリガーといい，通常，圧トリガーで $-1.0\,\mathrm{cmH_2O}$ 前後，フロートリガーで $2\,\mathrm{L/分}$ 程度に設定する．

トリガー設定基準

圧トリガー：$-1.0\,\mathrm{cmH_2O}$
フロートリガー：$2\,\mathrm{L/分}$ 程度

C．プレッシャーサポート：自発吸気に合わせてサポート

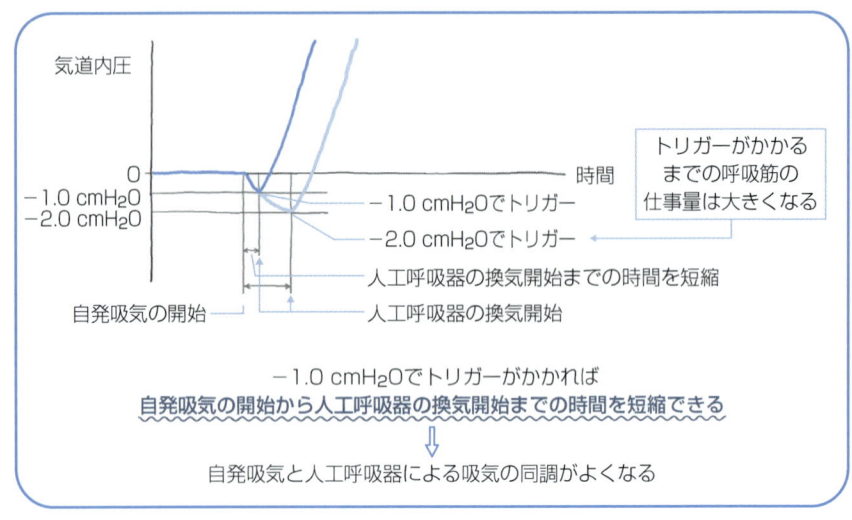

図9-10 トリガーの遅れ

　圧トリガーの値を増やすと（たとえば$-2.0\,cmH_2O$），その圧に達するまでの時間が延びるため，人工呼吸器の作動開始が遅れる（図9-10）．
　一般に気道抵抗が高い場合，気道内圧を下げるには力が要るので，圧よりも流量の変化でトリガーした方が，患者は楽である．一般にフロートリガーの方がトリガーに達する時間が短くなる．
　1回の呼吸時間（吸気時間＋呼気時間）が短いと，呼吸時間に占めるトリガーの遅れの割合が大きくなり，患者と人工呼吸器の同調が悪くなる．そこで，呼吸回数が多い場合，トリガーは早い方がよい．この点でフロートリガーの方がよい．

a. ミストリガーとオートトリガー

　自発吸気があるのにトリガーしない状況をミストリガーといい，これは患者と人工呼吸器の同調が悪い状態であり，患者は苦しい．ミストリガーは，①設定トリガー感度が低い，②吸気運動が微弱，③オートPEEPの存在（☞10章）のいずれかで発生する．呼吸回数が多い場合や，気道抵抗が高いとオートPEEPが発生しやすい．
　逆に，吸気運動がないのにトリガーしてしまう状況をオートトリガーといい，これも患者と人工呼吸器の同調が悪い状態である．オートトリガーは，①不安定なベース圧，②設定感度が高い，③呼吸器回路に水が存在，④心拍動，⑤気道からのリークなどで発生する．回路にリークがあると，患者の吸気努力と関係なし

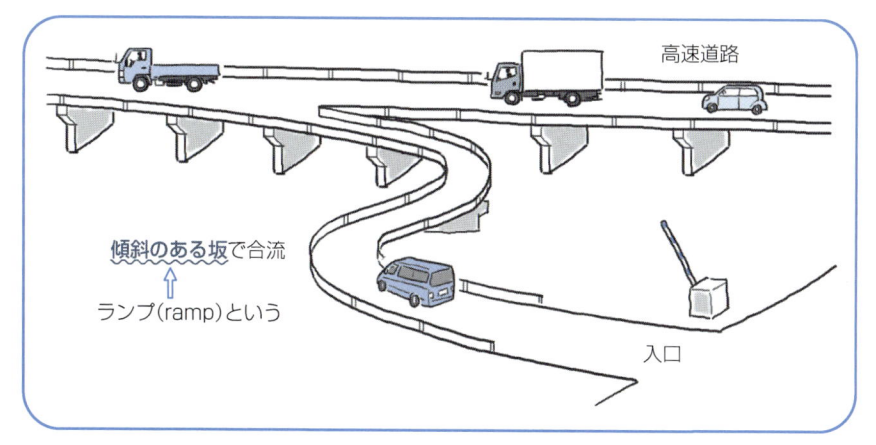

図9-11 ランプ

に，気道内圧が低下し流量も増えるためトリガーしてしまうので，注意を要する．また，心拍動が気道に伝わり気道内圧が微妙に変化するため，これを吸気と器械が間違えることもある．回路に水が貯まると，その動きで気道内圧が変化することもある．

3 圧の立ち上がり時間（ランプタイム）

　人工呼吸器の説明書を見ていると，スロープ／ライズ，ランプ（ramp）という用語が出てくる．スロープは坂，ライズは上昇，ランプは高速道路の入り口にあるような傾斜路を指す．建物の各部を連絡する傾斜路も ramp という（図9-11）．

　吸気のランプは，吸気流量の立ち上がりの速さである．最大流量に達するまでの時間をランプタイムといい，ランプタイムが短いと流量は速く増加する（図9-12）．吸気流量があまりに速く増加すると，気道内圧が設定圧を一過性に超えて高くなる．これをオーバーシュートという（図9-12）．

　自発吸気を感知したらなるべく速く流量を上げる方がよい．とはいえ，PSVではオーバーシュートを起こさないような流量が望ましい．呼吸不全では，呼吸仕事量が多くなっていて，吸気努力が強く，自発呼吸の吸気流量が多くなっている．そこで，吸気の立ち上がりを速くするのがよい．つまり，ランプタイムは短い方がよい．一方，肺疾患がない患者（例：睡眠薬過量服用で呼吸抑制のある患

C．プレッシャーサポート：自発吸気に合わせてサポート

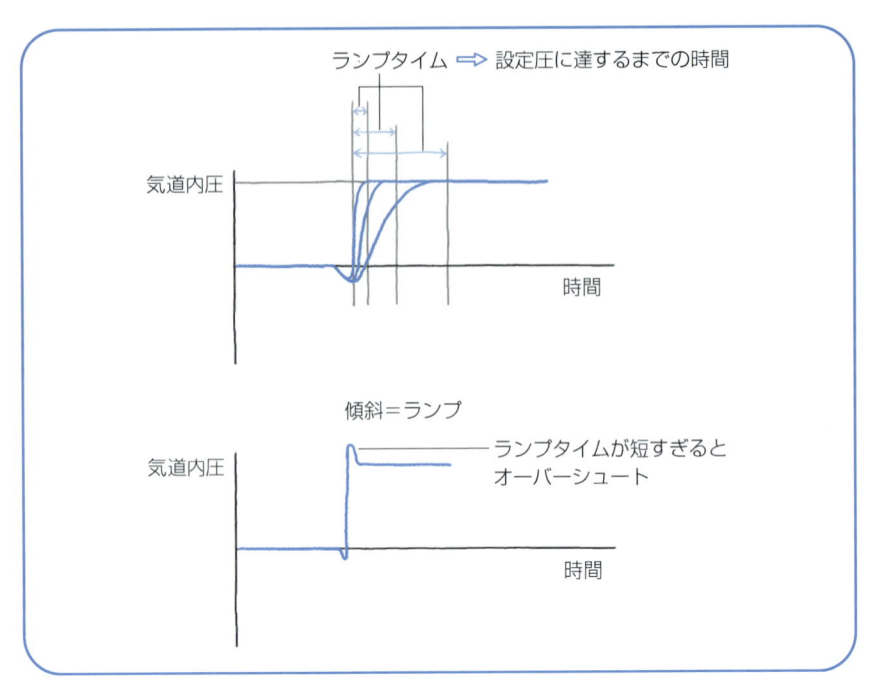

図9-12　ランプタイム（吸気の立ち上がり）

者）では，吸気努力は強くないので，速いランプでは，オーバーシュートが発生する．患者の吸気努力にあった吸気流量が望ましい．つまり，設定したサポートレベルを超えない範囲で，できるだけ速い吸気流量の増加が望ましい．吸気の立ち上がりの流量の調節は，器械が自動的に行う機種と設定を要する機種がある．

4 吸気の終わりの基準：フローサイクル

　PSVで設定するのは，気道内圧とPEEP，吸入酸素濃度である．吸気時間は患者にまかされる．自発吸気の間，器械は吸気のサポートを行う．自発呼吸の吸気時間は，毎回一定ではなく，吸気ごとに異なっている．では，どのようにして器械は，自発吸気の始めと終わりを感知するのであろうか．自発吸気の始めは，気道内圧の低下か吸気流の出現で感知している（自発吸気の検出しやすさをトリガー感度という）．これによりサポートが開始する．では，どのようにして患者の吸気が終了したと判断し，サポートを停止するのであろうか．

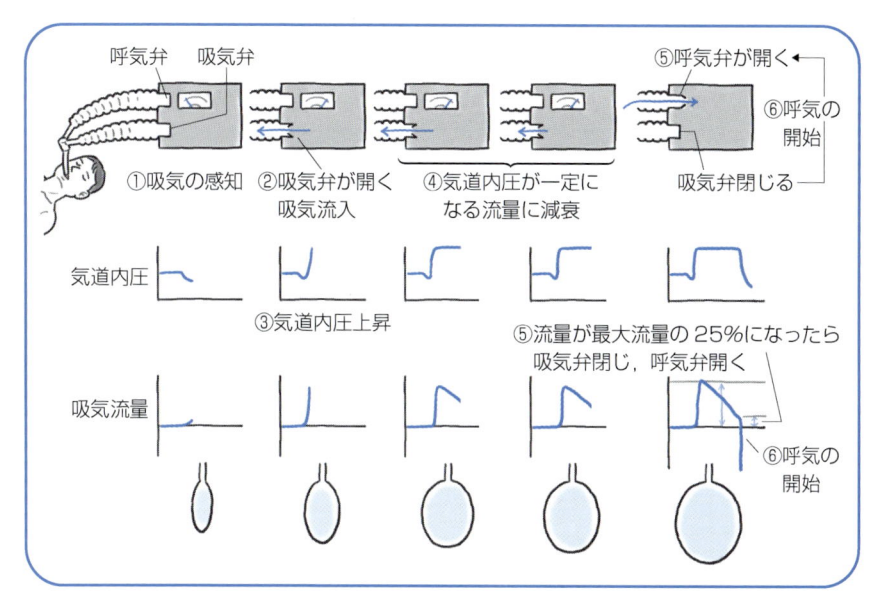

図9-13 PSVで人工呼吸器がしていること

|PSVで器械がしていること（図9-13）|
①気道内圧の低下または吸気流の出現によって自発吸気の開始を感知する
②吸気弁が開き，吸気が流入する
③流入した吸気流により気道内圧が上昇する
④設定値まで気道内圧が到達したら，吸気流量はその圧を維持するのに必要な流量に減衰する（器械が自動的に調節する）
⑤流量が最大流量のある程度の割合まで減衰したら，呼気弁が開く
⑥呼気が開始する

　自発吸気の感知は①である．吸気終了の判断は⑤である．
　PSVにおける吸気の終わりは，吸気流量の減衰で判断されている．これをフローサイクルという．吸気流量は，吸気の最初で多く，吸気の終わりに近づくにつれて減衰する（図9-14）．吸気運動（つまり，呼吸筋の収縮）を直接捉えるのではなく，吸気運動によって（いわば2次的に）発生した流量の変化で吸気運動の開始と終了を推測しているのである．この際，流量がゼロになるまで待って吸気終了と判断していると，次の段階である呼気弁の開放が遅れる可能性がある．

C．プレッシャーサポート：自発吸気に合わせてサポート

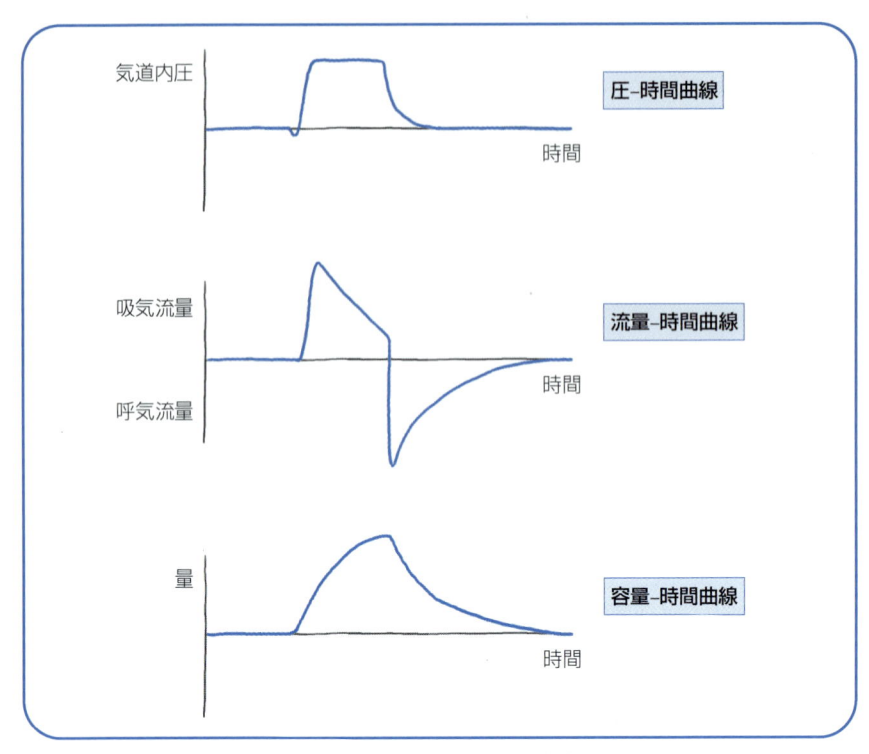

図9-14　圧-時間曲線，流量-時間曲線，容量-時間曲線

　そこで，吸気流量がある程度減衰した段階で吸気が終了したと判断して次のステップへ進む方が，タイミングが合い，患者と器械が同調する可能性が高いのである．ここで問題となるのは，どの程度減衰した段階で吸気が終了したと判断すればよいか，という点である（図9-15）．この判断が機種によって異なっている．一般的に最大吸気流量の5〜25％に減衰した時点で吸気が終了したと判断している機種が多い．ある機種は25％に設定してあり，ある機種は5％であったりする．至適な設定値は，各患者で同じではないので，患者の病態によって設定を変更する．先行する幾つかの呼吸の圧波形，流量波形から，器械が自動的に調節している機種もある（ニューポートe500・e360）．

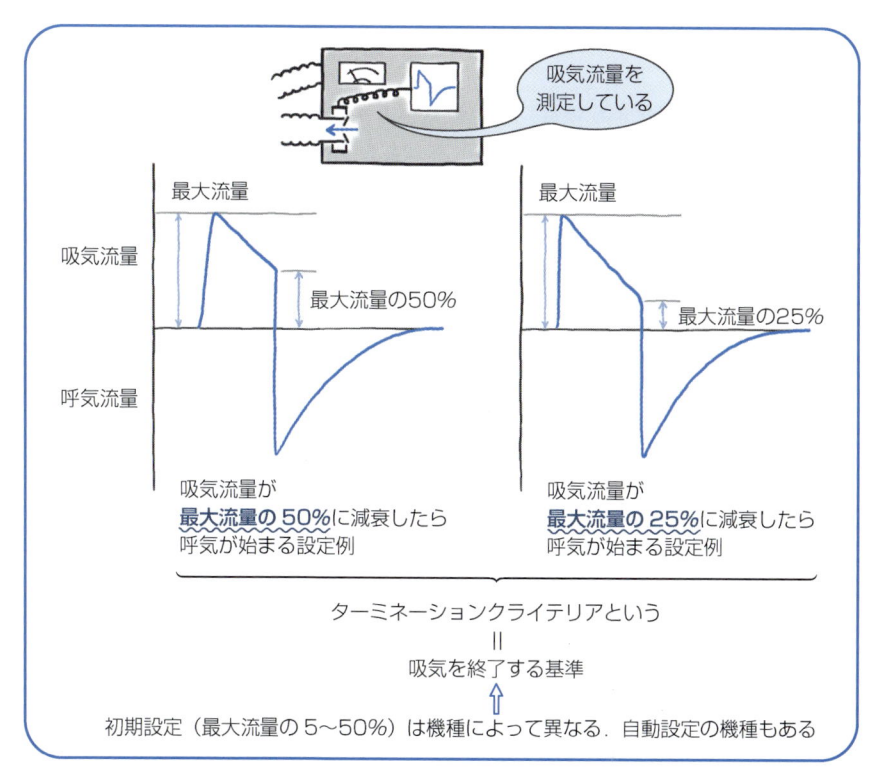

図9-15 最大吸気流量に対する割合で吸気終了を判断している

（図中テキスト）
吸気流量を測定している
吸気流量
呼気流量
最大流量
最大流量の50%
最大流量の25%
吸気流量が**最大流量の50%**に減衰したら呼気が始まる設定例
吸気流量が**最大流量の25%**に減衰したら呼気が始まる設定例
ターミネーションクライテリアという
＝
吸気を終了する基準
初期設定（最大流量の5〜50%）は機種によって異なる．自動設定の機種もある

5 ターミネーションクライテリアとサイクルオフ

　吸気を終了する基準をターミネーションクライテリア（termination criteria）という．また，吸気を終了し呼気弁を開く一連の動作をサイクルオフという．サイクルオフするためのクライテリアがターミネーションクライテリアである．このような表現は慣れていないと何のことだか分からなくなり，呼吸器はムズカシイと思われる一因となっている．

　「このベンチレーターのサイクルオフのターミネーションクライテリアはマキシマルフローの25%です」と器械屋さんが滑らかに言っても，初心者には分かりにくい．もっと分かりやすくいって欲しいとは思うのである．でも，慣れると便利だと思います．

C．プレッシャーサポート：自発吸気に合わせてサポート

6 吸気の終わりの基準の調節：ARDS と肺気腫

　ARDS（急性呼吸促迫症候群）では吸気努力が強く，吸気流量が多い．たとえば最大吸気流量 100 L/分で吸ったとする．もし，ターミネーションクライテリアが最大吸気流量の 25％であるなら，吸気流量が 25 L/分まで減衰した時点で吸気が終了し，呼気が開始する．本来，呼気は吸気が終了してから始まるのが理想である．まだ 25 L/分の吸気流量がある場合，吸気は終了していないので，この時点で呼気弁が開き呼気に転じてしまうと，患者と人工呼吸器の同調が悪くなる．「吸いたいのに吸えない」状況である．そこでこの場合，ターミネーションクライテリアを下げて，最大吸気流量のたとえば 5％にすると，吸気流量が 5 L/分まで減衰した時点で呼気が始まるので，患者と人工呼吸器の同調が改善する．

　肺気腫では末梢気道抵抗が高く，さらにコンプライアンスが高いため（時定数が増加している），吸気に時間がかかり，かつ吸気流量の減衰は緩やかである．すると，ターミネーションクライテリアまで吸気流量が減衰するまでに，患者の吸気運動が終わってしまう場合がある．つまり，患者の吸気運動は終わっているが人工呼吸器はそれを感知できず，なかなか呼気が始まらない状況となる．つまり，「吐きたいのに吐けない」状況である．これでは，患者と人工呼吸器の同調がよいとはいえない．そこで，肺気腫などの COPD（慢性閉塞性肺疾患）患者では，ターミネーションクライテリアを上げた方がよい．

PEEP/CPAP で スッキリ 10

――――― 肺胞を常に開いておく

A　PEEP/CPAP

1 PEEP/CPAP とは？

　PEEP（positive end-expiratory pressure）とは，呼気終末が陽圧になっている状態をいう．positive（陽）end-expiratory（終末呼気）pressure（圧）の略で，呼気終末を陽圧に維持することを，PEEP をかけるという．CPAP（continuous positive airway pressure）は自発呼吸下で呼気終末が陽圧になっている状態をいう．言い換えると，自発呼吸下で PEEP をかけた状態である．continuous（常に）positive（陽）airway pressure（気道圧）の略で，自発呼吸下において吸気・呼気を通じて常に気道が陽圧である．呼気終末が陽圧である点は CPAP と PEEP はまったく同じであり，それらの目的は同じである．自発呼吸下で呼気終末を陽圧に維持すれば CPAP といい，陽圧換気下で呼気終末を陽圧に維持すれば PEEP という．

　われわれは，息を「吸って，吐いて」を無意識のうちに繰り返している（逆に呼吸困難では，呼吸を意識してしまう）．通常，吸気・呼気終末の気道内圧は，大気圧と等しくなっている．この呼気終末の気道内圧を大気圧より高く維持するのが PEEP/CPAP であり，これには器具が必要となる（PEEP/CPAP のかけかたについては，この章の後半で述べる）．PEEP/CPAP がかかっていなければ，自発呼吸でも強制換気でも，呼気終末の気道内圧は大気圧と同じでゼロである．

気道内圧

大気圧（760 mmHg）をゼロと定め，これを基準として圧を表現している．たとえば気道内圧 10 cmH$_2$O は，実は 760 mmHg+10 cmH$_2$O である．

2 PEEP/CPAP をかけると呼気終末の肺気量が増加する

PEEP/CPAP は何のためにかけるか？

PEEP/CPAP をかけると動脈血酸素分圧（PaO$_2$）が上昇する．そのため，低酸素血症の患者に PEEP/CPAP をかける．もともと歴史的に PEEP の有効性は，急性呼吸不全の低酸素血症患者で明らかとなった（Falke KJ et al：J Clin Invest 51：2315-2323, 1972）．

健常者に PEEP/CPAP をかけても益は少ない．健常者の肺はほぼすべて開存しているので，新たに開く肺胞そのものが少ないからである．PEEP/CPAP は健常状態でない肺にかけてこそ意義がある．虚脱した肺胞・含気のなくなった肺胞を持つ肺では，その分，機能的残気量（functional residual capacity：FRC）が減少している．また，虚脱した肺胞・含気のなくなった肺胞では血液との接触が断たれるため（肺内シャントの増加），血液とのガス交換が障害されている．PEEP/CPAP により肺胞を常に陽圧に維持した結果，肺胞を開存させておくことができれば FRC が増加し，肺内シャントが低下し肺胞と血液とのガス交換が可能となる．つまり，PEEP/CPAP は FRC の増加を期待してかける．PEEP/CPAP がないと，虚脱している肺胞は吸気で一時的に開存しても，呼気終末には再び虚脱してしまう（図 10-1）．

PEEP/CPAP の目的

スッキリと肺胞を開いておくため（図 10-2）．
① 動脈血酸素分圧上昇
② 肺胞の周期的な拡張と虚脱の回避（☞ 17 章）．

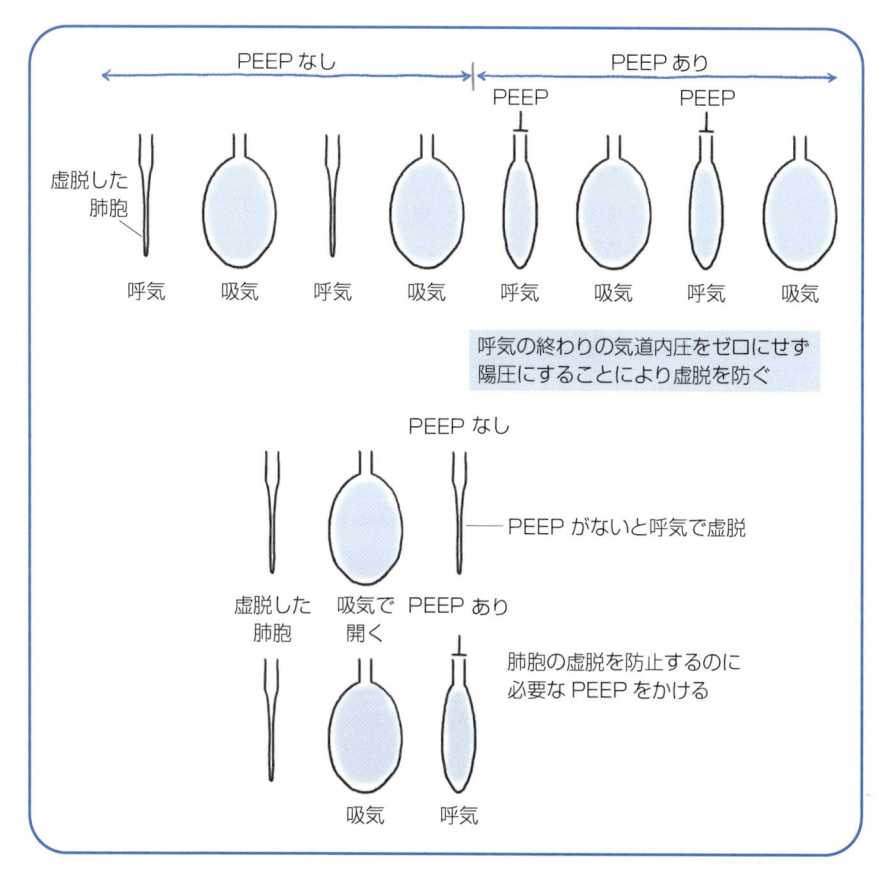

図 10-1　PEEP/CPAP により虚脱が防止されている換気様式

> **メモ**　気量とは（肺気量に関連して）
>
> 　気量というと聞き慣れない専門用語のように聞こえるが，エンジンの排気量といえば，誰でも聞いたことがあるはずである．排気量はエンジンの大きさを示しているが，エンジン内でガソリンが燃える空間の容量（気体の量）である．つまり気量とは，その空間の気体の量といえる．

3 肺気量（＝肺容量）

肺気量とは肺内の気体の量であり，呼気終末，吸気終末などの各時点での肺に

A.　PEEP/CPAP

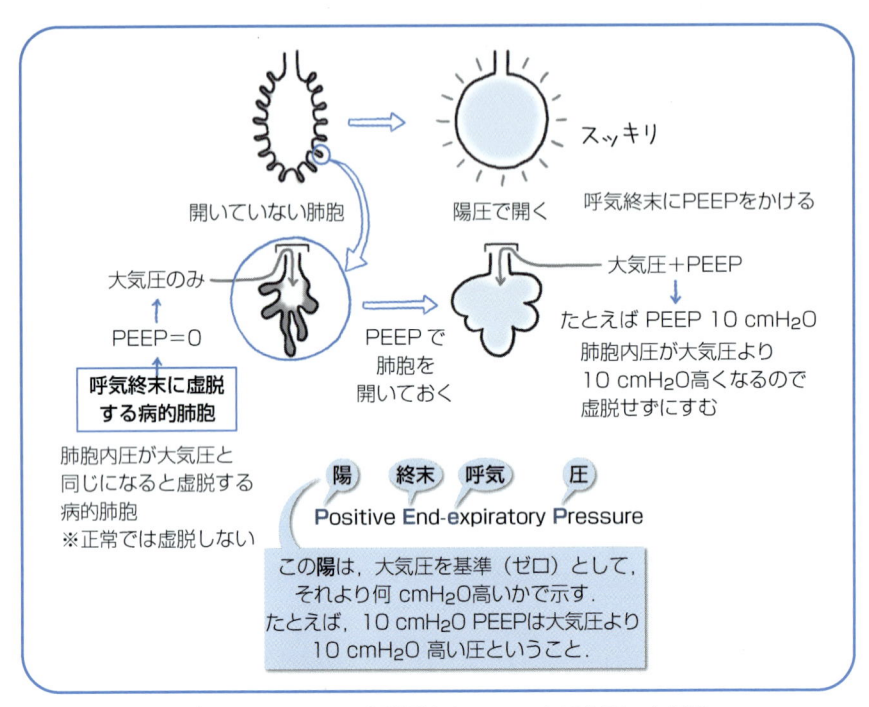

図10-2　PEEP/CPAPにより，虚脱がとれてスッキリと開いた肺胞

含まれている気体の量をいう．肺容量や肺の容積と表現した方が分かりやすいかもしれない．たとえば，息を最大限吐ききって，これ以上吐くことができないときに肺内に残された気体の量を残気量という．機能的残気量（FRC）とは，普通に呼吸しているときの呼気終末に肺内に残されている気体の量である（図10-3）．

肺気量にいろいろあり

- 肺気量 ＝ 肺の中の気体の量
- 安静時呼気終末 → 機能的残気量（FRC）
- 最後の最後まで吐ききると → 残気量
- 最後の最後まで吸い込むと → 全肺気量

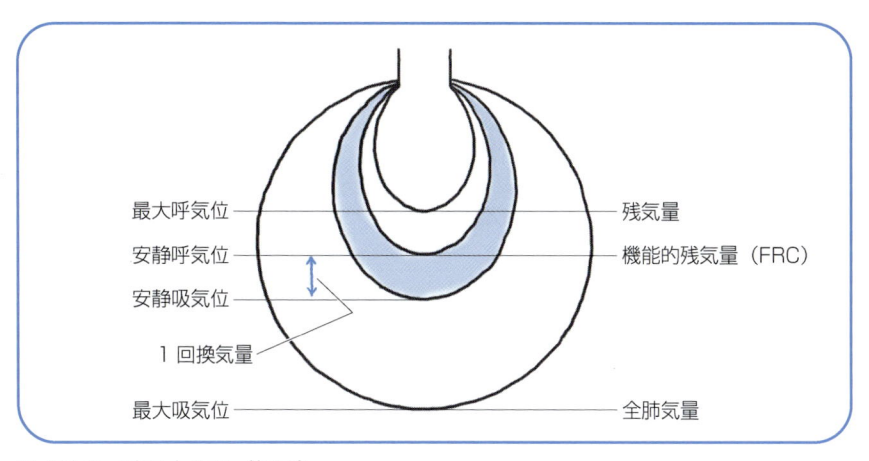

図 10-3　肺の大きさ（気量）

　肺気量は肺内の酸素量に影響する．つまり，肺気量が少ないと残存する酸素量も減少する．
　呼気の次には吸気がきて，肺気量は呼気終末と比べて増加する．普通に呼吸していれば，呼気終末の肺気量（FRC）が最小の肺気量である．これはすべての呼吸周期で，FRC以上の肺気量がある状態である．このように考えると，FRCの少ない人では酸素備蓄に余裕がなくなっていると考えられる．

FRCの低下

　　　　機能的残気量の低下　＝　肺内の気体の量の低下

　では，肺内の気体の量の低下はどのようにして発生するのであろうか？

4 肺胞内の空気がなくなる？

　FRCが少なくなるとPaO_2が低下する．では，どのようなときにFRCが少なくなるのであろうか．つまりどのようなときに，気道・肺胞に含まれている空気の量が減少するのであろうか．
　健常では，気道・肺胞は空気で満たされている．肺胞内が空気以外——たとえ

A. PEEP/CPAP

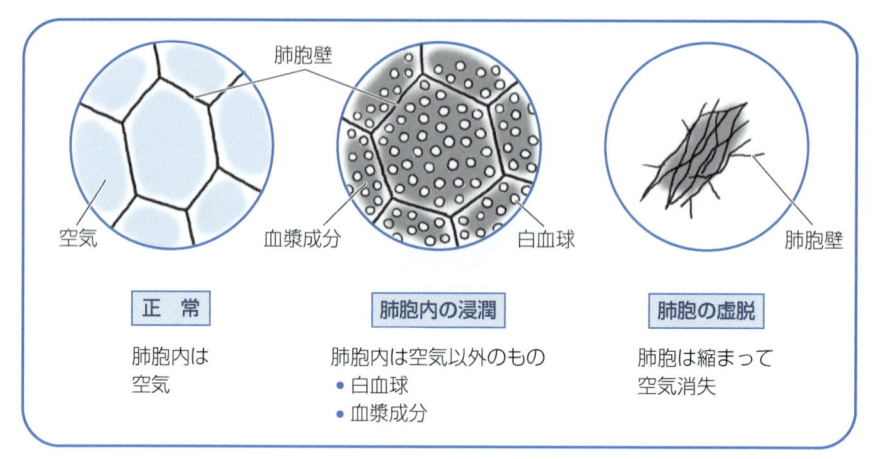

図 10-4　肺組織を顕微鏡でイメージすると

ば血漿成分・滲出液・白血球・細菌など——に置き換わっていると，肺胞内の空気は減少する．これは肺胞のサイズはあまり変化がないが，肺胞を満たしている空気が空気以外に代わった状態である．この状態を浸潤という（図 10-4）．一方，肺胞内の空気が完全に吸収され肺胞内のガスが消失すると肺胞は虚脱する．これは，肺胞のサイズそのものが縮小している状態である．

　健常なら，吸気でも呼気でも肺胞は，終始一貫して開いている．肺胞血流は常に肺胞の空気と接触しているので，ガス交換が行われている．肺胞内が空気以外で満たされている場合や，肺胞が虚脱していて空気が存在しない場合（これらは，肺全体で考えると FRC が減少した状態である），肺胞血流にとって，ガス交換をする相手が肺胞にないことになる．結果として酸素を取り込めないため，低酸素血症が発生する．

　では，どうすればよいか？　浸潤にせよ，虚脱にせよ，含気のなくなった肺胞に空気を入れること，つまり肺を開くことが対策となる．このためには，①まず開いて，②再び虚脱しないように開いた肺胞を維持することが必要である．

5　肺胞を開くことと開いたのを維持すること

　自発呼吸時，気道内圧は大気圧をゼロとして，$-2 \sim +2\,\mathrm{cmH_2O}$ の範囲を上下している（図 10-5）．呼気終末は，呼気・吸気ともに停止した状態で空気の流れは停止している．流れの停止とは，大気と気道に圧勾配がない状態である．

| 吸気 | | 呼気 |

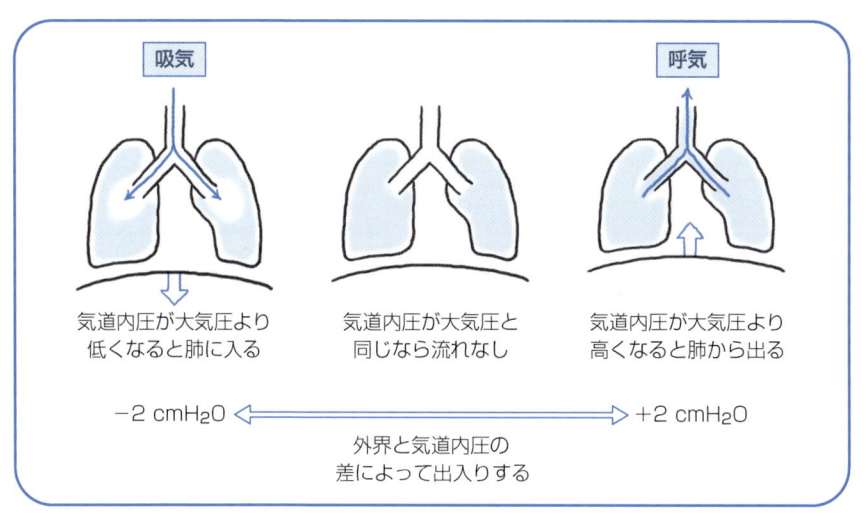

気道内圧が大気圧より　　気道内圧が大気圧と　　気道内圧が大気圧より
低くなると肺に入る　　　同じなら流れなし　　　高くなると肺から出る

−2 cmH$_2$O ←　　　　　　　　　　　　　　→ +2 cmH$_2$O

外界と気道内圧の
差によって出入りする

図 10-5　圧差で出入り

気道内圧は大気圧と等しくなり，すなわちゼロである．正常呼吸の呼気終末は 0 cmH$_2$O である．

　では，どのようにして，呼気終末に陽圧をかけるのであろうか？

　PEEP/CPAP とは，肺と外界の出入り口の内で外より高い圧差をつけることである．川の流れでイメージすると，流れをせき止めたときと似ている（図 10-6）．せき止めると，せきを越えるところまで水面は上がり，その水面まで達すると以後流れは持続する．また，ホースで水撒きをするときは，指でホースの先を押さえるとホースの内圧が上昇して，水が勢いよく流れる．上流の圧を上げるポイントは，①基本的に流れがある，②その流れをせき止める，の 2 点である．

6　PEEP/CPAP をかけるということ

　肺に PEEP/CPAP をかけるには，呼気という流れに障害物を置き上流（つまり肺内）の圧を上げる．ICU や回復室の酸素流量計から酸素を流して，風船を膨らませる場面を想像してみると（図 10-7），ただ酸素を流しただけでは風船は膨らまない．回路の出口を押さえて，回路の平均内圧を上昇させると風船は膨らむ．このとき風船にかかっている圧が PEEP または CPAP に相当する．

　PEEP または CPAP をかけるには，——患者の肺・気道と大気の間に，開いてもバネによって自動的に閉じる扉（バルブ）を置く——ような操作をする（図

A．PEEP/CPAP

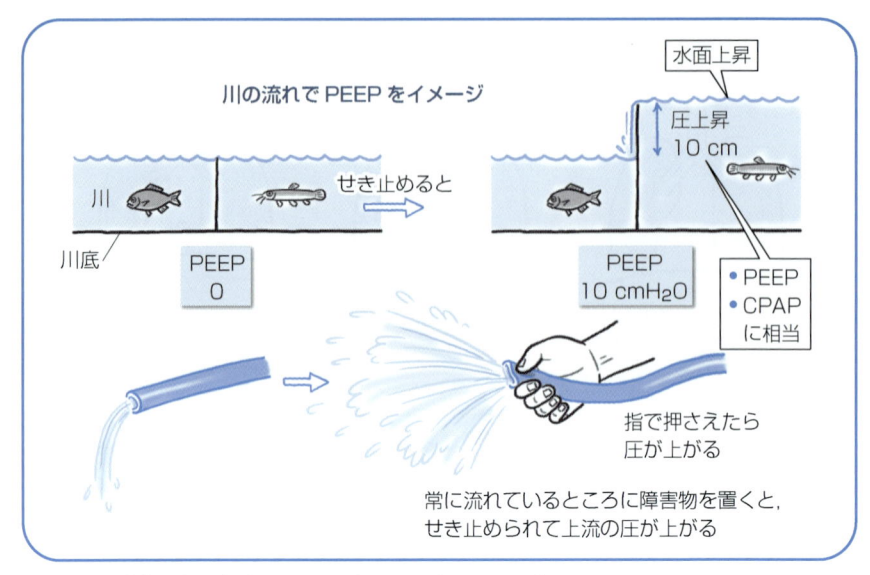

図 10-6　川のせき止めで PEEP/CPAP をイメージ

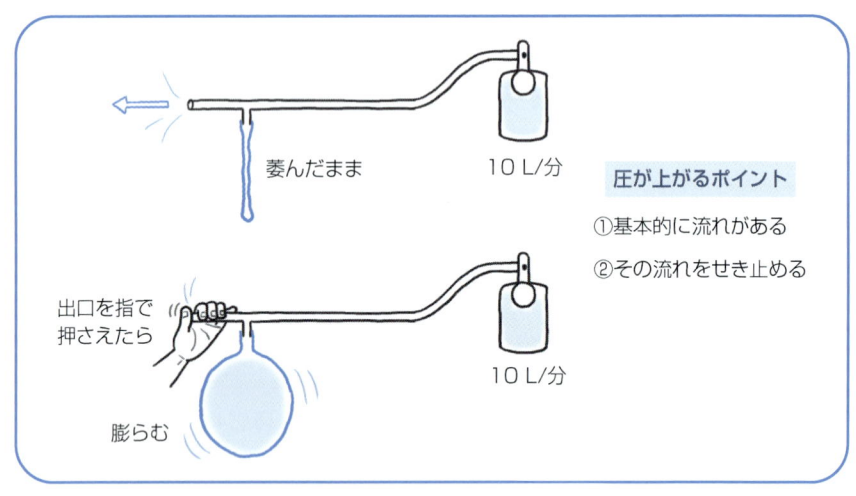

図 10-7　風船で PEEP/CPAP をイメージ

160　10．PEEP/CPAP でスッキリ

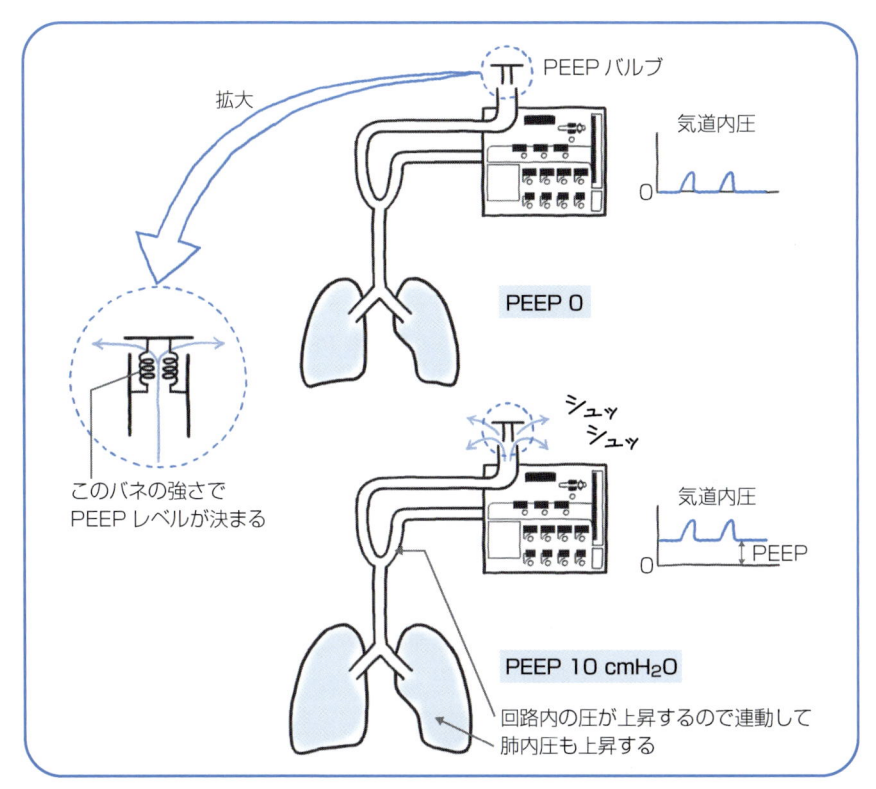

図 10-8　PEEP バルブ

10-8).

　扉にはバネが付いていて，基本的に閉じている．室内の圧が 10 cmH$_2$O 以上になったら扉が開き，室内の圧が 10 cmH$_2$O より少しでも低くなったらバネの力によって閉じる扉である．すなわち，肺・気道の内圧が 10 cmH$_2$O 以上になったら開いて呼気が行われ，10 cmH$_2$O 未満（たとえば 9.99 cmH$_2$O）になったら，バネの力で弁が閉じる．すると出口がなくなるので，この時点で呼気の流出が止まる．このときの気道内圧はだいたい 10 cmH$_2$O ということになる．この扉のような役割をするバルブを呼気側に置き，これを PEEP バルブと呼んでいる．

A．PEEP/CPAP

> **メモ** 気管吸引直後にサチュレーションが落ちるわけ

　重症呼吸不全患者で人工呼吸中の患者では,「気管吸引後に経皮的動脈血酸素飽和度（SpO_2）が低下し,困っていたら,10分ぐらいしてSpO_2が徐々に戻った」という経験をする.気管吸引の間は,100％酸素でジャクソン-リース回路やアンビューバッグで換気しているにもかかわらず,SpO_2が低下するのはなぜだろうか？　そして,徐々に回復するのはなぜだろうか？　重症呼吸不全患者に対する人工呼吸では,PEEP/CPAP併用が多い.気管吸引中は,PEEPバルブが外れるため,それまで10 cmH₂Oや15 cmH₂Oかかっていた呼気終末の陽圧（PEEP/CPAP）がゼロになる.すると,PEEP/CPAPにより防止されていた肺胞の虚脱が発生する.気管吸引を終了した時点でPEEP/CPAPはゼロであるため,肺胞が虚脱したままの状態で人工呼吸器に再装着される.この時点でPEEP/CPAPが再びかかるが,肺胞が虚脱した状態で人工呼吸器による換気が再開するため,SpO_2は低下してしまう.虚脱した肺胞が再び常に開いた状態になるには時間を要し,徐々に開いてくるため,SpO_2は徐々に上昇する.
　この気管吸引後のSpO_2の低下を防ぐ方策はあるだろうか.理論的には,陽圧換気の吸気で肺を拡げ,呼気終末気道内圧がゼロに下がる前にすばやく人工呼吸器を装着すればよい（図10-9b）.開いた肺胞が虚脱する前に人工呼吸器につなぐのであるが,言うは易く,行うは難しの世界である.
　願わくは,目の前の患者の肺胞が常に開いているかどうかイメージしながら人工呼吸を行いたいものである.

7 人工呼吸中の横隔膜の動きと肺虚脱

　自発呼吸中の横隔膜の動きは大きい.腹側と背側を比べると背側での動きの方が大きい（図10-10）.このため自発呼吸では,横隔膜に接する部分の背側肺がよく拡がる.一方,自発呼吸を止めた陽圧人工呼吸では,横隔膜の移動は自発呼吸時に比べて格段と小さくなり,横隔膜に接する部分の背側肺の拡がりが悪くなる.拡がりが悪くなった結果,やがて虚脱し無気肺の状態となる.別の表現をするなら,「自発呼吸のない人工呼吸時の肺容量（FRC）は,自発呼吸時よりも少なくなる」である.外から陽圧で押す方が,肺がよく膨らむイメージがあるとしたら,それは違う.横隔膜運動の存在は,肺底部の虚脱防止のために多大な貢献をしているのである.そのため,筋弛緩薬の使用や深い鎮静により自発呼吸運動を完全に止めるのはよくなく,自発呼吸を温存する(つまり,横隔膜の動きを温存する）方が望ましい.全身麻酔では,筋弛緩薬使用による人工呼吸を行う場合が多いが,背側肺底部の虚脱が出現し,動脈血酸素化が低下する傾向にある.

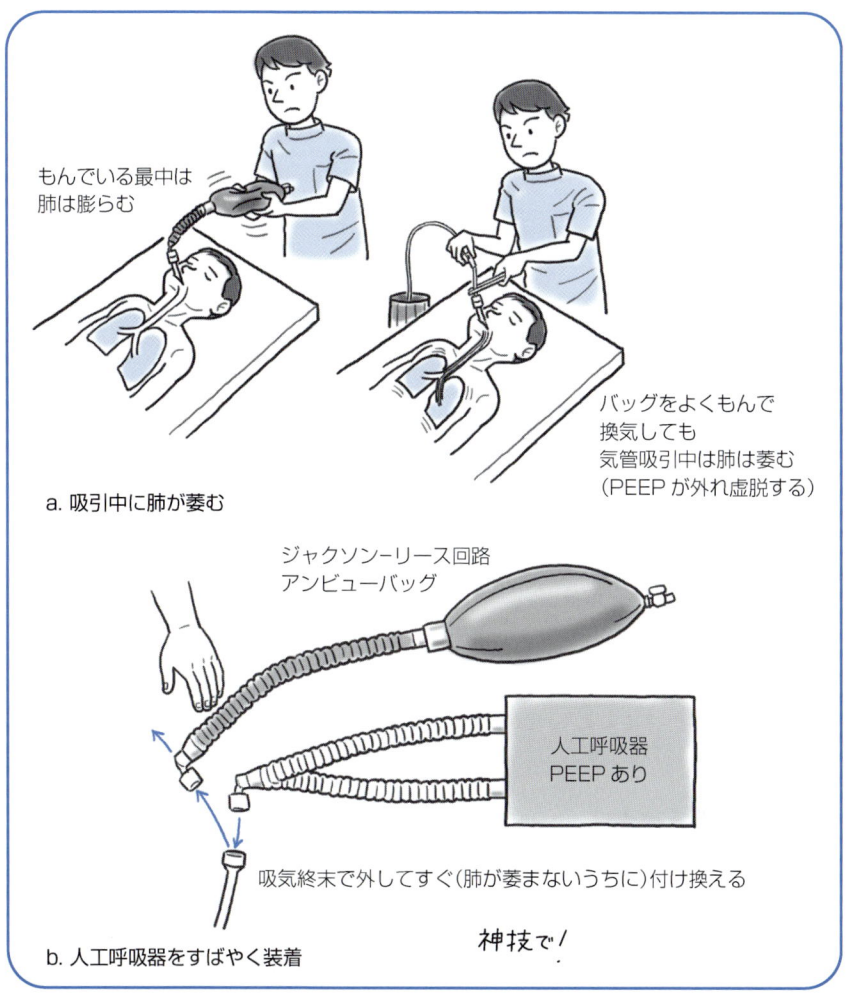

図中テキスト:
- もんでいる最中は肺は膨らむ
- バッグをよくもんで換気しても気管吸引中は肺は萎む（PEEPが外れ虚脱する）
- a. 吸引中に肺が萎む
- ジャクソン−リース回路
- アンビューバッグ
- 人工呼吸器 PEEP あり
- 吸気終末で外してすぐ（肺が萎まないうちに）付け換える
- b. 人工呼吸器をすばやく装着
- 神技で！

図10-9 気管吸引後のSpO_2低下を防ぐ方策

この背側肺底部の虚脱を防止するためにもPEEPが有効である．このためには，5 cmH_2O程度以内のPEEPをかけるのがよい．

一方，重症ARDS患者に対する人工呼吸では，人工呼吸開始後48時間筋弛緩薬を使用すると，長期予後が改善したとするRCT (randomized controlled trial) (Papazian L et al：N Engl J Med **363**：1107-1116, 2010) がある．自発吸気努力が強い場合は，人工呼吸開始後48時間，自発呼吸を抑制した方がよいのかもしれない．

A. PEEP/CPAP

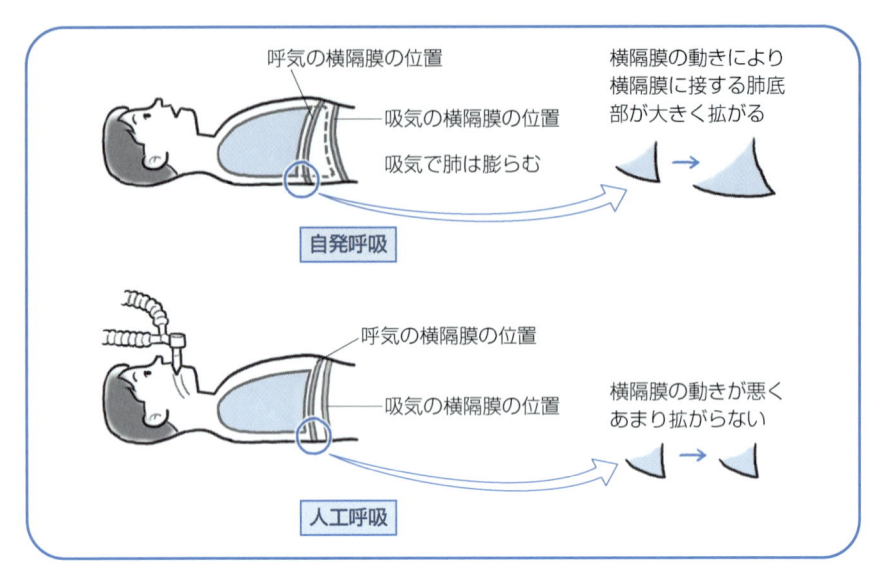

図10-10　横隔膜の動き

B　オートPEEP

1　オートPEEPとは

　呼気が終了する前に次の吸気がくるとどうなるか？　呼気終了とは，呼気の流れがゼロになる状態である．言い換えると，呼気の流れがゼロになる前に，流れに逆らって次の吸気がやってくるとどうなるか？　である．これは，息を吐いている途中に次の吸気が始まってしまうという状況である．このときにオートPEEPが発生する（図10-11）．

　空気を出しきる前に次がくるので，肺の中身は増える．つまり，肺胞の膨らみが増す．出しきれずに残っている分だけ肺胞が大きくなり，肺胞内圧も高くなる．この出し切れずに残ったガスで形成された圧がオートPEEPである（日本語では，内因性PEEP，隠れPEEP，英語ではauto-PEEP, occult PEEP, inadvertent PEEP, endogenous PEEP, internal PEEPともいう）

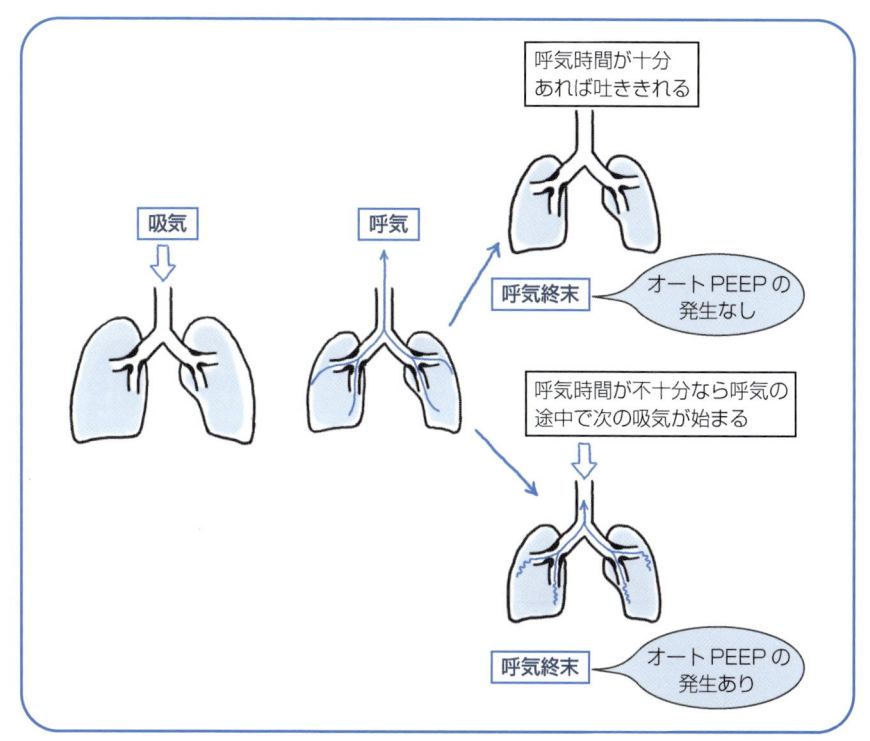

図10-11 呼気が不完全だとオートPEEPがかかる

2 オートPEEPの測りかた

　呼気終末時に呼気ホールドができる人工呼吸器ではオートPEEPを測定できる.

　呼気ホールドをかけると，次の吸気が始まらず呼気終末で換気が停止する．このとき，肺内圧がすべての場所で等しいなら（健常な肺はそうである），気道内圧は呼気終末の圧（ベースライン）から変化することなく一定である（図10-12a）．一方，オートPEEPが存在する肺では，呼気ホールド後，1～5秒かけて気道内圧がベースラインから上昇し，新たな圧（設定PEEP＋オートPEEP）で落ち着く．この新たな圧とベースラインの圧差がオートPEEPの値となる．なお，ベースラインの圧は設定PEEPの値である．

　オートPEEPが存在すると，肺胞内圧は中枢気道の圧より高くなっている．呼気ホールド中は，呼気バルブ，吸気バルブ双方とも閉じているので人工呼吸器

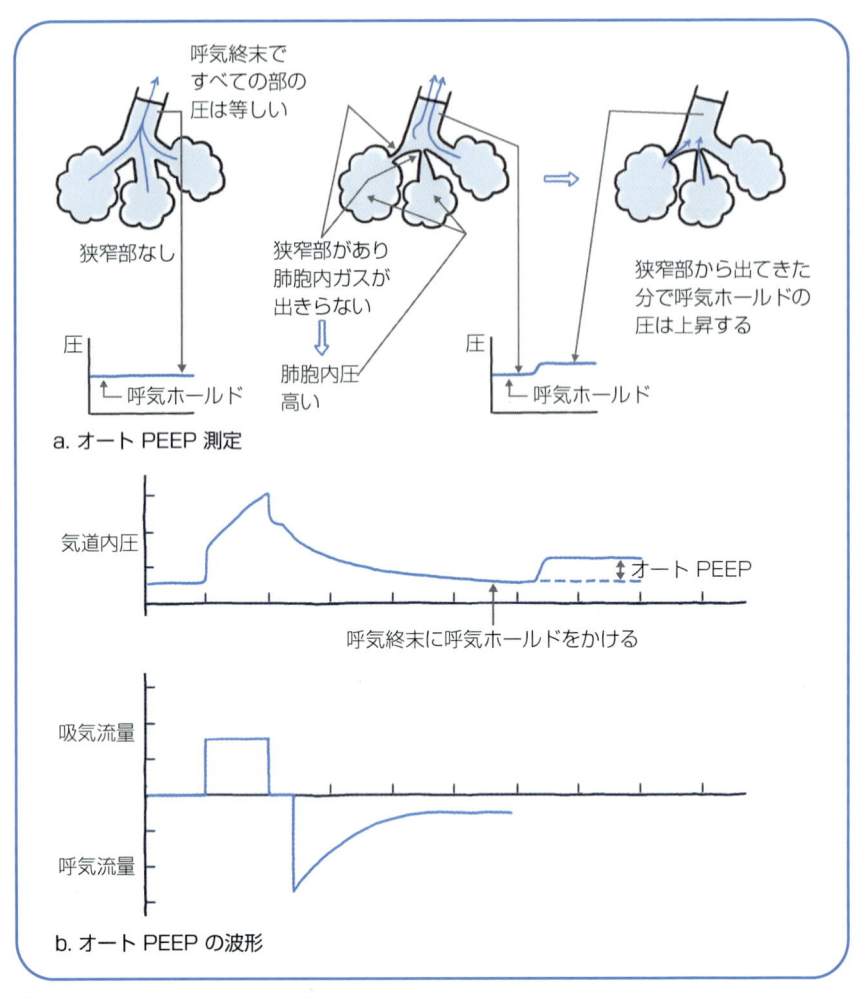

図 10-12 オート PEEP の測りかた

からの空気の流れは消失している．一方，肺内では，オート PEEP の存在により肺胞レベルと中枢気道に圧差が発生し，肺胞から中枢気道にガスが流入する．肺胞からガスが流出し，中枢気道にはガスが流入するので，やがて肺胞と中枢の圧差が消失し，肺内のガスの移動が停止する．そこで，肺胞と中枢気道の圧が等しくなった状態となり，新たな圧を示す．この新たな圧は，呼気ホールドをかける前の圧より高くなっている．この新たな圧と呼気ホールドがかかる直前の圧との差がオート PEEP の値となる（図 10-12b）．

3 どのようなときにオートPEEPがかかるか？
（＝どのようなときに吐ききれなくなるか）

a. 呼吸回数が多いとき
　呼吸回数が多いと，1回の呼吸時間（吸気＋呼気）が短くなるので，呼気時間も短くなりがちである．呼気時間が十分でないと，呼気を完全に呼出する前に次の吸気が始まるため，肺に空気がたまり，肺胞内圧が上昇しオートPEEPが出現する．

b. 気道に狭窄があるとき
　気道に狭窄があると，気道抵抗が高まり，呼気流量が低下する．呼気流量が低下すると，完全に呼出するのに時間がかかる．完全に呼出する前に次の吸気がくると，肺に空気がたまる状況となり，肺胞内圧が上昇しオートPEEPが出現する．

c. 気道に虚脱しやすい場所があるとき
　周囲から押されるとつぶれやすい部分が気道にあり，呼気の間にその部分がつぶれると閉塞状態となるため，閉塞部より末梢にある肺胞からの呼出が停止する．この時点で完全に呼出されていないので，呼気終末でも中枢気道より肺胞内圧が高くなり，オートPEEPが出現する．

4 オートPEEPがあるとトリガーが悪くなる

　オートPEEPがあると，自発吸気が強くないと人工呼吸器をトリガーできなくなる．これは，患者にとって苦しみとなる．人工呼吸器が自発吸気に合わせて作動するには，患者の自発吸気を検出して，すばやく反応しなければならない．患者が息を吸ったとき，もし人工呼吸器がそれに合わせて送気を送ってくれなかったら……患者は苦しいであろう．

　人工呼吸器は何でもって自発吸気を感知するのだろうか？　①自発吸気による中枢気道内圧の低下を感知するか，②自発吸気による吸気流の出現を感知することが必要である．

　人工呼吸器は，中枢気道の圧を測定している．とすると，人工呼吸器が患者の自発吸気による気道内圧の変化を感知するには，中枢気道内圧が変化しなければならないことになる．オートPEEPがない場合，自発吸気で中枢気道内圧は即座に低下するが，オートPEEPがある場合，オートPEEPの分だけ余分に吸わないと中枢気道内圧は低下しない．中枢気道内圧が低下するには，肺胞内圧が中

枢気道内圧より低くなり，中枢気道と肺胞に圧勾配が発生し，中枢気道から肺胞にガスが移動しなければならないためである．

吸気努力により肺胞が拡がり，オートPEEPの分だけ圧が低下した時点で中枢気道と肺胞内圧が等しくなり，引き続き吸気が続いてさらに肺胞内圧が低下すると，中枢気道との圧勾配が発生する．

5 オートPEEPがない場合のトリガー

オートPEEPがない場合，呼気終末で肺胞と中枢気道の圧は同じである．オートPEEPがなければ，①自発吸気により即座に肺胞が拡がり，②肺胞内圧が低下し，③即座に中枢気道と肺胞に圧勾配が発生し，④中枢気道から肺胞にガスが移動し，⑤中枢気道の内圧が低下し，⑥この内圧の低下を人工呼吸器が感知し，トリガーがかかる．

6 オートPEEPがある場合のトリガー

オートPEEPが存在すると，呼気終末で肺胞と中枢気道の圧は等しくなく，肺胞内圧が高くなっている．前述のトリガーまでの過程をオートPEEPがある場合で考えてみると，①自発吸気により即座に肺胞が拡がり，②肺胞内圧が低下し，③まず中枢気道と肺胞内圧が等しくなり，④さらに吸うと中枢気道と肺胞に圧勾配が発生し，⑤中枢気道から肺胞にガスが移動し，⑥中枢気道内圧が低下し，⑦この内圧の低下を人工呼吸器が感知しトリガーがかかる．

このとき，自発吸気努力が弱いと，中枢気道と肺胞内圧が等しくなるまで吸うことができず，トリガーできないことになる．吸っても吸えない状態であり，これは苦しい．

オートPEEPを認めた場合，オートPEEPの分，本来のPEEP圧を上げるか，呼気時間を長くする．

二相性の CPAP

11

APRV, BIPAP, Bilevel の周辺

　BIPAP，Bilevel は，特定の機種に搭載されている換気モードであり，同じような換気法であるが，製造メーカーが違うために異なった名称となっている．双方とも，自発呼吸を尊重しつつ強制換気も行う換気モードである．具体的には，自発呼吸中に 2 つの CPAP レベルが交互に繰り返される換気モードであり，APRV の一種である．自発呼吸がない場合，強制換気のみとなるので PCV と同じになる．CPAP が低レベルから高レベルに移行するときが強制換気の吸気開始に相当し，高 CPAP レベル持続時間が強制換気の吸気時間となる．高 CPAP レベルから低 CPAP レベルに移行するときが強制換気の呼気開始に相当し，低 CPAP 持続時間が強制換気の呼気時間となる．高 CPAP レベルと低 CPAP レベルの肺容量の差が強制換気の 1 回換気量に相当する．BIPAP, Bilevel の特徴は自発呼吸の存在下で発揮される．比較的新しいモードであるが，この換気モードが従来に比べて予後改善につながるという報告はまだない．

　上述の説明では，おそらく分かりにくいと思われるので，以下に順を追って説明したい．本章を読み終わった後に，イメージをつかんでいただければありがたい．BIPAP と Bilevel の考えかたは共通であるが，細かい点では違いがある．本章では，あくまで基本的な考え方について述べる．
　なお，BIPAP の I が i になっている BiPAP とは，非挿管下にマスクで非侵襲的陽圧換気（NPPV）を行う人工呼吸器の商品名であり，バイパップが BIPAP，BiPAP のどちらに当たるのか考える必要がある．

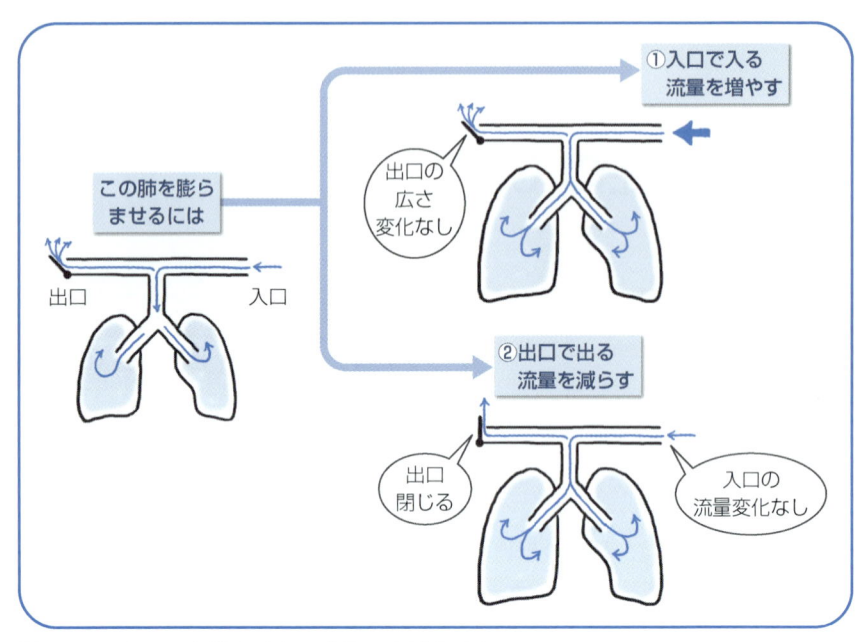

図 11-1　入るのを増やすか，出るのを減らすか

A　まずは APRV から：気道の圧を開放する換気法

　肺を膨らませるには，入る量を増やす，出る量を減らすの 2 種類がある．入る量の調節は，入口で行う．出る量の調節は出口で行う（図 11-1）．出口で調節する方法として airway pressure release ventilation（APRV）という換気法がある．文字通り，気道の圧を開放する換気法という意味である．これは，出口を閉じて出る量を減らして肺を膨らませ（吸気），出口を開いて肺を萎ませる（呼気）換気法である．

　APRV の概念をイメージするには，まず CPAP からスタートするのが分かりやすい（図 11-2）．
① 一定流の回路の出口を閉じて風船を膨らます．風船の内圧が設定圧（たとえば 15 cmH$_2$O）まで上昇したら，流れを少し逃がすようにすると，その後，内圧を一定に保てる．これは CPAP に相当する

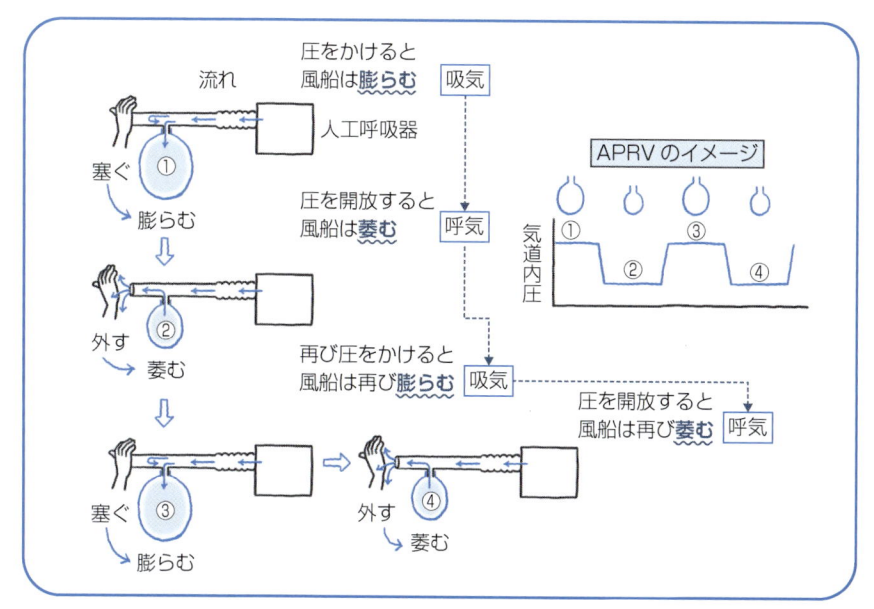

図11-2 APRV

② 次いで，出口を開放すると風船は萎む．萎んだ分の容量は外に排出される．これは呼気量に相当する．出口は，内圧が目標圧（たとえば5 cmH$_2$O）に達する程度に開放する
③ 次いで，再び出口を前回と同程度閉じると，風船は再び膨み内圧は15 cmH$_2$Oとなる．風船の増加容量は吸気量に相当する
④ 次いで，再び出口を開放すると風船は再び萎む
⑤ 以後，出口の開閉を繰り返すと風船は，「膨らんで，萎んで」を繰り返す．これは，吸気と呼気に相当し，風船の換気が行われる

出口の開閉により換気を行い，呼気は圧の開放により行われる．気道の圧を開放する換気法という意味で，airway pressure release ventilation（APRV）と名付けられている．

基本的にAPRVは，自発呼吸を温存する換気法である．APRVでは，2つの気道内圧レベルがあり，それぞれの気道内圧を中心に自発呼吸も行われている．言い換えると，高レベルと低レベルの2つのCPAPレベルが交互に入れ替わる状態となっている．換気は以下の2つの機序により行われている．
① 各々のCPAPレベルでの自発呼吸による換気
② CPAPレベルが変わるときの肺容量の差による換気

[図中テキスト]
- 高 CPAP レベルでの自発呼吸による換気（図 11-2 の①, ③）
- 気道内圧
- 高 CPAP レベル
- 低 CPAP レベル
- 時間
- 低 CPAP レベルでの自発呼吸による換気（図 11-2 の②, ④）
- 高 CPAP から低 CPAP に変わるときに肺容量が低下し，その低下分が自発呼吸以外の呼気量となる（図11-2 の①→②, ③→④の換気：高気道内圧から低気道内圧への変化）
- 低 CPAP から高 CPAP に変わるときに肺容量が増加し，この増加分は自発呼吸以外の吸気量となる（図11-2の②→③）

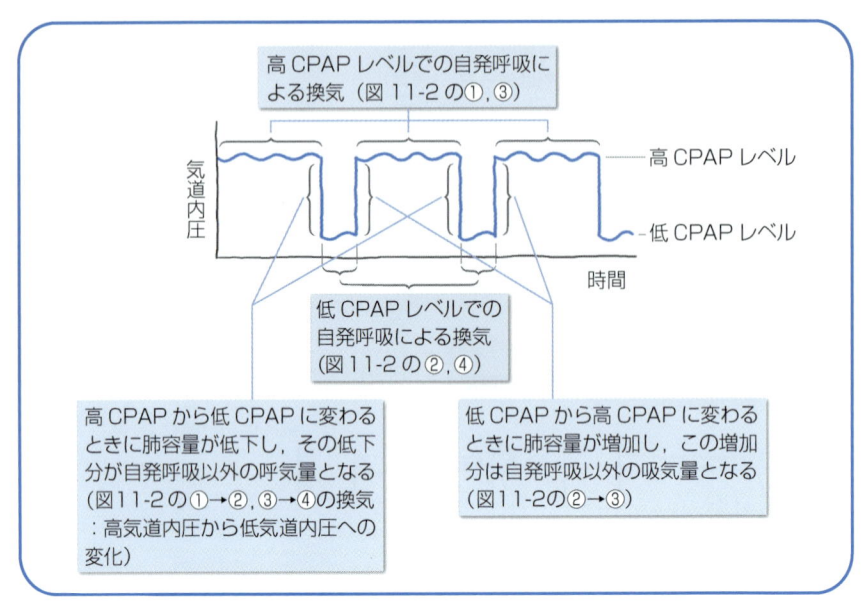

図 11-3　APRV における 2 種類の換気

a. APRV の呼気・吸気の換気について（図 11-3）

　低 CPAP レベルでの肺容量（肺気量）は高 CPAP レベルと比較すると少なくなっている．つまり，高 CPAP から低 CPAP に移行すると肺容量は減少する（図 11-2 の①→②，③→④）．この減少分が呼気量となる．逆に低 CPAP から高 CPAP に移行すると肺容量は増加する（図 11-2 の②→③）．この増加分は吸気量となる．2 つの CPAP レベルの変化は，肺内圧の変化なので，この肺容量の変化は圧制御の換気によると考えられる．

B　BIPAP/Bilevel

1　BIPAP/Bilevel とは

　図 11-2 は風船の「膨らみと萎み」を示しているが，風船なので自発的な動きはない．この，風船を肺に置き換えてみると，自発呼吸運動のない肺に当てはまる．もし，この風船を自発呼吸運動のある肺に当てはめてみると図 11-4 の

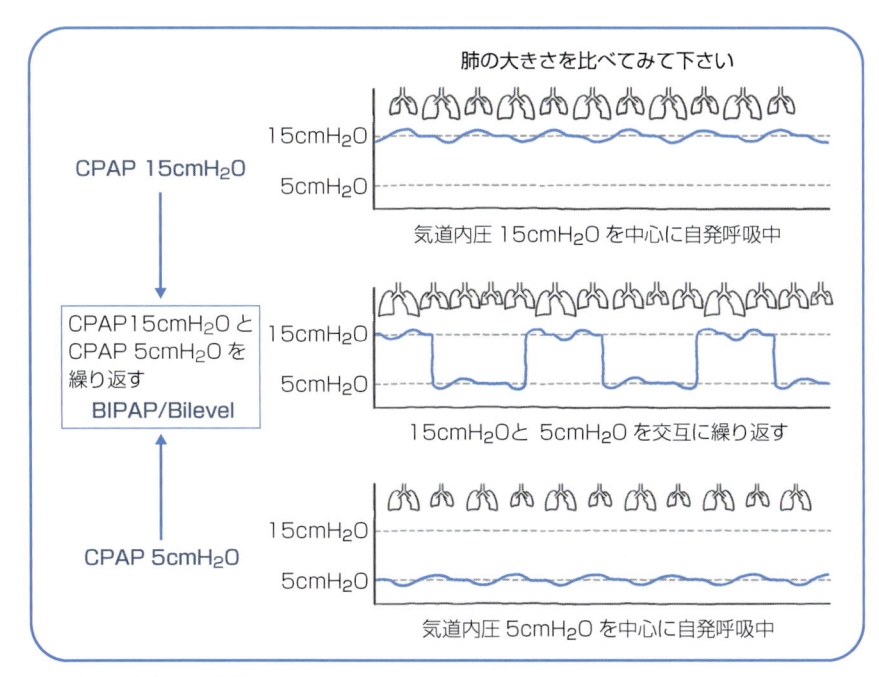

図 11-4 BIPAP/Bilevel

ようになる．

　この図では，15 cmH₂O を中心に自発呼吸をしている状態（CPAP 15 cmH₂O）と 5 cmH₂O を中心に自発呼吸をしている状態（CPAP 5 cmH₂O）が交互に繰り返されている．これは，2 つの CPAP レベルが交互に繰り返されている自発呼吸である．ある機種では，2 つのレベルの CPAP という意味で Bilevel（bilevel positive airway pressure）と名付けている．また別の機種では，二相性の CPAP という意味で BIPAP（biphasic positive airway pressure，二相性陽圧換気）と名付けている．

　図 11-4 中段での肺の大きさをみてほしい．高 CPAP では大きめの肺が「膨らみと萎み」を繰り返している．低 CPAP では小さめの肺が「膨らみと萎み」を繰り返している．高 CPAP では低 CPAP と比べて高い圧が肺にかかるので，肺が大きめとなり，低 CPAP では小さめとなっている．

　この BIPAP/Bilevel の換気様式は APRV の一種である．APRV と BIPAP/Bilevel の考え方は同じであるが，高 CPAP レベルと低 CPAP レベルの時間比が異なる．APRV では，高気道内圧（高 CPAP レベル）の時間が低気道内圧（低

CPAPレベル）の時間より長い．一方，BIPAP/Bilevelでは，高気道内圧の時間が低気道内圧の時間より短い．つまり，強制換気の吸気時間が呼気時間より短い．APRVは，吸気と呼気の時間比率によって，実質的にBIPAP/Bilevelとなるわけである．日本医用機器工業会の人工呼吸器用語集によると，低CPAP時間＜1.5秒をAPRV，1.5秒≦低CPAP時間をBIPAP/Bilevelとしている．

2 BIPAP/Bilevel，自発なければPCV

　BIPAP/Bilevelで自発呼吸がなければ，2つの気道内圧が繰り返される状態になるため，圧制御の強制換気，つまりPCVを行っているのと同じことになる．そこで，BIPAP/Bilevelの意義は，自発呼吸がある際に発揮される．
　PCVの吸気では基本的に設定圧を設定吸気時間の間保っている．もしPCVの吸気中に自発呼吸の呼気・吸気が発生した場合，器械は気道内圧をあくまで一定に保つように流量を増減させる．たとえば自発吸気が発生した場合，気道内圧が低下するが，この低下を速やかに解消するため，器械からの流量が増加する．一方，BIPAP/Bilevelは，自発呼吸時に気道内圧を厳密に設定圧に維持するのが目的ではなく，その設定圧を中心に自発呼吸での換気ができるようにするのが目的である．つまり，設定圧を中心に自発呼吸を尊重する機構といえる．PCVの吸気において自発呼吸による気道内圧の変動を避けるために器械が流量を増減しているが，現実的には一定圧を保つのは困難である．また，この場合，患者と器械との同調が悪くなる．BIPAP/Bilevelの場合，強制換気の吸気中でも自発呼吸があれば，患者まかせで呼吸できるため，器械と患者の良好な同調が期待できる．

3 BIPAP/Bilevelにおける自発呼吸と強制換気

　BIPAP/Bilevelにおける換気で，自発呼吸による換気量と強制換気による換気量のいずれが主かは，自発呼吸の程度と器械設定によって異なる．基本的に患者の状態がよければ，自発呼吸でよいので，わざわざBIPAP/Bilevelを行う必要はなく，CPAPを行えばよい．通常，BIPAP/Bilevelを行っている場合は，まず強制換気で必要換気量を確保し，これに加えて自発呼吸があれば，「自発呼吸でも自由に換気してください」という形になる．実際，BIPAP/Bilevelからのウイニングは，高CPAPレベルを下げていくか，高CPAPレベルの回数を減少させ，強制換気の占める割合を減らしていく方法がとられる．

12 波形の会話

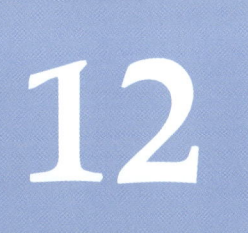

―― 波形のワンポイントアドバイス

先輩医師（以下⑰）　人工呼吸器のパネルの波形はみてますか？
後輩医師（以下㉄）　ええ，でもなんとなく．なんか，分かりにくいんですよね．
⑰　波形には，圧波形，流量波形，量波形がありますが，どれを見ますか？
㉄　どれをといわれても，あまり考えたことがないので……．どれを見たらいいのですか？
⑰　じゃ，その前に各波形について考えてみましょう．
㉄　まず，目が行くのが圧波形のような気がします．

A　圧波形：波形でVCVかPCVかを見分ける

⑰　では，圧波形（圧-時間曲線）から．圧波形の縦軸は何ですか？
㉄　圧です．単位はcmH₂Oが多いですね．
⑰　そうですね．では横軸は？
㉄　えーと，あまり気にしていませんでしたけど……，時間……ですか．
⑰　正解です．では図12-1を見てみましょう．2種類ありますね．どう思われますか？
㉄　どう思われますか？　といわれましてもどうお答えしたらいいのか分かりません．縦軸が気道内圧，横軸が時間になっています．
⑰　そうですか．では，言い直します．まず，制御様式を考えましょう．どちら

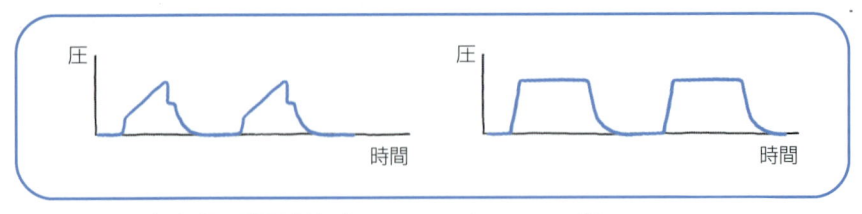

図 12-1　圧波形［圧-時間曲線（pressure-time curve）］

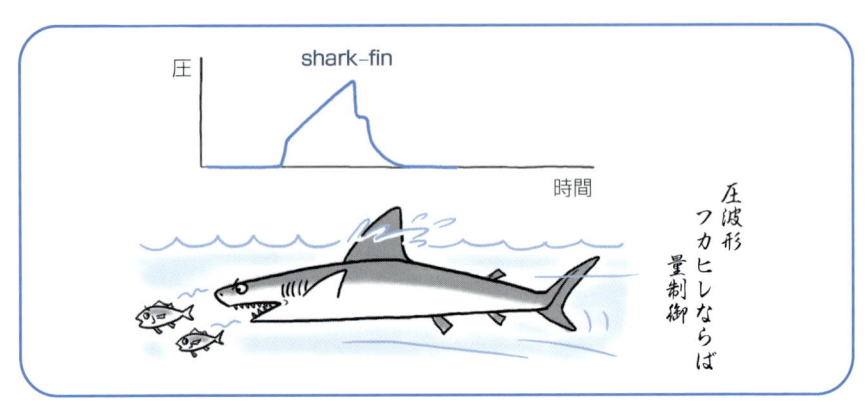

図 12-2　フカヒレ

が圧制御でどちらが量制御ですか？
- 🧑 左がボルコンで，右が PCV です．
- 👴 なんか，慣れた感じですね．ボルコンというのは volume control または volume-controlled ventilation（VCV）の略で，VC ともいいますね．日本語では，量制御の調節呼吸になります．従量式換気ともいいます．PCV は，pressure-controlled ventilation の略で，日本語では，圧制御の調節呼吸になります．従圧式換気ともいいます．
なぜ，左が VCV と分かったのですか？
- 🧑 まず，波形が漸増しています．シャークフィン（shark-fin）——つまりフカヒレは，VCV の特徴です（図 12-2：☞ 7 章）．
- 👴 ジョーズみたいなヒレがあったら VCV と判断できますので，まずはフカヒレを探すのがよいでしょう．さて，右は PCV と言われましたがなぜですか？
- 🧑 圧が急速に上昇してその後一定になっていますので，圧制御であると分かります（☞ 7，9 章）．

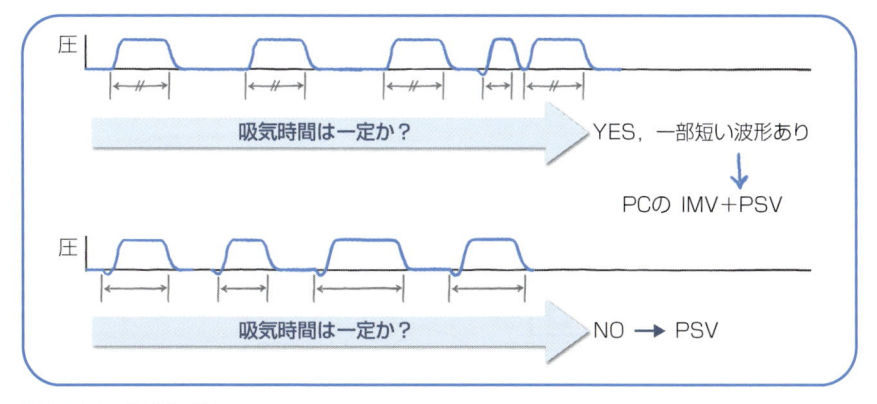

図 12-3　連続波形
IMV：間欠的強制換気

㊀ そうですね．さて，圧制御には，PCV と PSV がありますが，図 12-1 だけで，どちらか見分けがつきますか？
㊁ うーん．PCV では，吸気時間は器械が設定していて毎回同じですけど，PSV では，吸気時間は患者自身が決めていて，毎回同じというわけではない……ので，これが PCV か PSV かは，これだけでは分かりません．
㊀ どうしますか？
㊁ いくつか，波形を連続して見たいです．
㊀ 吸気時間が完全に一定なら PCV ですね．吸気時間にバラつきがあれば，PSV が混じっていることがわかります（図 12-3）．
　他にどこか見るところはありますか？
㊁ ……
㊀ 他に PCV と PSV の違いは？
㊁ 吸気時間が器械によって決定しているか，いないかです．
㊀ ということは．
㊁ 吸気時間が設定されているか？　されているとしたら何秒か？　を見る（図 12-4）．
㊀ そうですね．器械で設定されている時間にその波形の実測吸気時間が一致すれば，その換気は PCV ですね．設定されている時間と異なる場合は，PSV と判断できます．たまたま，患者の吸気時間が器械で設定されている吸気時間と同じ場合は，見分けがつきにくくなります．吸気時間が設定されていない場合は，即 PSV と分かります．

A．圧波形：波形で VCV か PCV かを見分ける

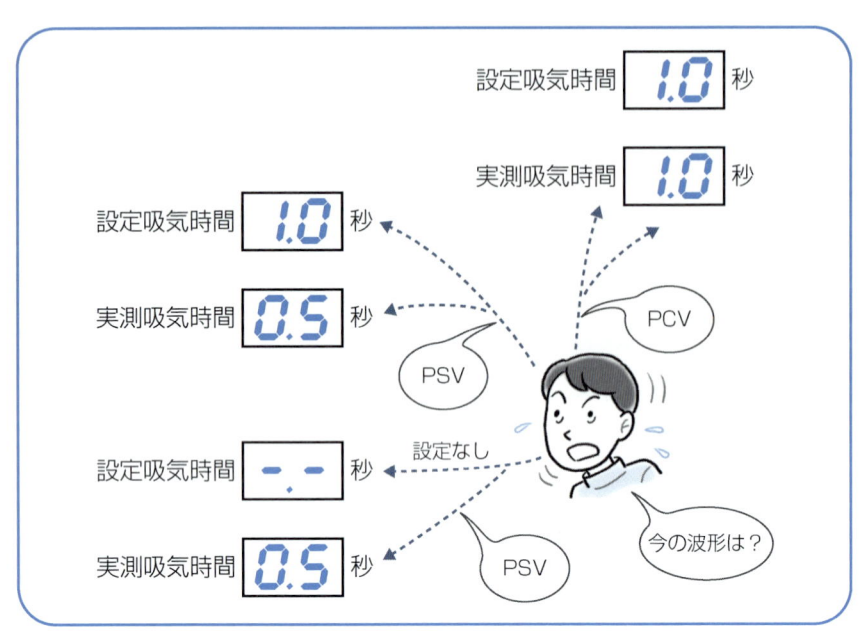

図 12-4　設定時間と実測時間を見る

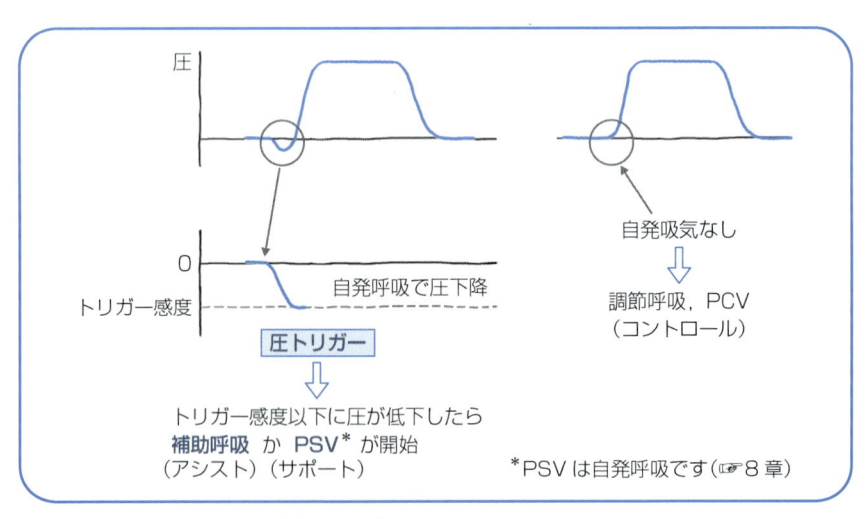

図 12-5　圧トリガー：吸気初期の波形に注目

㊥　はい．
㊨　もう 1 ヵ所，見るところがあります（図 12-5）．

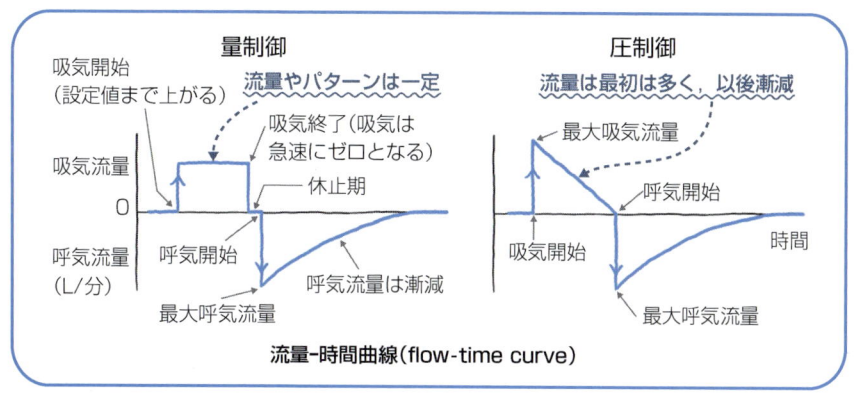

図12-6 流量波形

㊡ 波形の立ち上がりの部分ですね．
㊛ 1回の吸気が自動的に始まっているか？ 患者の自発吸気をきっかけとして始まっているか？ を見ます．患者の自発吸気をきっかけに器械が作動することをトリガーがかかるといいます．
㊡ トリガー感度ってありますよね．
㊛ トリガーがかからずに換気が行われていれば調節呼吸です．トリガーがかかっている場合は，自発呼吸か補助呼吸（☞8章）です．
㊡ 基線から下がった部分がなければ，PCVです．下がった部分がある場合は，PCVかPSVで，PCVなら圧制御の補助呼吸になります．PCVかPSVかを見極めるには，実際の吸気時間を見て，設定時間と異なっていればその波形はPSVということでしょう．

B 流量波形

㊛ 次は流量波形（流量-時間曲線）．流量波形の縦軸，横軸はそれぞれ何でしたか？
㊡ 縦軸が流量で，単位はL/分が多いです．横軸が時間です．
㊛ そう，横軸は時間で圧波形の場合と同じですね．
㊡ なんか，分かりにくい図ですけど……（図12-6）．上の方と下の方に分かれているように見えます．

- 先　慣れれば，大丈夫です．上と下とは，つまり逆，反対方向を表しているのです．
- 後　……？
- 先　「肺へ入る」流れと「肺から出る」流れを比べると，その方向は，どうですか．同じですか違いますか．
- 後　反対方向です．
- 先　そうです．ですから流量のグラフでは，ゼロより上を吸気（肺へ入る流れ），下を呼気（肺から出る流れ）として表しているのです．

流量波形

基線より上は吸気，下は呼気

- 先　さて，図 12-6 ですが，どう思われますか？
- 後　圧制御か量制御かということですね．
- 先　ええ．どうやって見分けますか？
- 後　左が量制御で右が圧制御です．
- 先　量制御は，換気量をまず設定する様式で，換気量＝流量×吸気時間　です．流量の値やパターンは一定で毎回同じですね．患者肺の状態が変化しても，流量やパターンは一定で変化しません．流量やパターンを一定にしているので，圧が変化し漸増します（図 12-1）．圧制御では，流量はどうですか？
- 後　圧制御では，流量は最初に多く，以後漸減してゆきます．そして，圧は吸気の間中一定です（図 12-1）．患者肺の状態が変化すれば，流量パターンは変わります．
- 先　どうして？
- 後　圧を一定にするために，流量を調節しているからです．逆に言うと，流れる量（つまり流量）を調節しなければ，圧は一定に保てません（☞7，9章）．
- 先　吸気の流量波形で，量制御か圧制御か見分けがつくというわけですね．呼気の流量波形では，何が分かりますか．
- 後　吸気は，人工呼吸器により行われます．一方呼気は，膨らんだ肺が自発的に萎むことによって，いわば患者まかせで起こります．ですから，患者肺の状態により影響を受けると思います．
- 先　患者肺の状態を別の言葉で言い換えると？

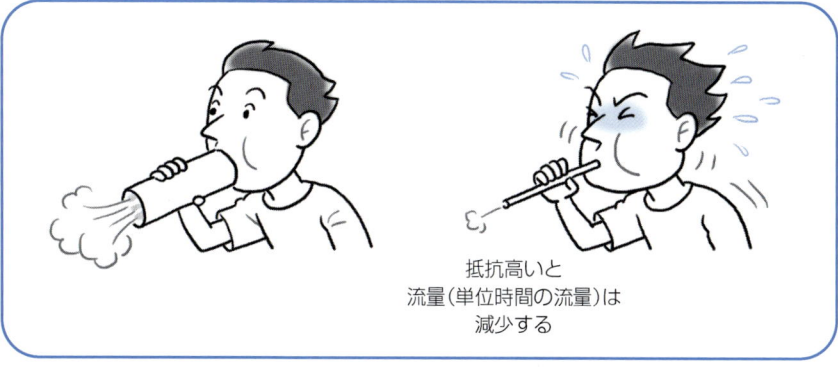

抵抗高いと
流量（単位時間の流量）は
減少する

図 12-7　抵抗が高い管を吹くとき

- 後　気道抵抗とコンプライアンス（☞3章）！
- 先　そうですね．コンプライアンスというのは，吸気で得られる値です．気道抵抗に差がないとして，コンプライアンスの低い肺と高い肺について考えてみます．コンプライアンスの低い肺，つまり膨らみにくい肺は早く萎む．コンプライアンスの高い肺は膨らみやすく，時間をかけて萎む．コンプライアンスの逆数をエラスタンスといって，萎みやすさを表わしています．
- 後　じゃ，コンプライアンスが低いとエラスタンスは高い．コンプライアンスが高いとエラスタンスは低い．
- 先　エラスタンスが高いということは，早く萎むということです．
- 後　つまり，戻りやすいということですね．弾性が強いんですね．
- 先　そういうこと．さて同じ肺で1回換気量が同じなら，呼気の流量は圧制御でも量制御でも同じ……ですか？
- 後　と思います．
- 先　そうですね．だいたい同じです．ですから，呼気流量波形は換気モードにかかわらず，肺の状態を反映します．
- 後　呼気流量の波形では，何に注意したらよいのでしょうか？
- 先　一般に異常とは，基準より高くなるか低くなるかのいずれかですが，気道抵抗では高くなる異常が多い．コンプライアンスでは低くなる異常が多い．ですから，波形もそれぞれの異常でどうなるか理解しておけばよいのです．
- 後　ではまず，コンプライアンスは一定で抵抗が高くなると……
- 先　図 12-7 で抵抗が高いのをイメージしてみましょう．

B．流量波形

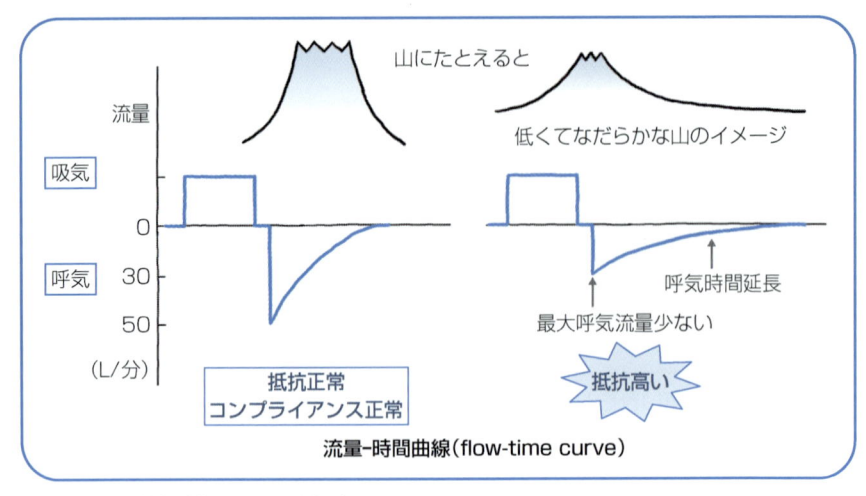

図12-8 抵抗が高いときの波形

㊐　一生懸命吹いても，最大流量が増えずに低流量が持続する，ようなイメージです．
㊙　そう，息を全部吐くのに時間がかかる（図12-8）．
㊐　低い山がなだらかにいつまでも続いているような感じですね．
㊙　そうです．抵抗が高くなっていないかな？　という気持ちで見るといいと思います．なだらかに低下している状態があれば，「抵抗が高いかな」と考え，呼気の最大流量を見る．最大流量も低ければ，たぶん抵抗が上昇しています．
㊐　最大呼気流量の目安はありますか？
㊙　確定的なことは言えません．あくまで目安ですが，成人で最大呼気流量30 L/分以下は，明らかに低いといえます．40 L/分以下で低めという程度でしょうか．50 L/分以上あれば，低くはないといえます．
では次に，気道抵抗に変化なくコンプライアンスが低くなった異常について見てみましょう（図12-9）．
㊐　すぐ吐き終わるイメージです．尖った山みたいで裾野があまり広くない．
㊙　そうですね．見ている波形が，コンプライアンスの低い波形のイメージに当てはまるか確認するような感じで見るようにしましょう．もし，コンプライアンスが低そうだったら，別の項目も見て辻褄が合うか考える．何を見ますか？

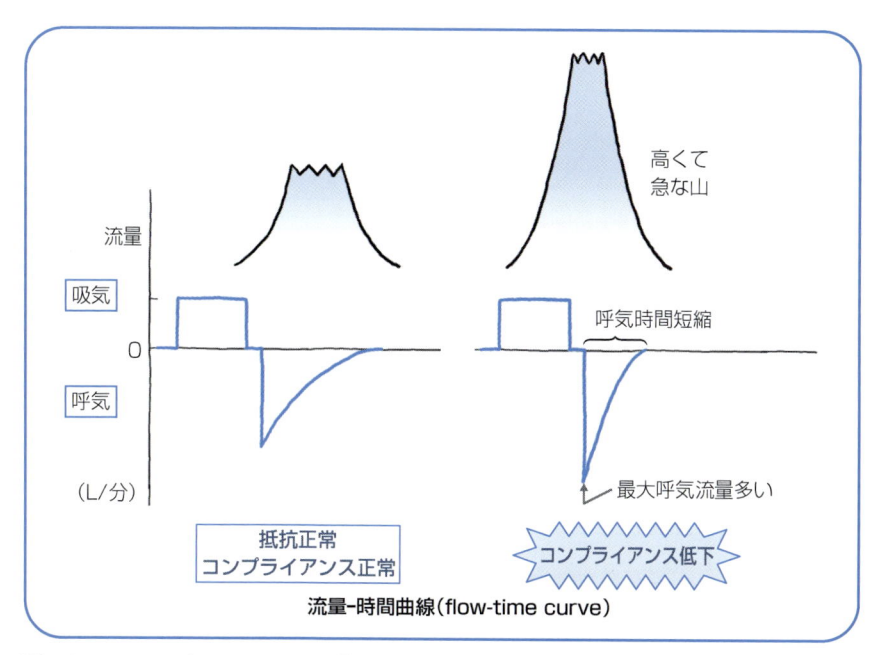

図12-9 コンプライアンスが「正常」と「低い」呼気流量波形

後　量制御なら，気道内圧が上昇しています．圧制御なら，換気量があまり得られません．PVカーブの傾きが緩やかになります（☞図14-14）．
先　別のところでも言いましたが，以前の波形と重ねることにより，改善しているかどうかを考えることができます（☞14章）．

C 量波形

後　量波形（量-時間曲線）で見ることは？
先　量波形の縦軸は，吸気量と呼気量です．単位はL/分かmL/分．横軸は時間です（図12-10）．
後　吸気量と呼気量が等しいかどうか確認します．
先　等しくなければ，何がありますか．
後　リーク．漏れてる（図12-11）．

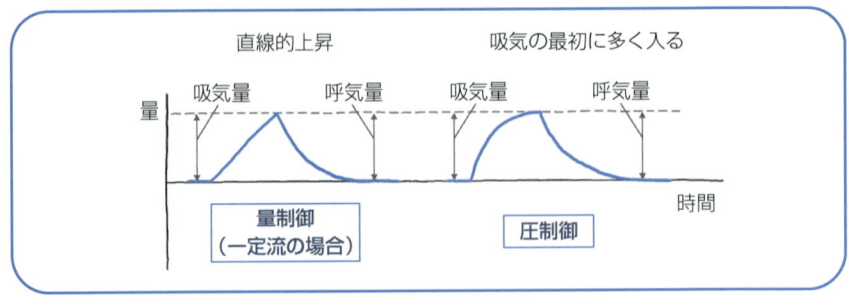

図 12-10　量-時間曲線（volume-time curve）

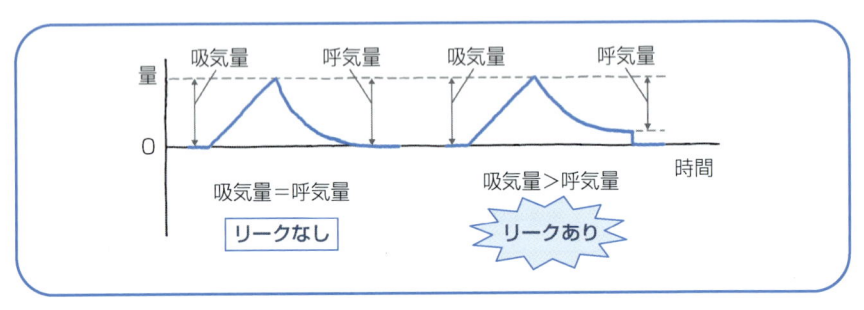

図 12-11　リークの波形

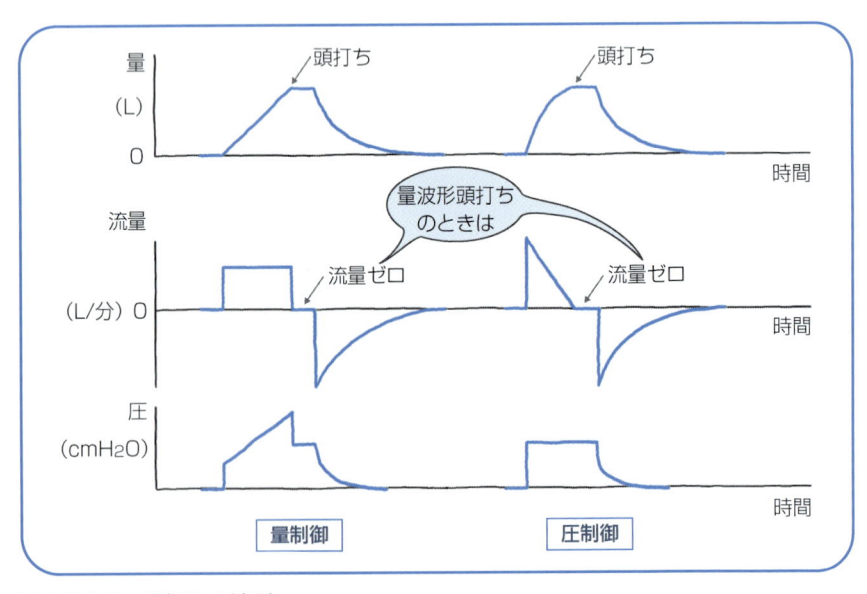

図 12-12　頭打ちの波形

184　12．波形の会話

㊎ そうですね.
次の量波形（図 12-12 上段）の特徴は？
㊥ なんか頭打ちになってますけど.
㊎ このとき，流れはありますか？
㊥ もし漏れがなければ，流れはありません（つまり流量はゼロ）．なぜなら，吸気流があって漏れていなければ，肺容量は増加するはずだからです．
㊎ ですから，頭打ちを見たら流量も見る．
㊥ 量制御なら，休止期になっていて吸気の流れは停止しています．つまり，流量はゼロです．
㊎ 圧制御なら，その時点の圧で肺が膨らみきっていることを示しています．コンプライアンスの低い肺では，一定の圧で得られる肺容量が少ないので，早めにその肺容量に達してしまい，それ以後はその肺容量が維持されるという状況です．通常の吸気時間でちょうど膨らみきる程度がよいと考えられます．

D 波形でリークを発見：ループは閉じる

㊎ ループ波形では何を見ていますか？
㊥ ループ波形って？
㊎ PV カーブやフローボリュームカーブのような波形で，始まりから終わりまでたどってゆくと，始まりと終わりが同じ位置でそのループが閉じている波形のことです．
㊥ 閉じるというのは……
㊎ 図 12-13 はフローボリュームカーブですが，図の a のような場合で，吸気の開始と呼気の終了が同じ場所ということです．
㊥ 開いているとは……
㊎ 図 12-13 の b, c が，フローボリュームカーブが開いている例です．
健常なら，吸気量と呼気量は等しくなります（吸気量＝呼気量）．横軸で吸気の量は，吸気開始から吸気終了（呼気開始）までです．呼気量は，呼気開始から呼気終了までです．図 12-13 の b では吸気量が呼気量より多くなっています．実際肺に入った量は呼気量で，吸気量と呼気量の差の分は漏れていると考えられます．これをリークといいます．

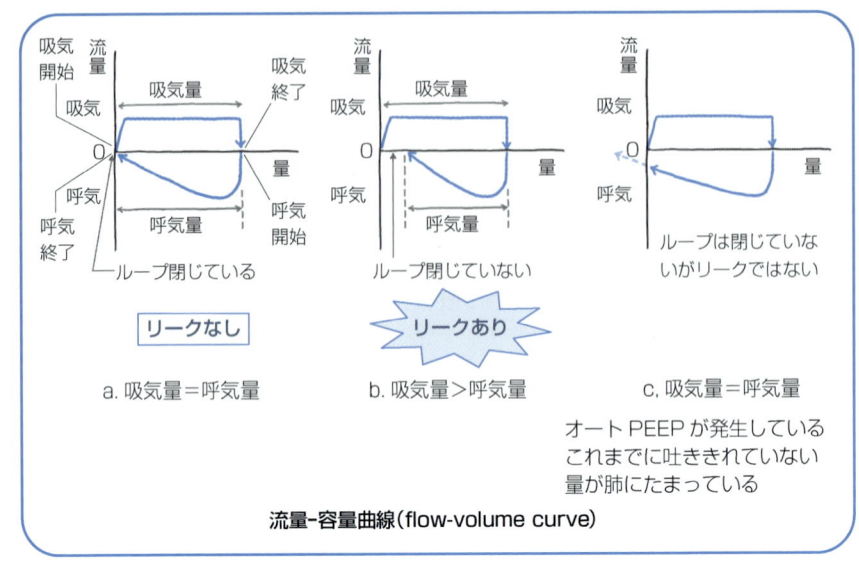

図 12-13　フローボリュームカーブ

図 12-13 の c では，吸気量と呼気量は等しいように見えますが，曲線が閉じていません．呼気終末で，呼気流量がゼロになっておらず，まだ吐いている途中で次の吸気が始まっています．呼気終末でも，肺内と外に圧差が存在し，肺内から肺外への流れようとしている状況を示しています．これはオートPEEPの存在を示しています（☞ 10章）．

PV カーブでも，リークがなければループは閉じます．PV カーブでも吸気量と呼気量が縦軸に出ていますので，リークがあると吸気量と呼気量に差が発生しループが閉じません（図 12-14）．

㊡　でも，どうしてリークと分かるのでしょうか．

㊛　吸気流量は肺に入る前に，器械が測定しているのです（図 12-15）．肺に向かった量と，肺から来た量を測定しているわけで，肺に向かったはずの量が肺から戻ってこないということは，途中で肺に入らず漏れたのではないかと考えられるからです．

㊡　ナットク！　これでリークはすぐ分かる．

㊛　さて，これ（図 12-16）どう思います？

㊡　リークがあります．

㊛　どういう状況ですか．

186　12．波形の会話

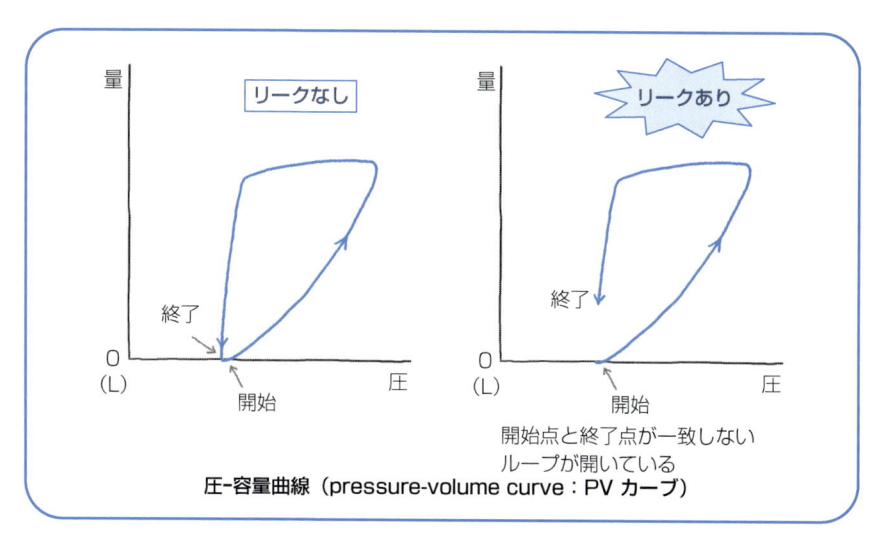

図 12-14　閉じたループと開いたループの PV カーブ

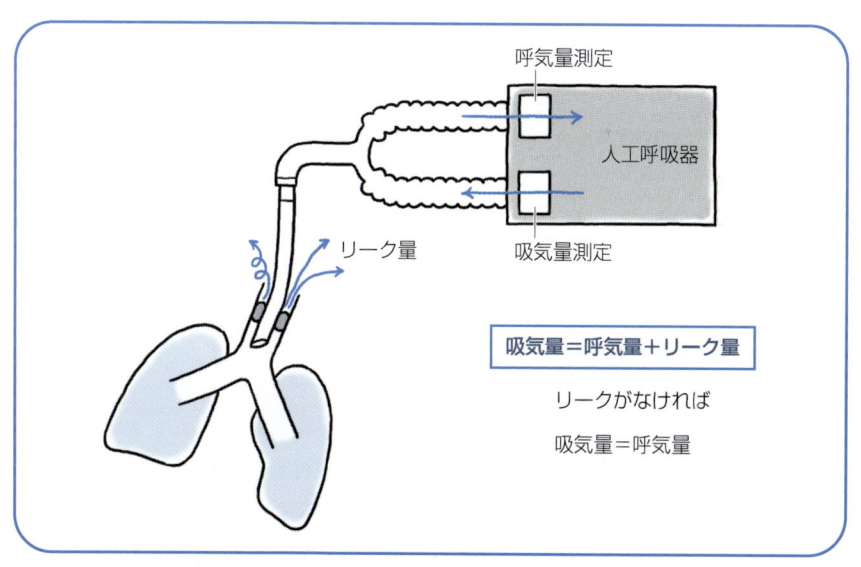

図 12-15　流量を測定している場所とリーク

D. 波形でリークを発見：ループは閉じる

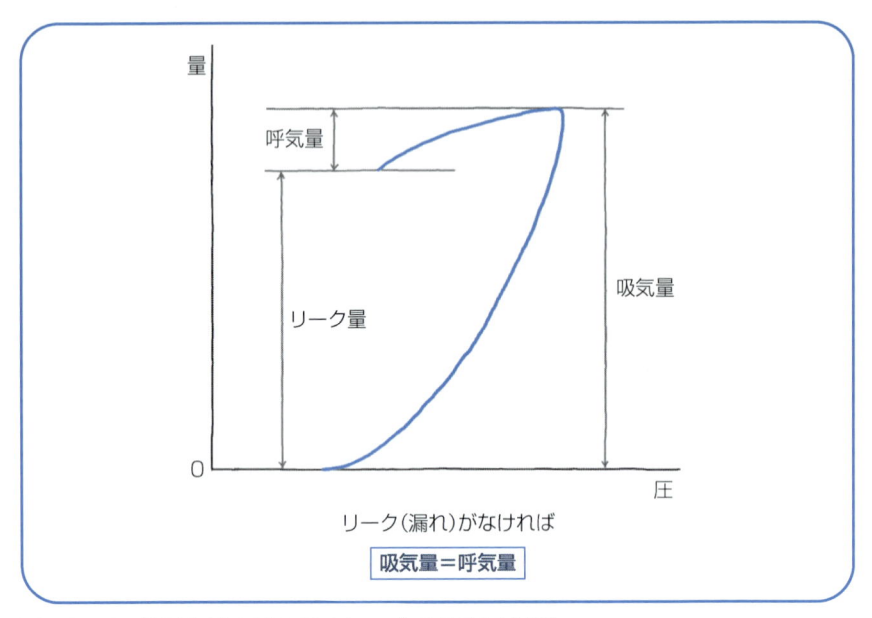

図12-16　抜けかけ症例のPVカーブ（圧-容量曲線）

㊅　リークが多い．
㊀　具体的には何でしょう．コワイですよ．
㊅　うーん……
㊀　「リークが多い」を別の言い方すると，「ほとんど漏れてる」．気管チューブが……
㊅　わかった！　カフ漏れ！
㊀　それなら，カフを膨らませばいいですね．他にどうですか．事故……自己……
㊅　抜管．
㊀　そうですね．気管チューブが浅くて，まさに抜けかけているキケンな状態ですね．たぶん，チューブ先端は壁に当たっていて抵抗があるため，圧は出ているけど，外に漏れていて，肺内には流入していません．こんなのには遭遇したくないですね．でも，ループ波形を見て早期発見いたしましょう．これからは大丈夫かな．
㊅　なんか，得した気分です．

13 困った波形を読む

いかに対処するか

A 人工呼吸器と患者の同調

　人工呼吸器を装着している患者に自発呼吸がある場合には，①1回換気量，②人工呼吸器の換気回数，③自発呼吸回数，④人工呼吸器との同調，を常に観察する．これらの指標の内，1回換気量と換気回数は数字として確認できる．ただ換気回数については，患者の自発吸気努力の回数（自発呼吸回数）と比較して，器械の換気回数が少ないことがあるので注意を要する．これは，後述のようにトリガーが悪い状態で，④に関するトラブルに当たる．

　さてむずかしいのは，④の「人工呼吸器と患者の同調が良いか？」の判断である．これには，図2-9（☞2章）で述べた理学的所見がきわめて重要である．一方，具体的な対策は，人工呼吸器の波形を読み取り，波形を見ながら人工呼吸器の設定を変更することである．そこで本章では，比較的よく遭遇する困った波形を挙げ，その読みかたと対策の考えかたを説明したい．

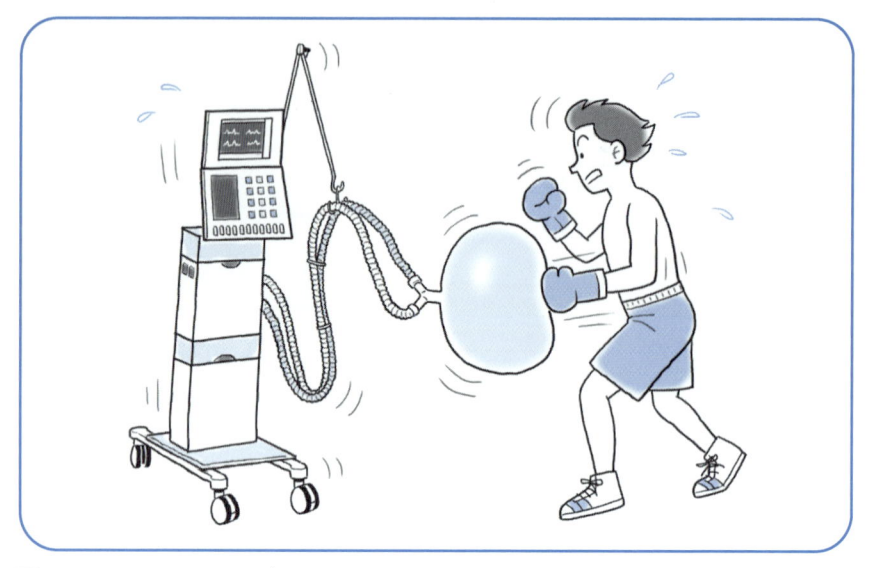

図 13-1　ファイティング

> **メモ　ファイティング**
>
> 　ファイティング（fighting）というと，人工呼吸器のアラームが鳴り，患者の呼吸と人工呼吸器が戦っているようなイメージを抱いてしまう（図 13-1）．このような状態は確かにファイティングである．一方，アラームが鳴るところまでは行かずとも，患者と人工呼吸器の同調が悪いことも多い．これもファイティングである．つまり，患者の呼吸と人工呼吸器の同調が悪い場合はすべてファイティングである．臨床現場では，波形でファイティングが明らかであるのに，気づかれていないことも多い．その原因は，おそらく波形に慣れていないからであろう．「波形はムズカシイ」という声も多い．しかしこれは，食わず嫌いのためである．考えかたの基本を押さえれば，波形が好きになる．ファイティングが続くと呼吸仕事量が増加し，疲労が増強するので，これを避ける人工呼吸器設定が求められる．

B 波形で同調の悪さを評価する

ファイティングを探すポイント：診察と波形で評価する

① 人工呼吸器からの送気流量が少ない？
② 設定吸気時間が不適当（短いか，長い）？
③ 1回換気量が不適当（多いか，少ない）？
④ サイクルオフが早い，または遅い？
⑤ 自発吸気によるトリガーが悪くないか？
⑥ 制御様式・換気モードが不適当？
⑦ オートPEEPは存在していないか？

1 人工呼吸器からの送気流量が少ない

送気流量の確認

器械からの送気流量は自発吸気努力に見合っているか

a. 量制御の場合

量制御の吸気初期から中盤にかけて，気道内圧波形で正常（図13-2の左上，点線で示した波形）に比し凹になる部分が出現することがある．これは，患者の吸気努力が強いため自発吸気流量が多いにもかかわらず，器械からの送気（吸気）流量が追随できていない状態である．対策は2つ考えられる．①量制御の吸気流量を上げる．その結果，自発吸気に器械からの送気が追いつけば，気道内圧曲線の凹の部分はなくなる．なおこの場合，吸気時間（休止期を除く）は短くなる．②量制御を止め圧制御に変更する．圧制御の設定圧が適切なら患者の吸気努力に見合った吸気流量が得られる．

b. 圧制御の場合

圧制御での気道内圧波形は正常だと矩形に近い．そこで，「圧制御なのに気道内圧波形が矩形でないのはおかしい」と考える．この理由として，自発吸気努力が大きく，器械からの送気が追いついていない可能性を考える．送気が追いつか

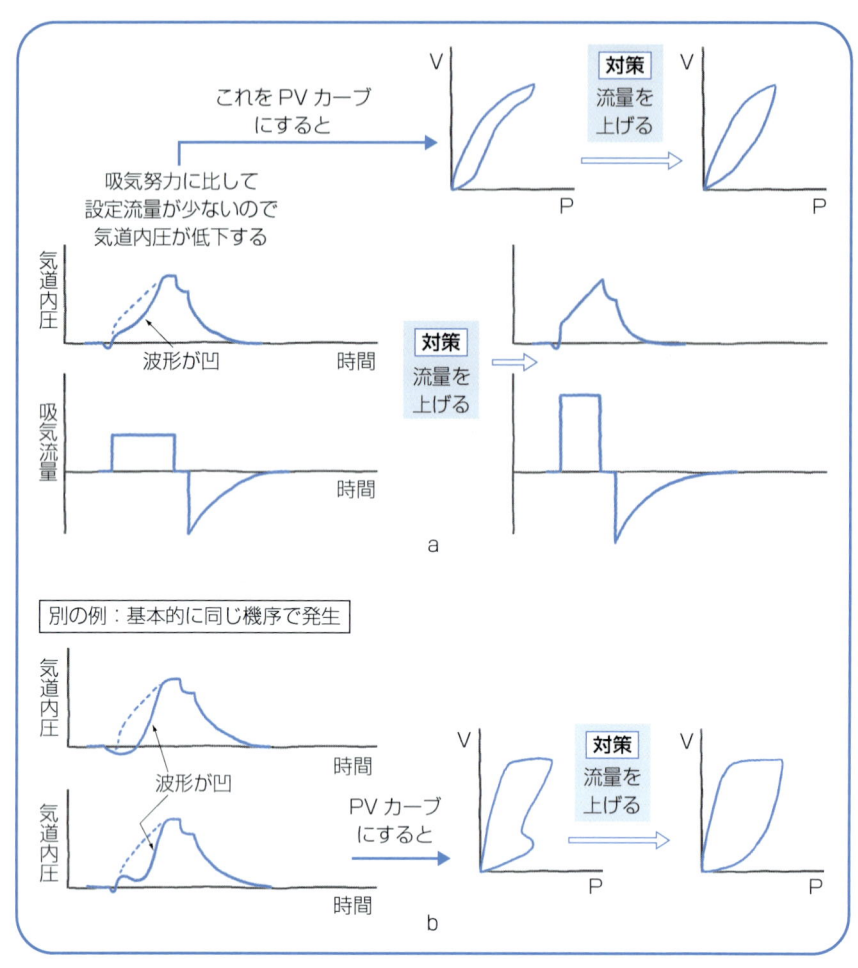

図 13-2 流量不足（量制御の場合）

ないために，圧が速やかに設定圧まで上昇しないのである（図 13-3）．これを確認するために流量波形を見ると，最大流量にゆっくり到達しているように見える．正常では，流量波形は吸気の最初に急速に最大吸気流量に達し，以後漸減するパターンを取るはずである．そこで対策としては，送気流量を上げ，患者吸気に見合うようにする．送気流量を上げるためには，どのようにしたらよいであろうか？　患者肺と器械の圧勾配を強くすれば，流れは増加する（圧 = 流量 × 抵抗）．つまり，設定圧を上げればよい．

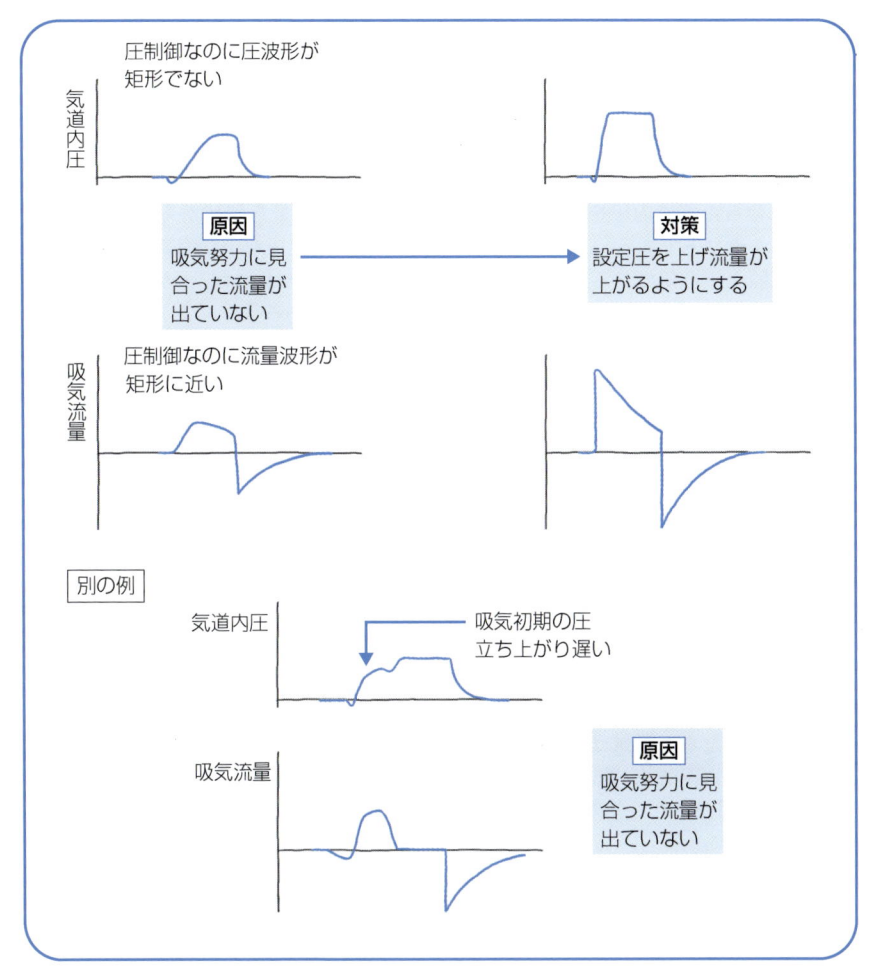

図13-3 流量不足（圧制御の場合）

図中ラベル：
- 圧制御なのに圧波形が矩形でない
- 原因：吸気努力に見合った流量が出ていない
- 対策：設定圧を上げ流量が上がるようにする
- 圧制御なのに流量波形が矩形に近い
- 別の例
- 吸気初期の圧立ち上がり遅い
- 原因：吸気努力に見合った流量が出ていない
- 縦軸：気道内圧、吸気流量

圧制御で図13-3のような気道内圧波形の場合，設定圧が患者の吸気努力に対して不十分であり，患者の呼吸仕事量は多くなるので，放置すると疲労の原因となる．患者の呼吸仕事を減らさなければならない時期にこのような波形が認められる場合，「その設定圧まで下げるのはまだ早い」という判断になる．

💣 圧波形が矩形でないときに思い浮かべること

　　　器械の送気流量より多い自発吸気がある

B．波形で同調の悪さを評価する

> **メモ** PAV に関連して

「自発吸気努力が強く，器械からの送気が追いついていない」状態では，PCV（プレッシャーコントロール）や PSV（プレッシャーサポート）のような圧制御の場合，設定圧を上げることが対策となる．つまり図 13-3 のように，圧波形と流量波形を見て手動で設定圧を変更するわけである．これは，患者の吸気努力に見合った気道内圧を供給し，患者に合った送気流量を器械から提供するというコンセプトである．しかし，1 回の呼吸ごとに設定圧を手動で変化させることは実際上不可能である．もしこの調節が自動的に行われれば，「人工呼吸器からの送気流量が少ない」という状態は起こりにくいであろう．

このコンセプトを具体化し，自動的にサポート圧を調節する換気様式が PAV（proportional assist ventilation）である．パブと呼んでいる．コンセプトは 1980 年代からあったが，人工呼吸器の技術や精度の問題で，実際に搭載され始めるのには時間がかかった．PAV は圧制御であるが，その送気圧は，患者の吸気努力に応じて器械が毎呼吸ごとに決める．患者の吸気努力が増大すれば，サポート圧は上昇する．逆に患者の吸気努力が弱くなれば，サポート圧は低下する．PSV のように圧をあらかじめ設定し，その圧を供給するのでなく，患者の要求（吸気努力）に合わせた送気量となる圧をかけるのである．この場合，患者の吸気努力に正比例した気道内圧が供給される．

PAV を行う医療従事者は，患者の吸気仕事量の何%を人工呼吸器で補助するかを設定する．もし患者が 100 の吸気仕事をしていたとして，60%の補助設定にすると器械は 60 の仕事を補助する．このとき，患者が 200 の仕事量の呼吸をしようとしたら，器械は 120 を補助するために自動的にサポート圧を上げる．もしこれが PSV だと，患者の呼吸仕事量が増加してもサポート圧は一定である．

PAV に期待される効果は，呼吸中枢の要求に見合った呼吸パターンと換気といえる．

2 設定吸気時間が不適当

a．長い設定時間

自発呼吸がある場合，自発吸気時間と器械の設定吸気時間が一致することが望ましい．「自発吸気が終り呼気が始まっているのに器械はまだ送気している」という状態は，患者の苦しみとなる．

図 13-4 上段の 3 つの気道内圧波形は，いずれも量制御（VCV）において自発呼気が開始しているにもかかわらず，器械は吸気の状態を示している．この場合，呼気運動があるのに息が吐けないので気道内圧が上昇する．対策は 2 つある．①器械の吸気時間を短くし，患者の自発吸気時間に合わせる．なお，器械の

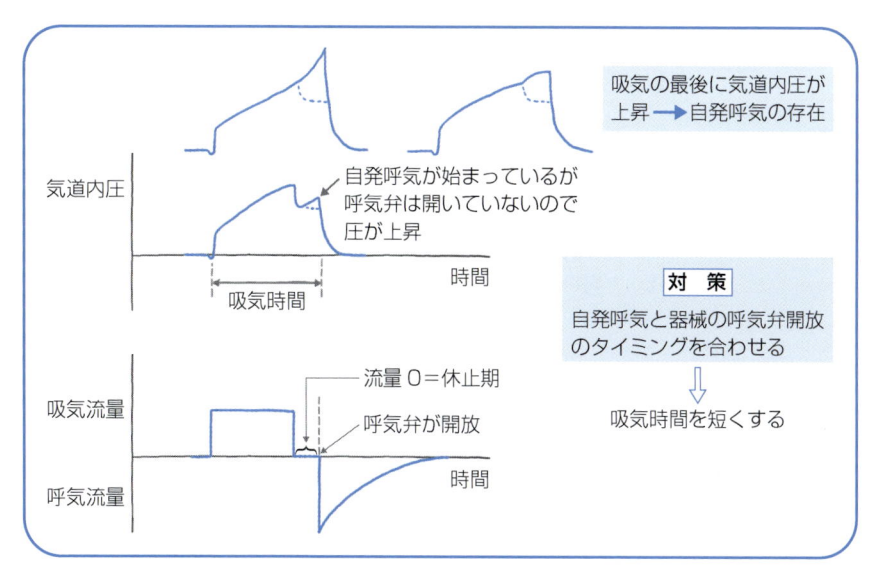

図 13-4　吸気時間の設定が長い（自発呼気が始まっているのに器械は吸気：VCV）

吸気時間とは，吸気弁が開いてから呼気弁が開くまでの時間である．②PSVに変更する．

図 13-5 は，PCV において，自発吸気時間が器械の設定吸気時間より短い例である．こちらも吸気終末に気道内圧が上昇している．対策は２つある．①設定吸気時間を短くする．②PSV に変更する．

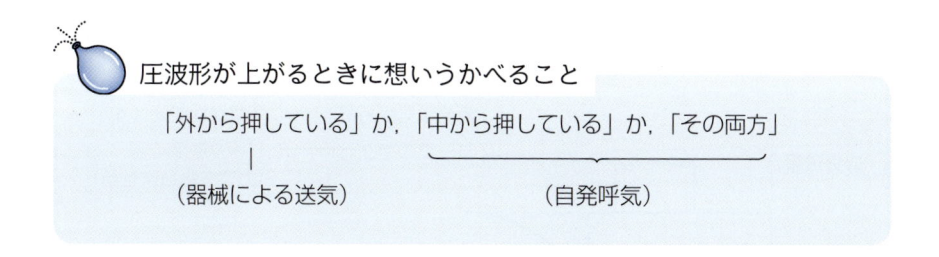

圧波形が上がるときに想いうかべること

「外から押している」か，「中から押している」か，「その両方」
　　　│
　（器械による送気）　　　　　（自発呼気）

b. 短い設定時間

逆に，「患者はまだ吸っているのに器械は送気休止」という状態も患者の苦しみとなる．図 13-6 上段は VCV の気道内圧波形であるが，プラト圧が水平でなく下降している．この圧低下の原因は，①自発吸気が持続し肺は依然として膨らみつつあるが，器械からの送気が停止しているか，②リークがあるかである．対

B. 波形で同調の悪さを評価する

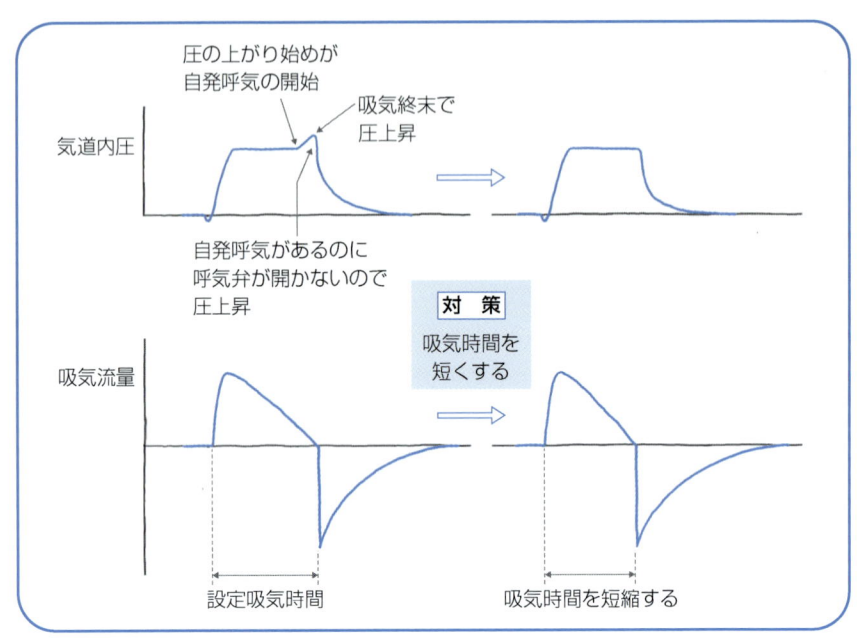

図 13-5　吸気時間の設定が長い（自発呼気が始まっているのに器械は吸気：PCV）

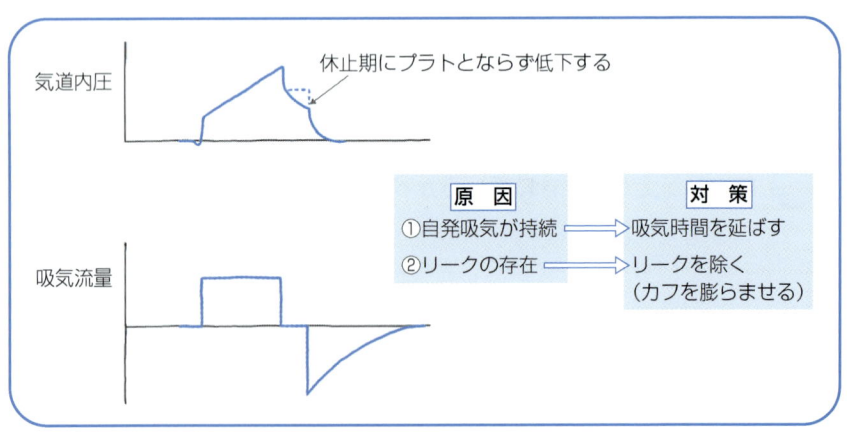

図 13-6　吸気時間の設定が短い（患者はまだ吸っているのに器械の送気は停止：VCV）

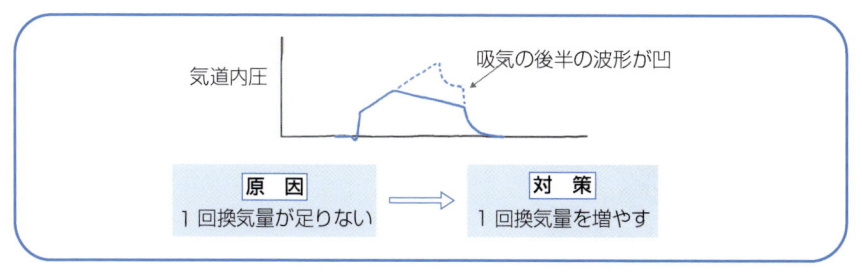

図 13-7　1 回換気量の減少（量制御の場合）

策として，①に対して吸気時間を延ばし，②に対してカフエアーを追加しリークを防ぐ．

3　1 回換気量が不適当

a．少ない換気量
　量制御で吸気途中から吸気終末にかけて圧が低下し，通常波形と比べて吸気後半の波形が凹になっている場合，「1 回換気量が少ないのでは？」と考える（図13-7）．吸気開始時は，気道抵抗と吸気流量で圧が上昇するが，吸気量が少ないとコンプライアンスと量で発生する圧（コンプライアンス＝容量変化/圧変化）が吸気後半にかけて上がらないためである．これに対して，1 回換気量の設定を上げる対策をとる．1 回換気量の設定を上げてもリークがある場合，実際の1 回換気量は増加しない．そこで，リークがないかを確認する．

b．多い換気量
　量の増加に比し，圧の増加が大きくなると PV カーブで「クチバシ効果」が発生する（図13-8）．これは，コンプライアンスが低くなる量まで肺が膨らんだ結果である．ほぼ膨らみきった状態である．これは 1 回換気量が多いと発生する．対策として 1 回換気量をクチバシ効果が消失するまで下げる．または圧制御に変更する．

4　サイクルオフが遅いまたは早い

a．遅いサイクルオフ
　PSV では，最大吸気流量の何％まで流量が減衰したら，吸気を止め呼気弁を開き，呼気を開始するかの基準があらかじめ設定してあり，これをサイクルオフ

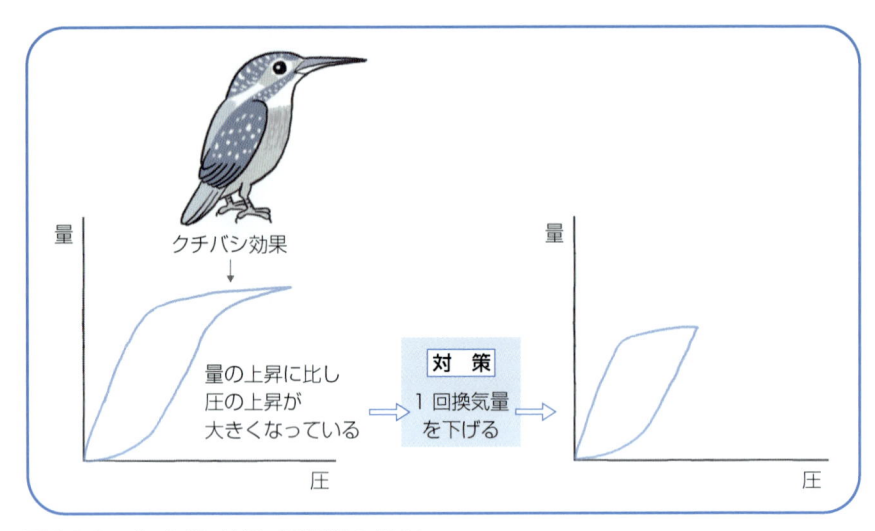

図 13-8　クチバシ効果（量制御の場合）

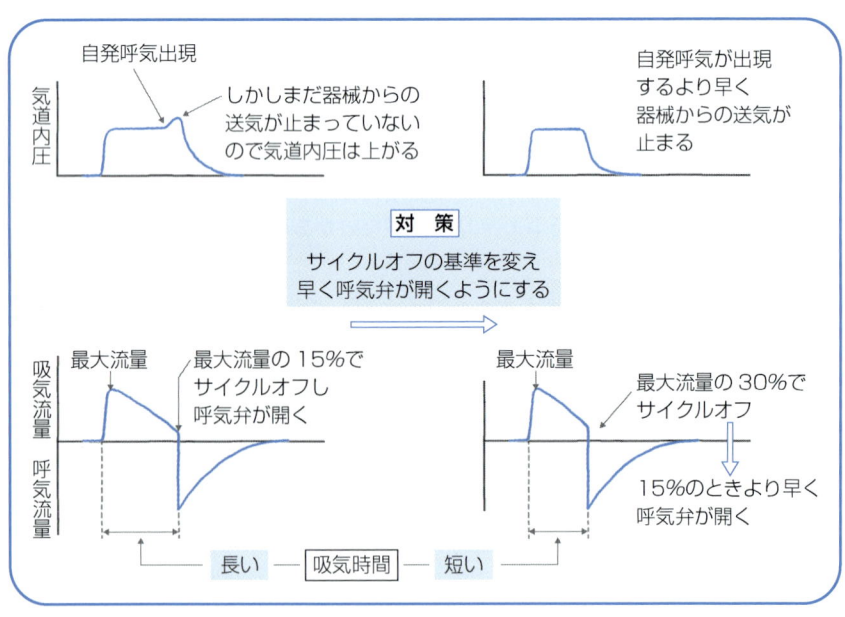

図 13-9　サイクルオフが遅い（PSV）

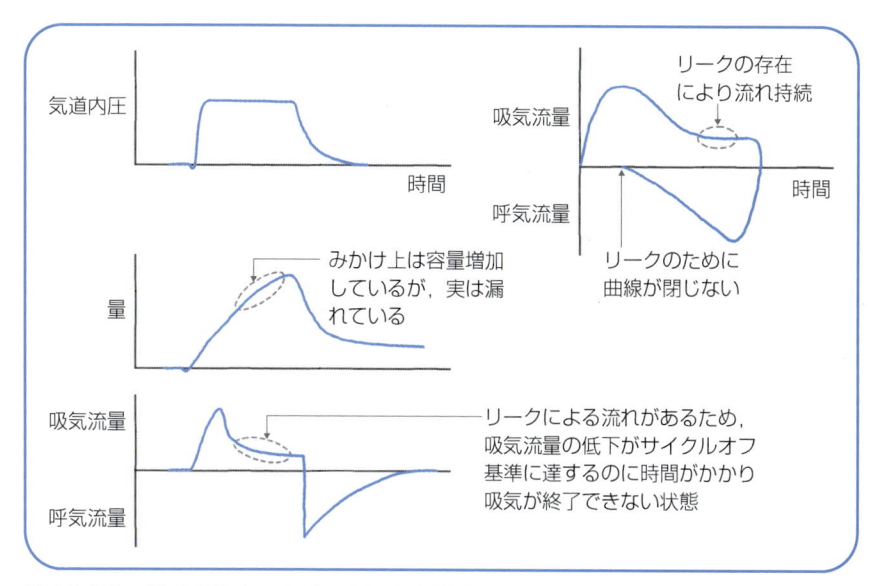

図 13-10 サイクルオフのリークによる延長

基準（ターミネーションクライテリア）という（☞9章）．機種により，サイクルオフ基準の初期設定は異なっている．たとえば，図 13-9 左上の気道内圧波形では，圧は吸気終末で上昇している．これは，自発呼気が始まっているのに器械からの送気が止まっていないため，患者呼気と器械からの送気がぶつかって圧が上昇する現象である．別に表現するなら，「サイクルオフが遅い」である．これを解消するには，サイクルオフが早くなるよう，サイクルオフ基準を変更すればよい．適切なサイクルオフ基準は患者間で異なり，同一患者でも呼吸ごとに変動する．そこで，おおまかな傾向を見て手動で変更することになる．しかし，1つの基準に固定されていて変更できない機種もある．一方，数回の呼吸の自動計測結果に基づきサイクルオフ基準を自動的に調節できれば，比較的正確で簡便であり，こうした機能を搭載した機種もある（ニューポート e500・e360）．

気管チューブカフと気管壁の間からのリークがあると，その分器械は余分に送気しなければならない（図 13-10）．吸気流量には，リーク分が含まれている．サイクルオフの基準は，最大吸気流量に対する割合で決められているので，リークがあるとこの基準に達するのに時間がかかる．もし，リーク量がサイクルオフ基準より多い場合，理論的には器械の送気が永続してしまう（実際には，ある時間が経過すると呼気に切り替わるようになっている）．

B．波形で同調の悪さを評価する

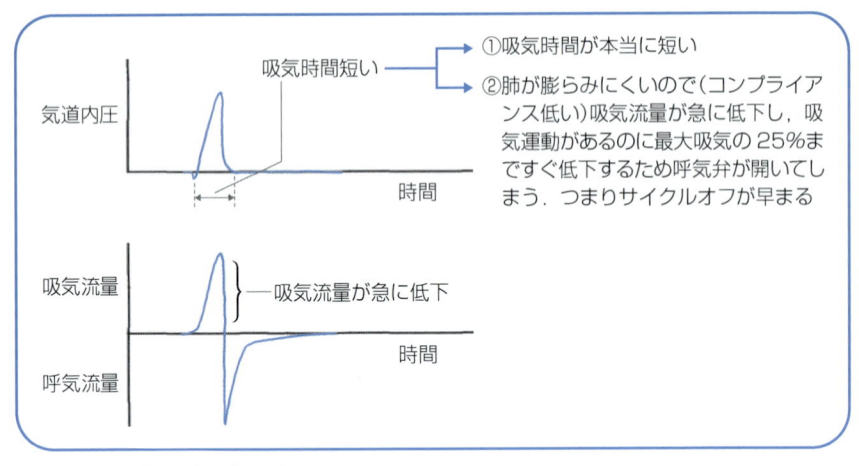

図 13-11　早いサイクルオフ

対策は，カフ圧を上げリークを防止することである．または，リーク分を上乗せした量にサイクルオフの基準を上げる．

b. 早いサイクルオフ

PSV の際，呼吸回数増加にサイクルオフが関与しているかもしれない．呼吸回数が多いと 1 回の換気（吸気＋呼気）に取られる時間は短縮するので，吸気時間，呼気時間ともに短縮する．吸気時間が短い場合，①呼吸中枢からの吸気刺激の持続時間が本当に短い，②サイクルオフが早い，の 2 通りが考えられる．肺コンプライアンスが低下していると，吸気流は最大吸気流量から急速に低下し，早くサイクルオフ基準に達する．これに対して，サイクルオフ基準を下げる対策をとるが，吸気流量があまりに急に低下する場合は，有効とはならない．図 13-11 の吸気流量波形を見ると，最大吸気流量からほぼ垂直に下降している．この場合，サイクルオフの基準を変えても，実質的な吸気時間はあまり延びない．

5　自発吸気によるトリガーが悪くないか？

吸気運動があるにもかかわらず有効な換気が行われない場合，呼吸筋は無駄な仕事をしている．そこで，自発吸気が確実にトリガーされているかを確認する習慣をつけたい．図 13-12 は圧 - 時間曲線であるが，トリガーされなかった自発吸気とトリガーされた自発吸気を示している．この対策として，トリガー感度を上げて，すべての自発吸気をトリガーできるようにする（☞ 9 章）．視診で観察

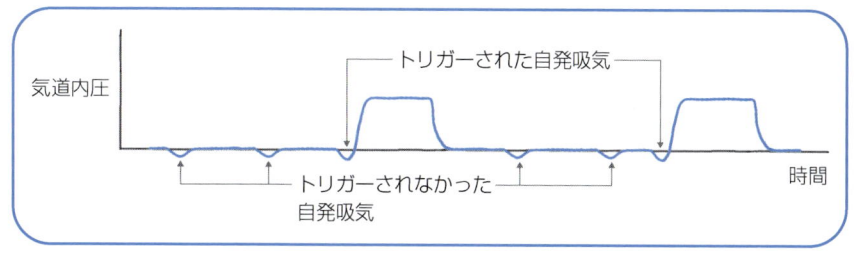

図 13-12　トリガーが悪い

した呼吸回数（たとえば呼吸補助筋の運動で計測）が器械の換気回数より多い場合，トリガーされていない自発吸気が存在することが分かる．

6 制御様式・換気モードが不適当

　制御様式・換気モードの違いにより，患者の予後が変わるというエビデンスはない．一方，制御様式・換気モードの変更により，患者と人工呼吸器との同調が改善し，患者が楽になることはある．そこで制御様式・換気モードを変更するという選択も考えておく必要がある．

　器械と患者の同調を良くするには，「患者が器械に合わせる」か「器械が患者に合わせる」かの2通りがあると考えられる．肺の状態がよくない場合，実際上，患者が器械に合わせるのはむずかしい．そこで，器械が患者に合わせることを考える．よくある例は，前述の①人工呼吸器からの送気流量が少ない例と，②設定吸気時間が不適当な例である．対策として，量制御で気道内圧波形に問題があり，吸気流量が少ない場合，圧制御に変更し，患者の吸気努力に見合った吸気流量を提供する．自発吸気時間と器械の吸気時間が合っていない場合，強制換気から自発呼吸を尊重した換気モードに変更し，吸気時間を患者にまかせる．

a. 量制御で圧（絶対値，波形）が問題となっている場合の対策

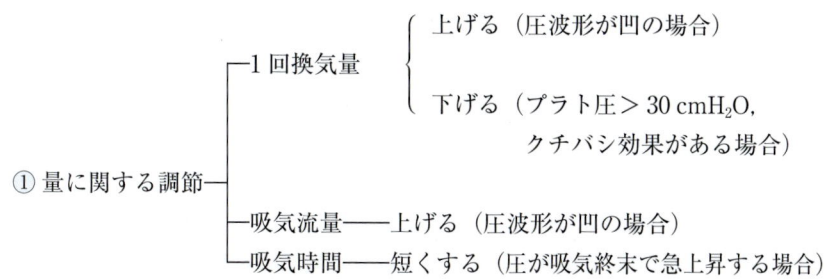

①量に関する調節
- 1回換気量
  - 上げる（圧波形が凹の場合）
  - 下げる（プラト圧 > 30 cmH$_2$O，クチバシ効果がある場合）
- 吸気流量——上げる（圧波形が凹の場合）
- 吸気時間——短くする（圧が吸気終末で急上昇する場合）

② 圧制御に変更してみる

（患者の吸気努力に見合った吸気流量が得られる可能性がある）

b. 圧制御で量が問題となっている場合の対策

① 設定圧を調節する ┌ 下げる（量が多い場合）
　　　　　　　　　　└ 上げる（量が少ない場合）

② 量制御に変更する（量そのものを指定）

c. 自発吸気時間と器械の吸気時間が合わない場合の対策

強制換気から自発呼吸を尊重した換気モードに変更する．

A/C, IMV ➡ PSV, BIPAP, Bilevel

図 13-13 は，PCV の補助呼吸であるが，患者の自発吸気と器械での設定吸気時間が合っていない，よくある困った波形である．患者の自発吸気時間が器械の設定吸気時間より短くなっている．さらにリークも存在している．

7 オート PEEP は存在していないか？

オート PEEP については，10 章を参照してほしい．十分呼出される前に次の吸気が開始するため，オート PEEP が発生する．オート PEEP があると，自発吸気がトリガーされにくくなるので，患者と人工呼吸器の同調が悪くなる．対策は十分に呼出させることである．そのためには，呼気時間を延ばす．

呼気時間を延ばすには，どうしたらよいであろうか．対策として，①吸気時間の短縮，②呼吸時間の延長が考えられる．

呼気時間は呼吸時間と吸気時間により決まる

呼気時間 ＝ 呼吸時間－吸気時間

呼吸時間が一定なら，吸気時間を短くすれば，呼気時間は長くできる．また，吸気時間が一定なら，呼吸時間を長くすれば呼気時間は長くできる．

では，吸気時間を短くするにはどうしたらよいであろうか．PCV では，吸気時間を直接設定できるので，その設定時間を短くする．VCV で流量を調節するタイプでは，吸気流量を増やしたら設定 1 回換気量に達するまでの時間が短縮する．VCV で吸気時間を設定するタイプでは設定吸気時間を短縮する．

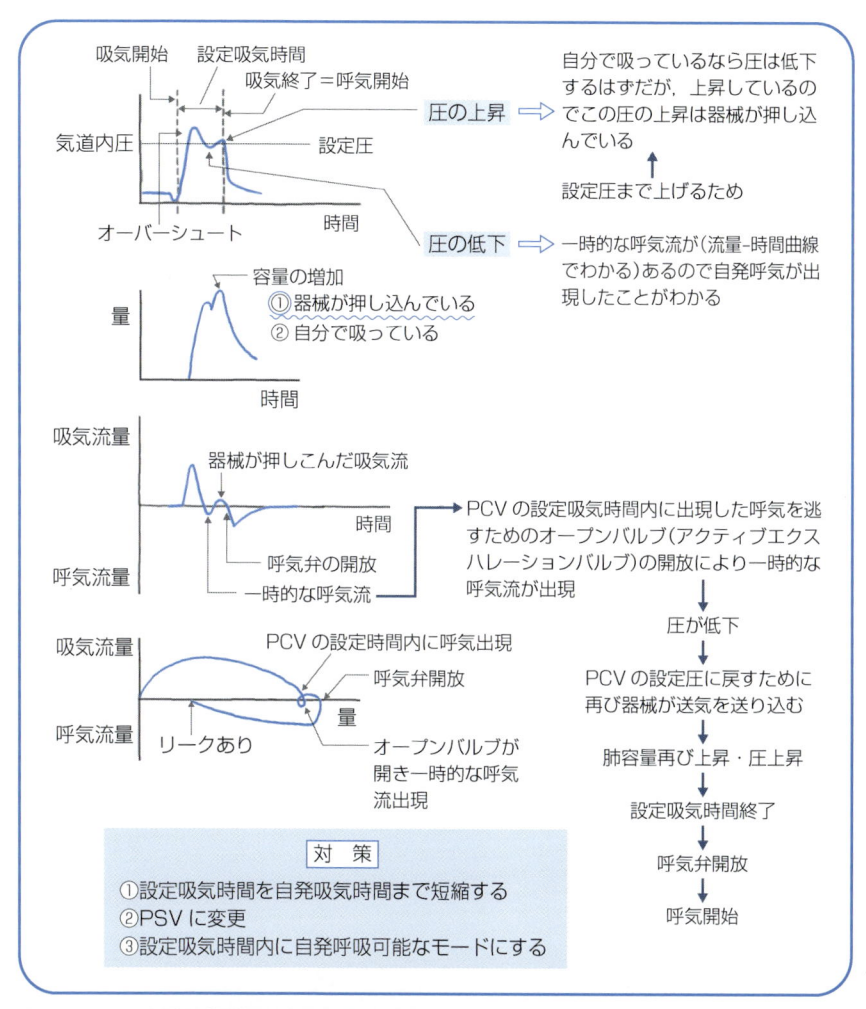

図13-13　自発吸気時間が設定吸気時間より短い（PCV：A/C）

> **吸気時間を短くするには**
> PCV：吸気時間を直接短く設定する
> VCV：吸気流量を増す

B．波形で同調の悪さを評価する

次に，呼吸時間を長くするには，呼吸回数を減らす．1回の呼吸時間は，吸気時間＋呼気時間 であり，60÷呼吸回数＝呼吸時間（秒）で求まる．呼吸回数が少なければ，1回の呼吸時間を長くすることができる．

呼吸時間を延ばす ＝ 呼吸回数を少なくする

「吸気時間の短縮」と「呼吸時間の延長」を同時に行ってもよい．つまり，具体的には，
- 呼吸回数を少なくすると同時に，吸気時間を短く設定する（PCV）
- 呼吸回数を少なくすると同時に，吸気流量を増す（VCV）

良くなったかな？ 14

改善しているか悪化しているかを考える

A 改善・悪化の指標

1 圧制御（PCV や PSV）で換気している場合

　PCV（プレッシャーコントロール）や PSV（プレッシャーサポート）は，気道内圧を設定する換気法である（☞ 7，9 章）．吸気圧を一定に保つ換気法であり，その換気量は肺の状態によって変化する．同じ気道内圧でも肺が膨らみにくければ（言い換えるなら，コンプライアンスが低ければ），1 回換気量は少ない．患者肺のコンプライアンスが増加すると，同じ気道内圧で得られる 1 回換気量は増加する．一般的に病的肺はかたくなるのが普通で（☞ 3 章），コンプライアンスが低下しているか気道抵抗が増加している．この肺が改善すると，コンプライアンスが増加し，抵抗が低下する．結果として 1 回換気量は増加する．逆に言うと，換気量の増加は，コンプライアンスや抵抗，またはその両者の改善を示し，肺の状態改善の指標となる．また逆に換気量が減少していれば，悪化していると判断できる．改善傾向があれば，設定気道内圧を下げることができる．したがって，気道内圧と換気量の記録により，改善・悪化傾向が分かる．

> 良くなったかな？
>
> 「圧制御」なら換気量増加

2 量制御で換気している場合

　量制御による換気は，換気量を設定する換気法である．1回換気量を一定に保つ換気法であり，その気道内圧は肺の状態によって変化する．気道内圧には，ピーク圧とプラト圧があり，肺の状態が変化すると両者にも変化が起こる．プラト圧は，肺が膨らみやすくなると低下する．これは，一定である換気量が入り終わった休止期の肺内圧は，肺容量と肺コンプライアンスで決まる（コンプライアンス＝容量変化／圧変化，☞3章）ためである．病的肺のコンプライアンスが改善するとプラト圧は低下する．逆に肺がかたくなり，コンプライアンスが低下するとプラト圧は上昇する．

　ピーク圧は吸気終末で，まさに吸気流が停止する寸前の気道内圧である．吸気流が停止した後に休止期を置くと，気道内圧はピーク圧からプラト圧まで低下する．このピーク圧とプラト圧の差は気道抵抗と吸気流によって発生していた圧（＝気道抵抗×吸気流量）である．

> 良くなったかな？
>
> 「量制御」なら気道内圧低下

　プラト圧に変化がなく，ピーク圧が低下した場合，原因として気道抵抗の低下が考えられる（表14-1）．気管・気管支の収縮や狭窄が解除されれば，ピーク圧は低下するであろう．逆に，プラト圧に変化がなくピーク圧が上昇した場合，原因として気道抵抗の上昇が考えられる．

　肺の状態が改善すると，換気量が一定ならば，プラト圧・ピーク圧，もしくはその両者が低下する（表14-2，図14-1）．注意すべきは，設定換気量の低下や回路の漏れでも気道内圧は低下するので，まず実測換気量を確認する点である．

表 14-1　病変の出現

病変の種類	プラト圧	ピーク圧	(ピーク-プラト) 圧
コンプライアンス・抵抗変化なし	→	→	→
コンプライアンス変化なく，抵抗上昇（図 14-1 上）	→	↑	↑
コンプライアンス低下し，抵抗変化なし（図 14-1 下）	↑	↑	→
コンプライアンス低下し，抵抗上昇	↑	↑↑	いろいろ

表 14-2　病変の改善（表 14-1 を逆に考えると）

改善の種類	プラト圧	ピーク圧	(ピーク-プラト) 圧
コンプライアンス変化なく，抵抗低下（図 14-1 上）	→	↓	↓
コンプライアンス上昇し，抵抗変化なし（図 14-1 下）	↓	↓	→
コンプライアンス上昇し，抵抗低下	↓	↓↓	いろいろ

3　ループ波形の変化で考える：PV カーブとフローボリュームカーブ

　波形を描くために実際測定しているのは，圧と流量である．流量波形を積分して吸気量と呼気量を計算している．横軸に時間，縦軸に圧，流量（吸気量・呼気量），肺容量（肺気量）の変化量をとり，圧波形（圧-時間曲線），流量波形（流量-時間曲線），量波形（容量-時間曲線）が描かれる（☞図 9-14）．

　これらの波形は，圧，流量，容量（肺気量の変化量）と時間の関係をそれぞれ示したグラフである．これらのグラフを基に，容量と流量，容量と圧の関係のグラフを再構成することができる．縦軸に容量（ボリューム），横軸に圧（プレッシャー）をとった曲線を圧-容量曲線（PV カーブ）と呼んでいる．縦軸に流量（フロー），横軸に容量をとった曲線を流量-容量曲線（フローボリュームカーブ）と呼んでいる．いわば，PV カーブやフローボリュームカーブは圧波形・流量波形・量波形から，副産物的に得られる波形だが，そのパターン変化は，肺メカニクス（つまり，コンプライアンスや抵抗）の改善・悪化を視覚的に考えるのに役立つ（本章の最後で例を示す）．そこでまず，PV カーブやフローボリュームカーブの成り立ちについて，そのイメージを説明したい．

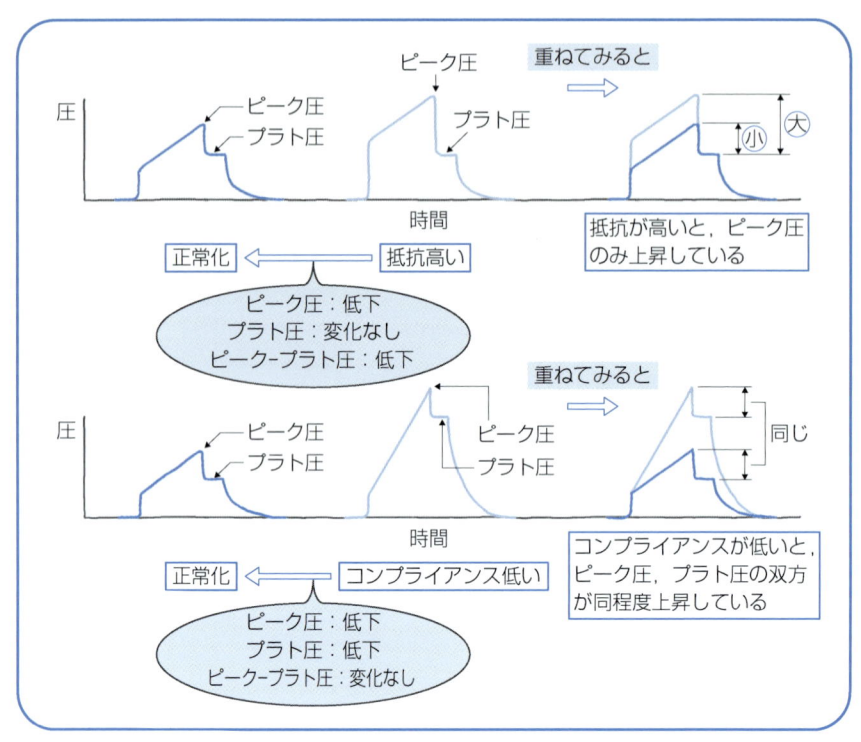

図 14-1　圧波形上のコンプライアンスと抵抗の改善（量制御の場合）

B　PVカーブで考える

1　PVカーブとは

　PV カーブの横軸は圧で縦軸は肺容量（肺気量）の変化である．PV カーブは，圧制御と量制御で異なったパターンをとる．

a．量制御の場合

　量制御では，吸気初期における気道内圧上昇の値は，ピーク圧に比べるとかなり低く，その後，気道内圧と肺容量は同時に徐々に上昇する（図 14-2）．つまり，容量が増加するにつれて気道内圧は上昇する．

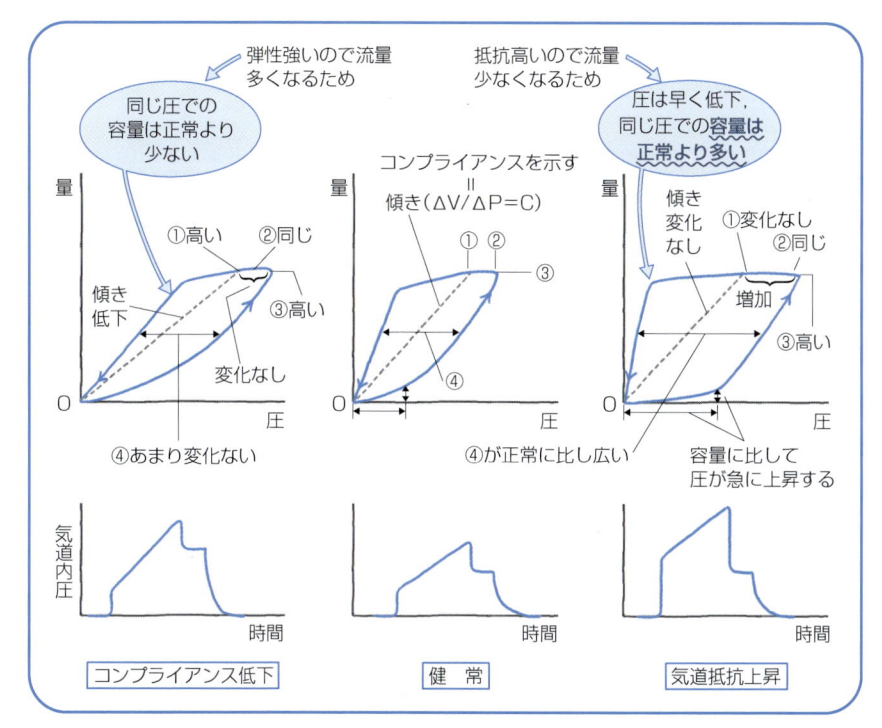

図14-2 量制御のPVカーブ(圧-容量曲線)
①プラト圧,②吸気量,③ピーク圧,④ヒステリシス

b. 圧制御の場合

　圧制御では,ピーク圧まで急速にとにかく圧を上昇させるので,まずは容量よりも圧が急速に最大まで上昇する(図14-3).そして,圧が上昇した後に容量が上昇する.これは,量制御の場合と違い,気道内圧と容量が同時進行で上昇するというパターンではない.容量が増加しても気道内圧はすでに一定圧になっている.圧制御は,圧上昇が先行して一定圧を達成したところで,次に容量が増加するというパターンである.

　さて,圧は,抵抗×流量 である.抵抗は肺の状態や気管チューブのサイズで決まる.流量は,量制御では器械に設定する.圧制御では,その設定圧まで達するのに必要な流量を器械が達成する.圧制御では,なるべく早く設定圧に到達しなければならないので,まずは多めの流量でその圧まで上げる.いったん設定圧に達したら,その圧を維持するような流量に下げてゆく(☞9章).流量の調整はオートマチックに器械が行う.

B. PVカーブで考える

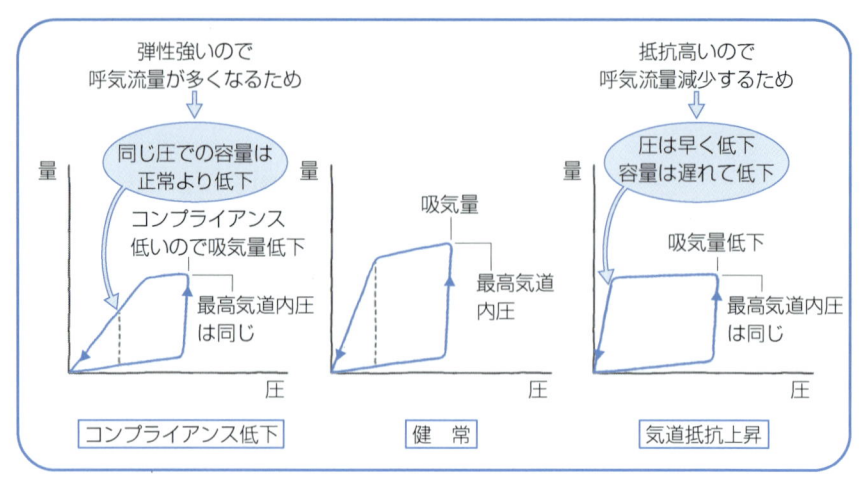

図 14-3　圧制御の PV カーブ（圧-容量曲線）

　量制御では，流量および流量パターン（一定流と漸減流がある）は設定されている．その流量は，一般に圧制御で達成される最大流量より低い値である．そこで，圧制御と量制御の気道内圧上昇の立ち上がりを比べると，圧制御の方が圧倒的に早い．流れが始まった直後の圧上昇は抵抗勢力の存在で形成されている．気道抵抗自体は，量制御でも圧制御でも同じであるので，圧の上昇は流量によって決まる．結果として，最初の気道内圧上昇は流量が多い方が大きくなる．圧上昇の途中経過を見ると，正常肺で同じ肺容量での圧は，量制御に比し圧制御で高くなっている（図 14-2，図 14-3 の健常で比較してください）．

2　PV カーブで吸気の気道抵抗を見る：量制御の場合

　もし，吸気流量に変化がない状態で気道抵抗が変化した場合どうなるであろうか？　「流量に変化がない」とは，量制御であることを意味している．この問いかけを別に表現するなら，「昨日と量制御の設定条件を変えていないが，気道抵抗が増加しました．PV カーブはどうなるでしょうか？」になろうか．考えかたとして，圧＝流量×抵抗　が役立つ．この際，吸気開始直後の気道内圧上昇が急速に起こるので，PV カーブは図 14-2 右のようになる．一見すると曲線の幅が広がっている．この横への広がりは，気道抵抗の上昇によってもたらされる．したがって，逆に考えると，PV カーブの幅を見て，前より広がっていたら，「気

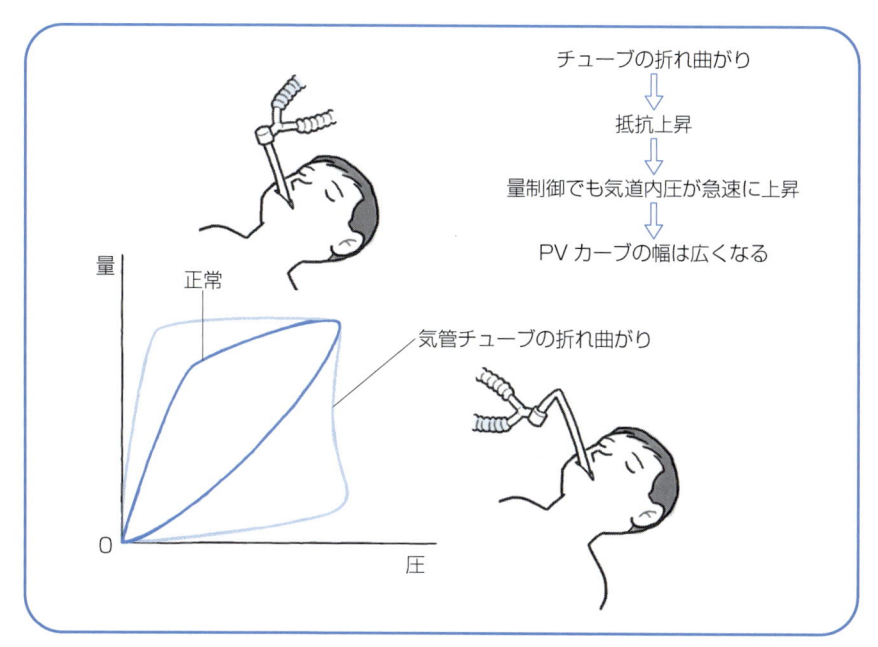

図 14-4　気管チューブの折れ曲がりによる PV カーブ（圧-容量曲線）の変化

道抵抗増加がありますよ」になる．これは，専門書によるとヒステリシスの拡大などと書いてあって，ムズカしく感じてしまうのである．

> **量制御で設定に変更がないとき**
> 気道抵抗が上がれば曲線の幅が広がる（図 14-2 右）

　たとえば，気管チューブの折れ曲がりや，分泌物が溜まって内腔狭窄が発生したら，どうなるだろうか？　抵抗が上がる．抵抗が上がるので PV カーブの幅が広くなる（図 14-4）．また，同時に気道内圧のピーク圧の値が上昇する．曲線を見て，「前と違う感じ」がしたら，意識的に PV カーブの幅に注目し，設定を変えていないのに広くなっていれば，患者肺の気道抵抗が高くなったのか，気管チューブトラブルが発生したのかを確認する習慣をつけたい．ベッドサイドの危機管理としても PV カーブを常に表示しておき，見ておくことは有用である．

B．PV カーブで考える

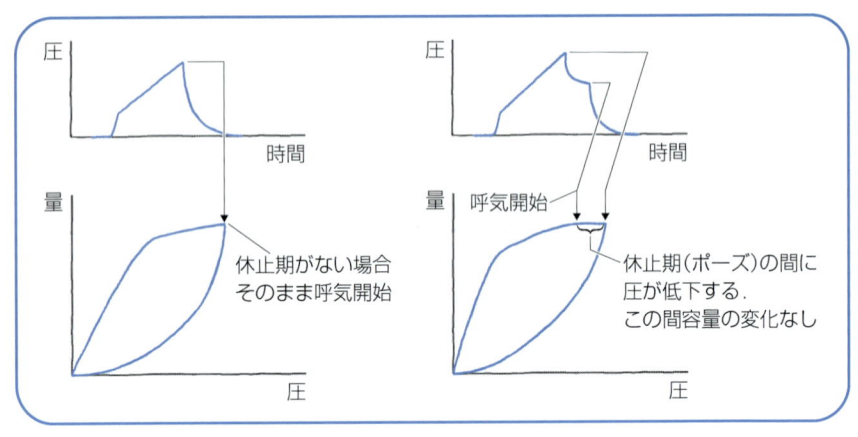

図 14-5　PV カーブの吸気終末（量制御の場合）

> **メモ　ヒステリシス**
>
> 物理用語であるが，加わった力に対してすぐに追従せず，反応が遅れる現象．ヒステリシスが大きいと反応が鈍い．PV カーブでは，圧が上昇しても量がすぐに上がらないと，ヒステリシスが拡大しているといえる．

a. PV カーブの吸気終末

量制御で吸気終末に休止期を入れている場合，圧はどうなるだろうか？　流れが止まるので（流量ゼロ），抵抗勢力はもはや圧を形成することができない（図14-5）．圧＝抵抗×流量　のため，気道内圧はピーク圧からプラト圧に低下する．これは，容量に変化がなく，圧が低下する状況である．気道抵抗が高いほどピーク圧が高くなり，プラト圧との差が大きくなる．量制御の換気条件設定を変えていないのに，ピーク圧とプラト圧の差が小さくなっていれば，気道抵抗が改善しているといえる．

3　PV カーブで呼気の気道抵抗を見る：量制御・圧制御に共通

吸気は人工呼吸器で制御されるが，呼気は受動的に起こり人工呼吸器の制御を受けない．肺の弾性と気道抵抗によって影響を受ける．つまり，圧制御と量制御でほぼ同じ波形をとる．

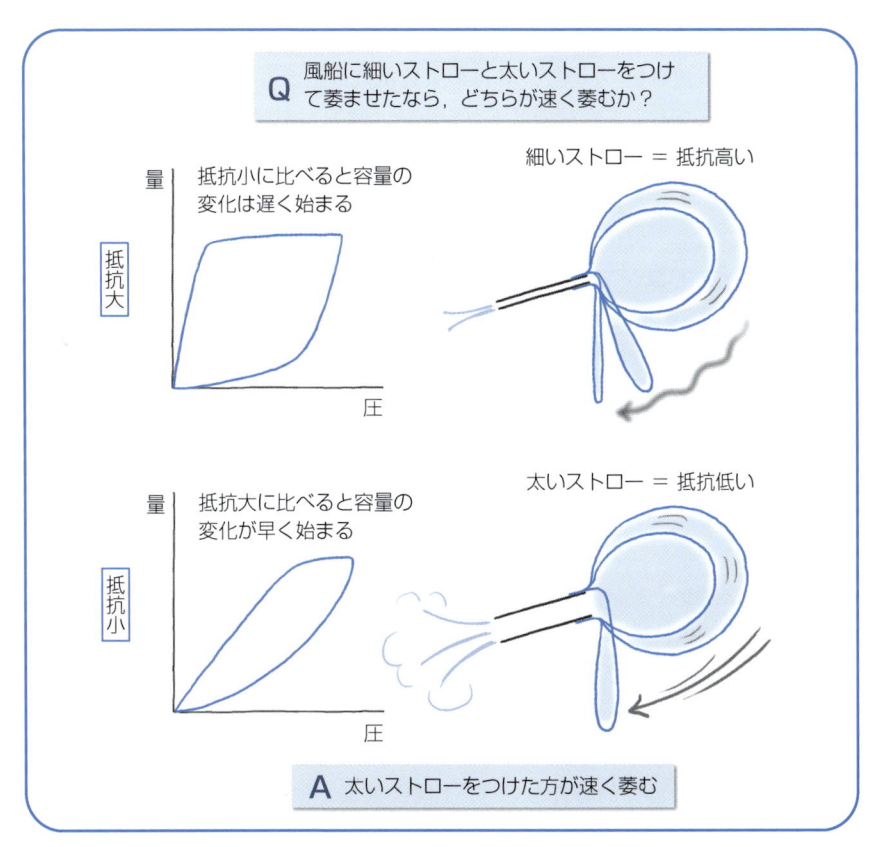

図14-6 抵抗の高い風船と抵抗の低い風船

a. 気道抵抗の影響

　気道抵抗が高いと量制御ではPVカーブの幅が広くなると前述したが，これは吸気時についてであった．では，呼気時に同じことが当てはまるであろうか．
　風船で考えてみたい．抵抗の高い風船と低い風船で比べてみる（図14-6）．抵抗の高い風船は萎むのに時間がかかる．
　抵抗が高いと，流量が減るので外に出せる量は少なくなり，同じ圧なら容量が減少するのに時間がかかる．容量の減少が圧の低下に比べて遅くなる．別に表現すると，容量よりも圧の方が先に下がる．抵抗が高ければ高いほど，容量減少よりも圧低下が早くなる．極端な場合は，容量が全然減少していないのに圧のみが下がっているように見える．つまり，圧が急に下がる．PVカーブの呼気を見て，急速に圧が低下していれば，呼気抵抗が高いと考える．呼気でもPVカーブ

B．PVカーブで考える　213

の幅が広くなっている場合は，抵抗が増加している状態である．

　流量＝圧／気道抵抗　なので，分母の気道抵抗が上がっていると風船から流れ出る量は少なくなるので容量の低下（＝流量×時間）が遅れる．これは，同じ圧でも，その瞬間に流れ出る量は抵抗が大きいと少なく，抵抗が小さいと多いことを示している．

4 PVカーブでコンプライアンスを考える

　3章でコンプライアンスについて述べたが，もともとコンプライアンスを測定する最中に流れがあってはよくない．流れが停止した状態での内圧変化と容量変化の関係がコンプライアンスである．人工呼吸器で得られるPVカーブは，基本的に流れている状態で作成されている．吸気から呼気に変わる時点で流れが一瞬止まるが，平衡に達する間もなく呼気が開始する．流れが完全に停止して平衡に達したときに正確なコンプライアンスを測定でき，これを静的コンプライアンスという．コンプライアンスとは本来，量を少しずつ増加させ，そのつど流出入を停止した状態で抵抗成分の影響をゼロにして測定する値・指標である．

　人工呼吸器装着患者では，臨床的指標として，吸気終末と呼気終末での肺容量の変化（肺内に入った1回換気量）と内圧（気道内圧）変化の比でコンプライアンスに近い数値を算出できる．1回換気量／（ピーク圧－PEEP圧）を動的コンプライアンスまたは動的特性という．1回換気量／（プラト圧－PEEP圧）は，静的コンプライアンスそのものではないが，静的コンプライアンスの近似値として肺の弾性を考える指標となる．

　動的特性は，PVカーブで見るなら吸気開始時と吸気終末の傾きといえる（図14-7）．吸気終末でのピーク圧は抵抗成分による圧を含む．それゆえ，ピーク圧と1回換気量で計算された値は，抵抗成分を含まない真の意味でのコンプライアンスとは異なるため，動的コンプライアンス，または動的特性と呼んでいる．人工呼吸器によっては，この値を算出・表示している．この値は，抵抗成分と弾性の双方の影響を受けるため，動的特性という用語を用いた方が混乱が少ない．

　　動的特性の基準値

　　　　　成人：50〜80 mL/cmH$_2$O
　　　　　新生児：5〜6 mL/cmH$_2$O

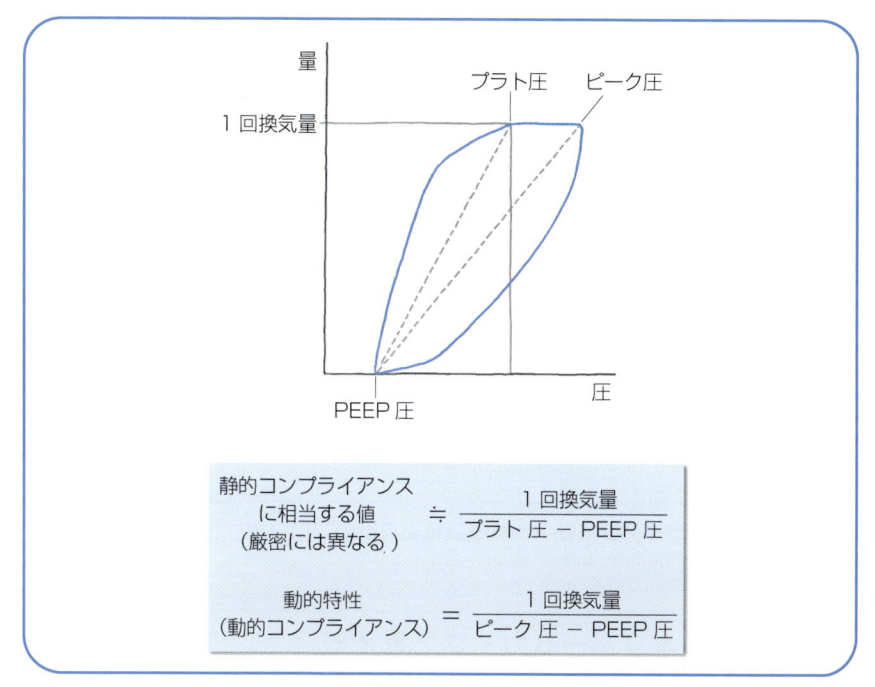

図 14-7　PV カーブで動的特性を見る

　コンプライアンスが低い肺状態が改善した場合，圧制御なら換気量が増加し，量制御なら気道内圧が低下し，動的特性の値が上昇し，PV カーブの傾きが増す．

a. 弾性の影響

　「弾性が強い」は，「萎みやすい」である．これは，同じ圧変化でも萎む量が大きいことを意味している．「萎みやすい」は，「膨らみにくい」でもあり，コンプライアンスの低い肺といえる．弾性をエラスタンスといい，コンプライアンスの逆数である．気道抵抗に変化がないとすると，コンプライアンスの低い肺の方が早く萎む．PV カーブで見ると，低コンプライアンス肺の方が圧の低下に比し，容量の減少が大きい．したがって，同じ圧での肺容量を比べると，コンプライアンスの低い肺のほうが少ない．つまり気道内圧低下のわりに呼気量が多いため，残された肺容量が少なくなっている．図 14-2 の左，図 14-3 の左のグラフで，健常肺とコンプライアンス低下肺における同じ圧での肺容量を比べてみてほしい．

B．PV カーブで考える

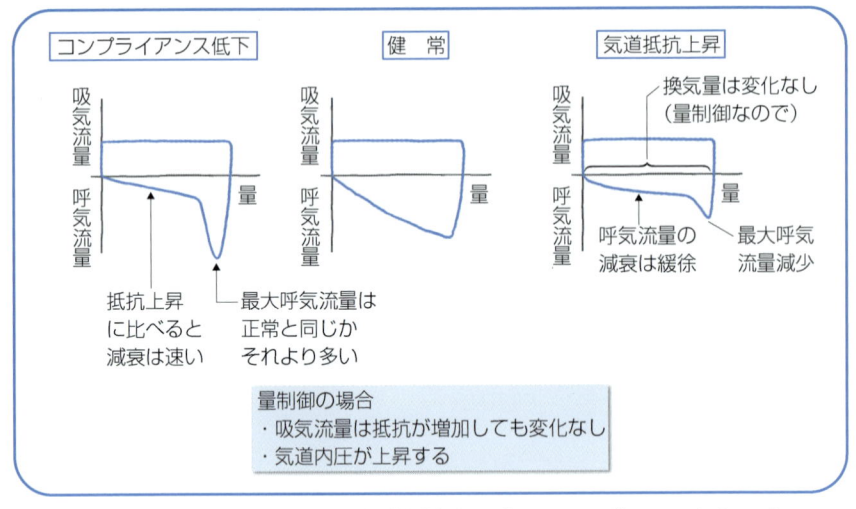

```
┌─────────────────────────────────────────────────────────────────┐
│  コンプライアンス低下        健 常           気道抵抗上昇        │
│                                                                 │
│  吸気流量              吸気流量           吸気流量               │
│                                              換気量は変化なし   │
│                                              （量制御なので）   │
│         ┐ ┌─量        ─────┐  量        ────────┐ 量           │
│  呼気流量│ │         呼気流量│          呼気流量 │              │
│         │ ↓                                      呼気流量の  最大呼気 │
│                                                  減衰は緩徐  流量減少 │
│   抵抗上昇    最大呼気流量は                                    │
│   に比べると  正常と同じか                                      │
│   減衰は速い  それより多い                                      │
│                                                                 │
│         ┌──────────────────────────┐                            │
│         │ 量制御の場合                                          │
│         │ ・吸気流量は抵抗が増加しても変化なし                  │
│         │ ・気道内圧が上昇する                                  │
│         └──────────────────────────┘                            │
└─────────────────────────────────────────────────────────────────┘
```

図 14-8　コンプライアンス低下と気道抵抗上昇時のフローボリュームカーブ

C　フローボリュームカーブで考える

1　フローボリュームカーブとは

　フローボリュームカーブの縦軸は流量で，横軸は量（肺容量の変化）である．流量には吸気と呼気があり，カーブの上と下のどちらが吸気でどちらが呼気かは機種によって異なるのでまず確認してほしい．本書では，横軸より上の部分を吸気流量，横軸より下の部分を呼気流量とする．

　量制御の換気では，吸気流量波形は一定流の波形・パターンである．圧制御では，流量は漸減波形をとり，そのパターンは肺の状態によって変化する．

　呼気のフローボリュームカーブにより，気道抵抗の状態を捉えることができる．

2　フローボリュームカーブで呼気の気道抵抗を見る

　気道抵抗が高いと最大呼気流量が低下し，呼気流量の減衰速度が落ちる．つまり，ピークフローは低下し，流量もなかなか減らない（図 14-8 の右）．

　フローボリュームカーブを前回と比較して，ピークフローが増加し，流量の減衰速度が速くなっている様子が認められれば，気道抵抗は改善していると判断で

きる．前回の記録と重ね合わせてみると分かりやすくなる．

コンプライアンスが低い肺では，フローボリュームカーブのピークフローが健常に比し多く，急速に低下し以後漸減する．つまり，呼気開始時の呼出量が多くなる（図 14-8 の左）．

D 波形で改善を実感する

PV カーブやフローボリュームカーブを経時的に見て比較すると，肺状態の改善・悪化の判断に役立つ．2 時間前と現在，薬剤投与前と後，気管吸引前と後，昨日と今日，今日と明日，1 週間前と今日，今日と 1 週間後という具合に比較する．1 回 1 回を断片的に見た場合，肺の病態について（具体的には抵抗とコンプライアンスについて），正常より数値が高めとか低めとは推測できるが，波形の改善・悪化を把握することはムズカシイ．PV カーブやフローボリュームカーブそのものは，換気量とか気道内圧のように絶対値で表現できないので，数値での比較が困難である．そこで，2 つの波形を重ねてみると，波形のパターンの変化が分かり，改善や悪化を判断するのに役立つ．したがって，以前の波形を覚えておくか記録しておき，現在の波形と重ね合わせるのが大切である．データや記録紙に記録してあれば最善だが，なければ記憶の中で比べることになる．1 週間前の波形はおそらく記憶の彼方に行ってしまっているはずだが，臨床家はそれでも無意識のうちに波形を比べて，「良くなっている．悪くなっている．変わらない」などと言っている．今良くなっているなら，前はよっぽど悪く，最悪に近い印象的な波形だったのであろう．

経時的に比較すると波形を見て得られる情報は増加する．そこで，PV カーブやフローボリュームカーブを見るのは 2 回目の計測からを楽しみとしたい（良くなっていることを期待して）．

1 前のカーブと重ねて比較

比較 1　コンプライアンスの改善例（圧制御の場合：PV カーブ）

圧制御なら，コンプライアンスが改善すると，気道内圧が同じでも換気量が増加する．2 つの PV カーブを重ねて同じ圧での肺容量を比較して，肺容量が増加していれば改善していると言える（図 14-9）．

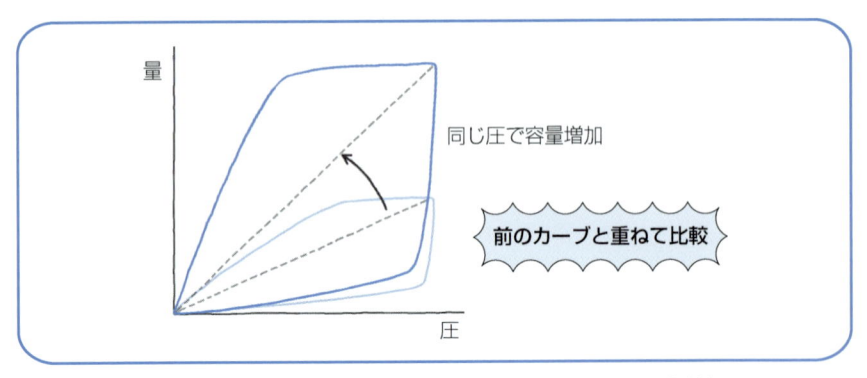

図 14-9　コンプライアンス改善：圧制御の PV カーブ（圧-容量曲線）

比較2　コンプライアンスの改善例（量制御の場合：PV カーブ）

　量制御なら，コンプライアンスが改善すると，静的コンプライアンスが上昇し，PV カーブが起き上がるようなイメージとなる（図 14-10）．

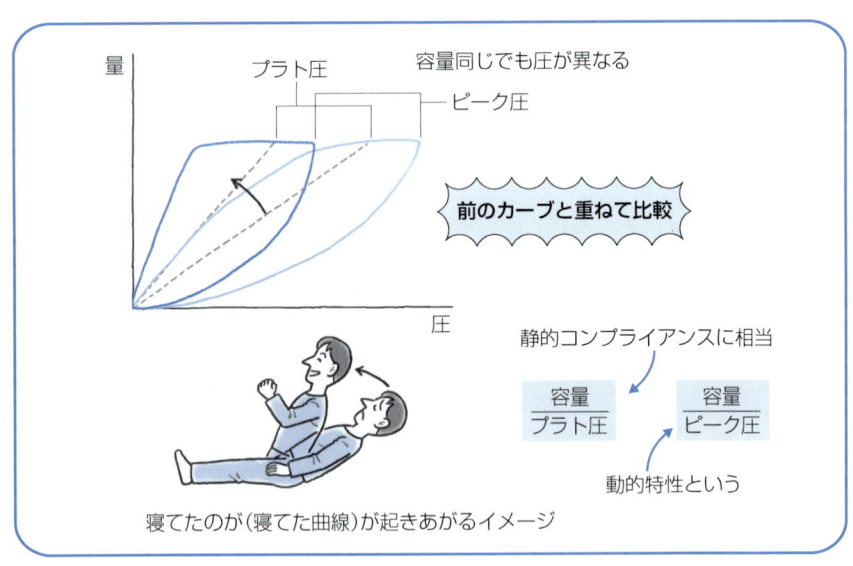

図 14-10　コンプライアンス改善：量制御の PV カーブ（圧-容量曲線）

比較 3　抵抗の改善例［量制御の場合（☞図 14-4）：PV カーブ］

　量制御なら，抵抗が改善すると，PV カーブの幅が狭くなり，ヒステリシスが低下する（図 14-11）．

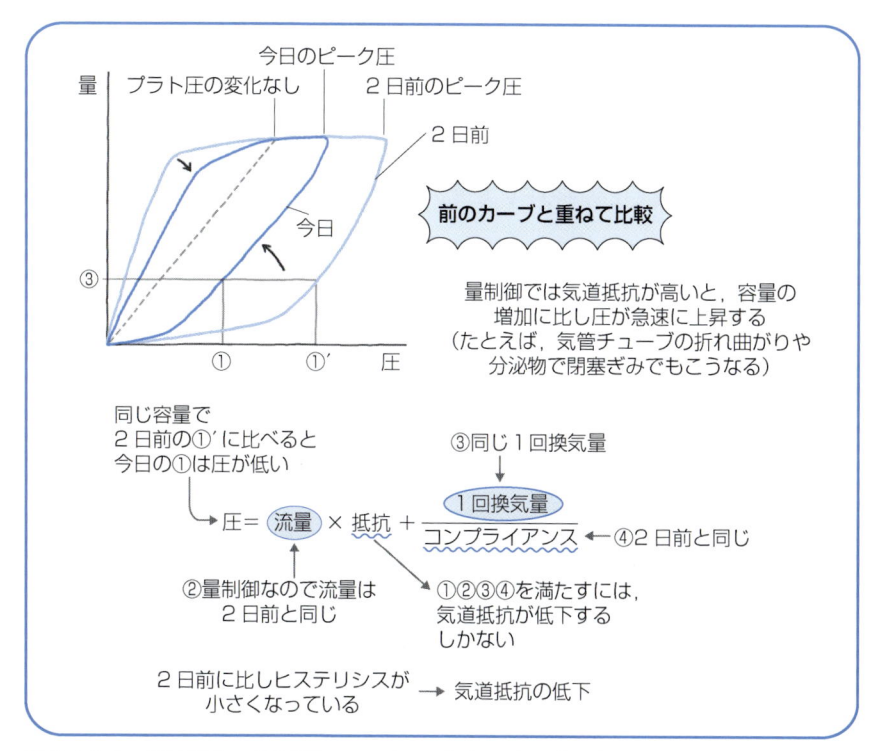

図中のラベル：
- 量
- プラト圧の変化なし
- 今日のピーク圧
- 2 日前のピーク圧
- 2 日前
- 今日
- ③
- ①　①′　圧
- 前のカーブと重ねて比較
- 量制御では気道抵抗が高いと，容量の増加に比し圧が急速に上昇する（たとえば，気管チューブの折れ曲がりや分泌物で閉塞ぎみでもこうなる）
- 同じ容量で 2 日前の①′に比べると今日の①は圧が低い
- ③同じ 1 回換気量
- 圧＝流量 × 抵抗 ＋ $\dfrac{1 回換気量}{コンプライアンス}$ ←④2 日前と同じ
- ②量制御なので流量は 2 日前と同じ
- ①②③④を満たすには，気道抵抗が低下するしかない
- 2 日前に比しヒステリシスが小さくなっている → 気道抵抗の低下

図 14-11　抵抗改善：量制御の PV カーブ（圧-容量曲線）

比較 4　抵抗の改善例（圧制御の場合：PV カーブ）

　抵抗が低下すると，換気量は増加し，高気道抵抗状態と比較して，呼気での容量低下が早く始まる．抵抗が低くなるので，呼気流量が多くなるため，肺容量の低下は早まる（図 14-12）．

D．波形で改善を実感する

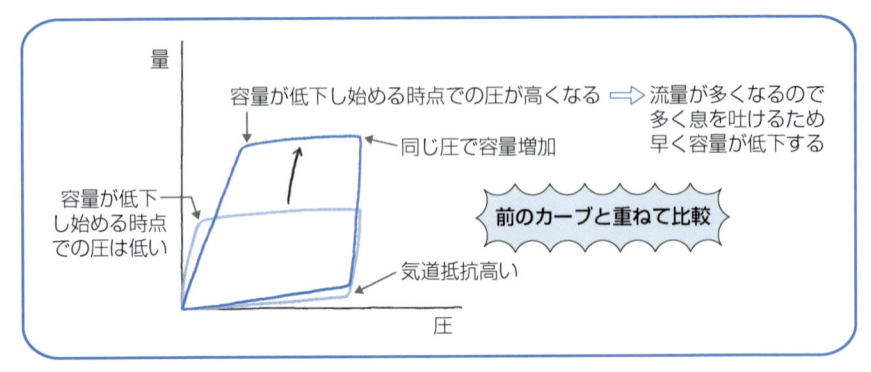

図 14-12　抵抗改善：圧制御の PV カーブ（圧-容量曲線）

比較5　抵抗の改善例（量制御の場合：フローボリュームカーブ）

　抵抗が低くなると呼気最大流量が多くなり，高気道抵抗状態と比較して，圧減衰のペースも速くなる（図 14-13）．

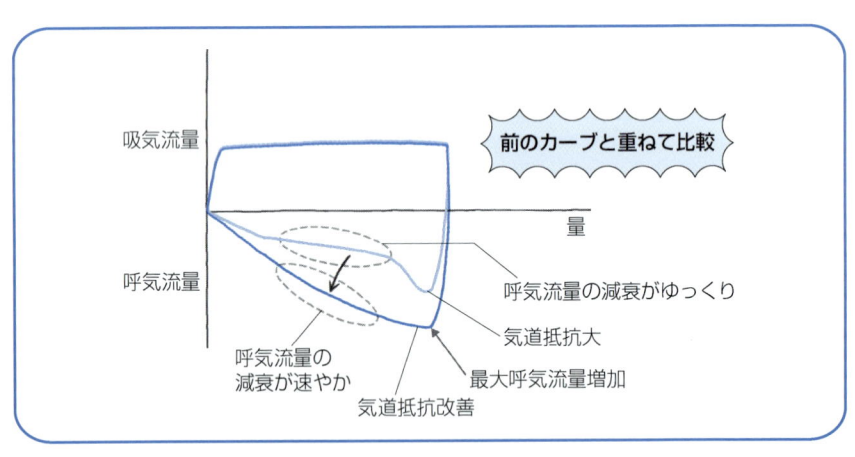

図 14-13　抵抗改善：量制御の場合のフローボリュームカーブ

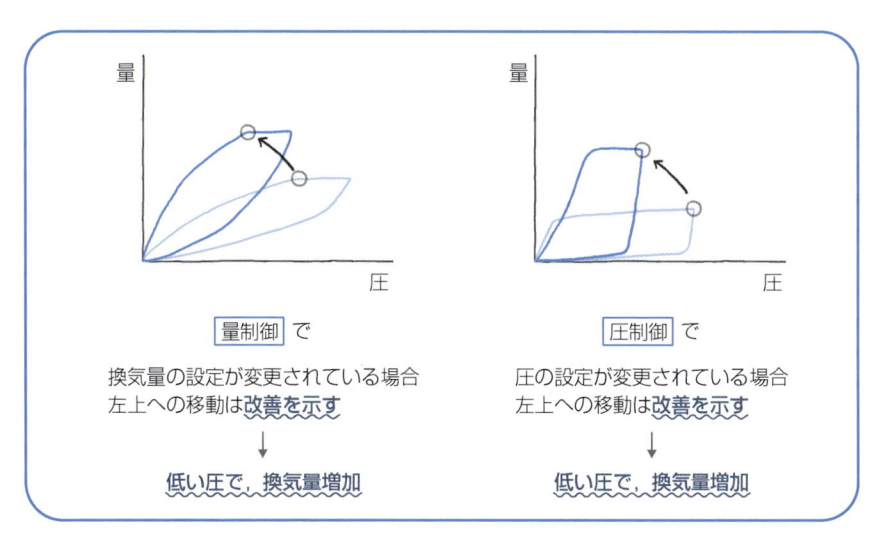

図14-14 改善？ 悪化？

2 まとめ：おおまかな一般論

　人工呼吸器の設定は，量制御なら換気量を，圧制御なら気道内圧を肺状態に合わせて日々変更する．したがって，2つの曲線を比べる場合，設定換気量や設定気道内圧が変わっている場合が多い．設定に変更を加えない状態で，カーブに変化があれば，肺状態の改善・悪化がカーブに反映されているといえる．一方，設定を変えた場合，設定そのものの変更と肺状態の変化がカーブに反映される（図14-14）．この場合，肺状態の変化は，PVカーブで見る場合，吸気終末の位置の移動を見ると，改善か悪化を考えることができる（図14-15）．以前と比較して低い圧で換気量が増加していれば，改善と考えられる．逆に以前と比較して高い圧で換気量が低下していれば，悪化と考えられる．悪化でも改善でもない場合は，PVカーブでは変化なしか詳細不明と判断される．

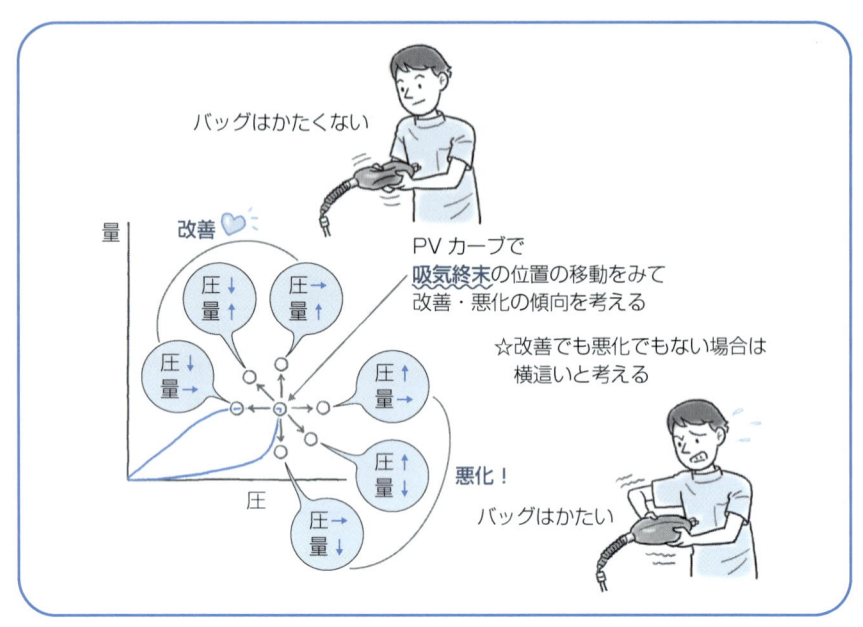

図 14-15　改善？　悪化？　PV カーブ上で吸気終末の位置の移動を見る

15 ウイニング

どのように人工呼吸器から離脱するか

本章では，試験とか，合格・不合格とか，テストを受けているような気分になってしまうかもしれませんが，気にしないでください．現場で実際に，合格・不合格というような表現はしません．ただ，考えかたを伝えるには分かりやすい表現ではないかと思います．

A ウイニングの考えかた

1 ウイニングとは

もともと人工呼吸は欧米で始まり，現在でも先駆的な方法や考えかたは外国発が多い．したがって，人工呼吸や呼吸管理に関する用語として英語の和訳を使用しているのが現状である．訳語の統一が図られていない面もあり，呼吸管理の本が分かりづらい原因の1つとなっている．ウイニング（weaning）も然りであり，日本語では離脱と訳され，人工呼吸器から完全自発呼吸へ移行する過程を意味している．元来 weaning という単語の意味は，wean が離乳で，weaning は離乳期である［加藤勝治（編）：医学英和大辞典，南山堂，東京，改訂第10版，1972より］．人工呼吸管理が行われるようになる前から存在していた離乳（wean）という単語，つまり乳離れを人工呼吸器からの離脱に模して使用するのは，大変分かりやすい（図15-1）．文学的センスがありますね．

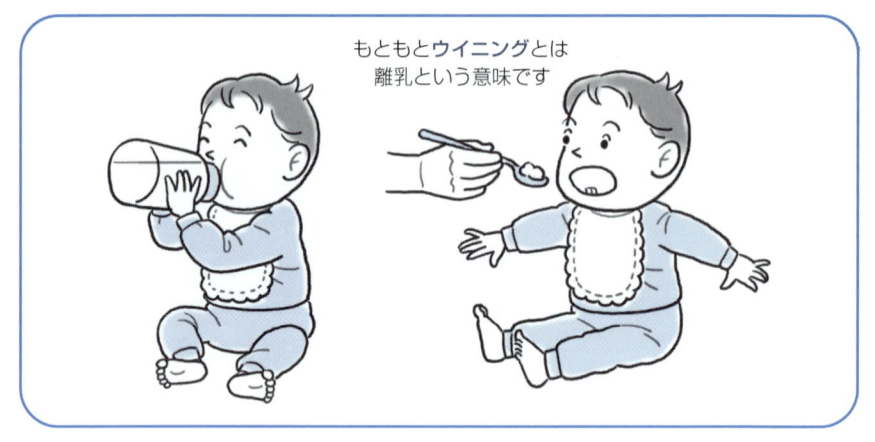

図 15-1　ウイニングとは

　さて，ウイニングに関する情報も外国発が主であり，それらの論文には test, trial, success, failure などという試験にまつわる用語が使用されている．試験に関連して訳すなら，合格・不合格が分かりやすいのではないかと思う．次の段階に進むための基準を満たしていれば合格で，満たしていなければ不合格である．
　人工呼吸器からの離脱可能な患者のスクリーニングを行い，スクリーニングの基準を満たした患者に自発呼吸試験（後述）を行い，「合格」すれば抜管するのが最短の方法である．

2 ウイニングと抜管

　通常，人工呼吸器からの離脱とほぼ同時に抜管することが多い．しかし考えかたとしては，人工呼吸器からの離脱と抜管は，連続する2つの異なる操作である．気管挿管されていても，人工呼吸器が外れていれば，人工呼吸器から離脱しているといえる．抜管していれば離脱しているが，離脱していても抜管していない場合もある．一方，人工呼吸器からの離脱を扱った論文では，抜管をもって人工呼吸からの離脱としている．この場合，抜管後の再挿管は，離脱失敗と判断されている．
　本章では離脱の基準について説明するが，抜管はさらに以下の項目を満たすのが条件である．通常，人工呼吸器から離脱できる状態は抜管できる基準も満たしている場合が多い．しかし，離脱の条件を満たしているが抜管の条件を満たさない場合，気管挿管を継続するか，気管切開を行うことになる．

> **抜管の条件**
> - 気道の保持ができる（舌根沈下がない）
> - 気道の防御ができる（誤嚥しない）
> - 気道分泌物を喀出できる
> - 器具を要するような気道閉塞・狭窄がない

「気道分泌物を喀出でき，気道の防御ができる」ためには，気管反射や咽頭反射が十分で，結果として強い咳ができる必要がある．また，気道分泌物の量が多く，粘稠だと喀出できないので，気道分泌物の性状も重要である．

B ウイニングの進めかた

1 ウイニングのフローチャート（図15-2）

現在，自発呼吸試験を行ってから抜管する施設と，自発呼吸試験を行わずにsIMV（同期式間欠的強制換気）やPSV（プレッシャーサポート）の設定を徐々に下げて抜管する施設があると思うが，「こうでなければならない」という方法があるわけではない．ただ，抜管に至るまでの時間が方法により異なる．

2 離脱可能患者のスクリーニング基準

「離脱可能な患者」となるためには，人工呼吸を要した原因が治っているのが大原則である．たとえば，肺炎で人工呼吸を要した場合は肺炎が治っていなければならず，手術後の呼吸抑制が原因なら麻酔から完全に覚醒していなければならない．

「何ゆえに人工呼吸か？」の原因が除去されているという条件を満たした上で，以下の条件は人工呼吸器からの離脱可能な患者をスクリーニングするために有用であり，多くの研究で「離脱を考慮する基準」として採用している．この基準を満たしている場合，「回復した」とほぼ判断してよい．

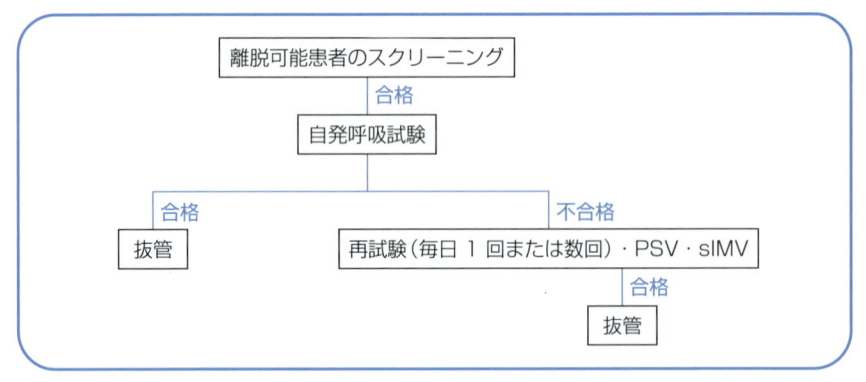

図 15-2　人工呼吸器からの離脱

離脱可能患者のスクリーニング条件

- PEEP＜5 cmH₂O
- P/F 比＞200
- 気管吸引時に咳反射あり
- 呼吸回数/1 回換気量（L）＜105
- 昇圧薬の使用なし（ドパミン 5μg/kg/分までは可）
- 鎮静薬（持続投与）使用なし（間欠投与は可）

メモ　呼吸回数/1 回換気量（L）の測定法

　強制換気なし，CPAP＝5 cmH₂O，PSV なしで 1 分間呼吸させ，呼吸回数と分時換気量を測定する（Yang KL et al: N Engl J Med **335**: 1864-1869, 1996）．「速くて浅い」呼吸は呼吸不全の重要な症状であるが，呼吸回数/1 回換気量（L）は，分子と分母に「速い：呼吸回数」と「浅い：1 回換気量」を組み入れた指標で，ウイニング失敗を予測する指標として知られている．英語では，「速くて浅い」呼吸を rapid shallow breathing といい，その指標を f/Vt（rate-tidal volume ratio）と表現している（Yang KL et al: N Engl J Med **324**: 1445-1450, 1991）．

3 自発呼吸試験

　離脱可能患者のスクリーニング基準を満たした（合格した）患者に対しては，自発呼吸試験を行う．
　自発呼吸試験には次の2法がある（図15-3）．
① Tピースを介して自発呼吸
② CPAP 5 cmH$_2$O で PSV なしの状態で人工呼吸器（圧トリガーと比較して吸気弁の開放が速やかなので，フロートリガーにしておく）を着けたまま自発呼吸
　自発呼吸試験の不合格基準に至ることなく2時間呼吸できた場合，自発呼吸試験合格となる．一般に自発呼吸試験合格者は，その場で抜管できる．数字に目が行きがちであるが，症状として「不穏・発汗・不安がない」のが基本であり，これを忘れてはならない．

自発呼吸試験の不合格基準

- 呼吸回数＞35回以上
- SpO$_2$＜90％
- 脈拍数＞140，または脈拍数が20％増加し継続
- 収縮期血圧＞180 mmHg，または 90 mmHg＞収縮期血圧
- 不穏・発汗・不安

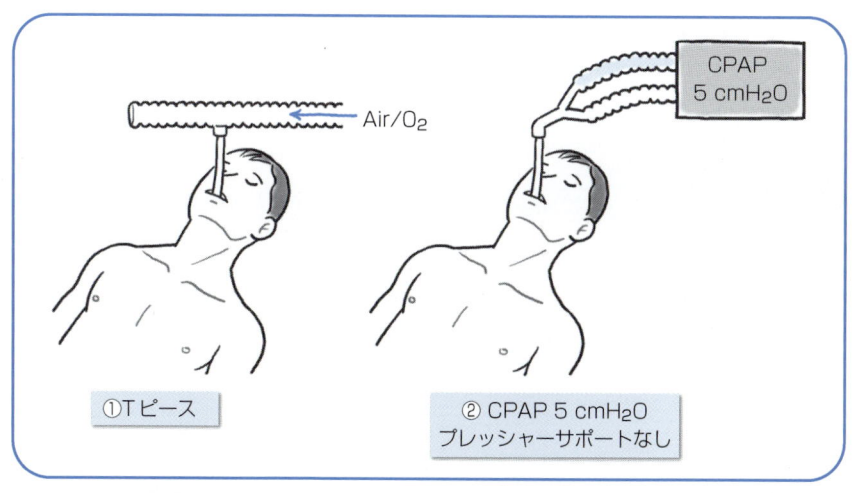

① Tピース
② CPAP 5 cmH$_2$O プレッシャーサポートなし

図15-3　自発呼吸試験

> **メモ** 社会的問題

　自発呼吸試験の結果判定を誰が行うかというと，それは医師かコメディカルスタッフである．コメディカルスタッフが行った場合，口頭および書面（ステッカー）で，①担当医に自発呼吸試験合格の通知を出して指示待ちをする場合と，②出さずに指示待ちをする場合では，どちらが早く抜管できるであろうか（Ely EW et al: N Engl J Med 335: 1864-1869, 1996）．言い換えると，「自発呼吸試験に合格しているという情報を担当医が知った場合，抜管が早まるか？」という問題である．もし，早まるなら，余分な人工呼吸時間を短縮できるため，患者にとっても，医療経済にとっても有益である．答えは①で，自発呼吸試験の合格通知を担当医に出す方が，先に抜管できた（表15-1）．

　自発呼吸試験合格の通知がない場合，担当医自身が診察して抜管の時期や方向性を決めなければならない．自発呼吸試験に合格したら通知するようにしておくと，その後の対応が早まるわけである．

　この報告は，人工呼吸期間や抜管までの期間は，純粋な医学的診断・治療の問題のみでなく，組織の運用方法（社会的問題）によっても変わることを示している．つまり，臨床工学技士，理学療法士，看護師，医師が呼吸管理に関する共通の知識を持ち，手技・観察に習熟し，基準に沿って判断し，担当医に情報を伝えるシステムを形成すれば，担当医任せの時代に比べて，速やかな抜管に至る可能性がある．つまり担当医まかせの施設は，チーム医療の導入による改善の余地があるといえよう．

表15-1　自発呼吸試験合格を通知すると抜管が早まる［median（範囲）］

	自発呼吸試験合格から抜管までの日数	人工呼吸期間
合格通知あり（担当医に知らせる）	1日（0～2日）	4.5日（2～9日）
通知しない（担当医が自分で判断する）	3日（2～7日）	6.0日（3～11日）

［Ely EW et al: N Engl J Med **335**: 1864-1869, 1996 より引用］

4 自発呼吸試験不合格患者への対策

　学校では，試験の不合格者には，再試験があることが多い（厳しいところでは，再試験は行われずそのまま留年という場合もある）．
　自発呼吸試験不合格患者に対しては，4つの対策が用意されている．

> **自発呼吸試験不合格患者への対策**
> 対策1　再試験（毎日1回のみ定時に行う：オンアンドオフ）
> 対策2　自発呼吸練習後再試験（毎日数回の自発呼吸練習：オンアンドオフ）
> 対策3　sIMVによる離脱
> 対策4　PSVによる離脱

a. 対策1：再試験について（1日1回のみ定期的に行う）

　自発呼吸試験を行う直前の換気条件で，人工呼吸をさらに1日継続する．1日後に再度自発呼吸試験を行う．合格すれば抜管する．合格するまで毎日自発呼吸試験を繰り返す．人工呼吸器の設定条件は変えない．

b. 対策2：自発呼吸練習後再試験について（毎日数回呼吸練習）

　1回目の自発呼吸試験に不合格後，自発呼吸試験を行う直前の換気条件で，人工呼吸をさらに継続する．次回から自発呼吸練習を行う．何分間で自発呼吸試験中止となったかのデータがあるので，最初の自発呼吸練習はその時間より短い時間，Tピースで行う．自発呼吸練習を繰り返す内に，5分→15分→30分→60分→120分のように練習時間を延長してゆく．たとえば，最初の試験で50分もったとしたら，まず30分の呼吸練習で開始する．30分の練習を繰り返す場合は，1時間以上空けて行う．次の段階として練習時間を60分に延長する場合は，半日以上空けて行う．120分まで延長できたら，再試験合格となり抜管できる．練習時間を徐々に長くしながら馴らして，運動しているようなイメージである．各呼吸練習の合間の人工呼吸設定は変更しない．この間の人工呼吸は，運動にたとえるなら練習後の休息に当たる．

c. 対策3：sIMV

　A/Cでの設定換気回数の1/2の呼吸回数に設定したsIMVを行う．sIMVの設定回数を2〜4回ずつ減少させる．sIMV 5回/分で中止条件（＝自発呼吸試験の不合格基準）を満たさない場合，抜管できる．A/CからsIMVを行い，徐々

に離脱しようとする考えかたである．

d．対策4：PSV

A/C から PSV に変更する．サポートレベルは，呼吸回数＜25（回/分）となるよう設定する．サポートレベルが適切だと，呼吸回数が落ち着くはずである．2～4 cmH₂O ずつサポートレベルを下げる．サポートレベル 5 cmH₂O まで下げた時点で 2 時間観察し，悪化（自発呼吸試験の不合格基準）がなければ抜管する．

メモ　人工呼吸器からの離脱法の変遷

人工呼吸器が開発された当初は，1日数回人工呼吸器を外した状態で自発呼吸に問題がなければ，抜管するという方法が採られていた．いわゆるオンアンドオフによる離脱法である．これは，前述のTピースを介した自発呼吸に相当する．

1970 年代になり IMV が搭載されると，IMV による離脱が広まった．IMV では，各強制換気の合間に自発呼吸ができる．強制換気の回数を漸減できるので，いきなり完全な自発呼吸に移行するオンアンドオフ方式と比較して，円滑に完全自発呼吸に移行できるという考えに基づいていたが，エビデンスがあるわけではなかった．やがて，自発吸気に合わせる sIMV が開発された．

1980 年代になり PSV が搭載されるようになると，サポートレベルを下げてゆく離脱法が出てきた．

オンアンドオフ，sIMV，PSV いずれの方法でも人工呼吸器から離脱できる．どれを選ぶかは，医師や施設によって異なる．ただ，どの方法がもっとも早く抜管に至るかについては，オンアンドオフ，PSV，sIMV の順に早いというランダム化比較試験があり，現在もこれが受け入れられている（Esteban A et al: N Engl J Med **332**: 345-350, 1995）．一方，前述の論文と異なり，PSV ではオンアンドオフと比較して，速やかに抜管に至るという報告もあるが（Brochard L et al: Am J Respir Crit Care Med **150**: 896-903, 1994），sIMV で離脱するともっとも時間がかかるという点は同じであった．こうした論文を総合すると，ウイニングの方法により，人工呼吸からの離脱・抜管に要する時間は異なるといえる．人工呼吸時間は短いに越したことはないので，離脱方法を巡って，今後も研究が進むことであろう．

5　ウイニングの実際

歴史的にみると，1990 年前半までのウイニングに関する哲学というか考えかたは，「徐々に器械の補助を少なくしてゆく」のが絶対的で，さまざまな離脱法にこの考えかたが取り入れられていた．しかしエビデンスがあるわけではなく，

誰もが信じ込んでいたという状況で，いわば流行りであった（今でもこれを引きずっている傾向はある）．自発呼吸練習後再試験（毎日数回呼吸練習），sIMV，PSV はともに，徐々に（段階的に）人工呼吸器からの離脱を図る考えかたである．呼吸練習を繰り返す方法は，徐々に練習時間を増やすという点で段階的な離脱法である．一方，再試験を1日1回のみ繰り返す方法は，徐々に離脱する方法ではなく，即離脱の方法である．1995年に，再試験を1日1回のみ繰り返す方法が，徐々に離脱する方法に比べて，早期抜管に至るという報告（☞ P230 のメモ）が出て以来，「徐々に器械の補助を下げてゆく」が金科玉条ではなくなったのである．即離脱・抜管に伴う，再挿管率上昇や合併症増加はないと報告されている．

> **具体例** 「PSV 15 cmH$_2$O，PEEP 5 cmH$_2$O，P/F 比 300，呼吸回数/1 回換気量 40，気管吸引時に咳反射があり，昇圧薬・鎮静薬の使用なし」の患者がいたとする
>
> これは，離脱可能患者のスクリーニング基準を満たしている．
> 今後どのように進めるかは，各施設，担当医によって2種に大別できると思われる．つまり，①徐々に離脱するか，②即離脱するかである．
> 具体的には，以下の方法が考えられる．
> ①PSV を徐々に下げて，5 cmH$_2$O で問題なければ（自発呼吸試験の不合格基準を満たさなければ）抜管する．この場合，「徐々に」の期間が1日なのか，数日なのか，施設によってさまざまである
> ②自発呼吸試験を行う．合格したらその日の内に抜管に至る

皆さんの施設では，どのようにしているであろうか？　どちらかといえば，PSV を徐々に下げるパターンが多いのではないだろうか．「徐々に器械の補助を少なくしてゆく」方が，気持ちとして安心感があるからであろう．深層心理として，肺そのものの回復度にやや不安を残しているのである．しかし，上記の②のように即離脱・抜管を行ってもよい．

一方，全身麻酔からの覚醒遅延が人工呼吸の原因となっている場合は，「徐々に」というより，即離脱・抜管する例が多いのではないだろうか．この場合，呼吸不全とは異なり肺そのものには問題がないため，いったん麻酔から覚醒すれば問題解決という安心感があるのであろう．

じゆうちょう

疾患別傾向と対策　16

あくまでも目安です

　人工呼吸の対象となる肺の状態を大別すると，①健常，②コンプライアンス低下，③気道抵抗上昇，④コンプライアンス低下＋気道抵抗上昇，の4通りになる．①健常肺に対する人工呼吸の対象は，術中患者，頭部外傷・脳卒中・薬物中毒などによる呼吸中枢障害がある患者，神経・筋疾患患者である．②コンプライアンス低下の代表疾患として急性呼吸促迫症候群（ARDS），肺水腫，③気道抵抗上昇の代表疾患として喘息発作，慢性閉塞性肺疾患（COPD）急性増悪が挙げられる．なお，COPD，喘息では，肺過膨張が発生するにつれて肺コンプライアンスが低下するので，結局，④コンプライアンス低下＋気道抵抗上昇を相手にすることになる．

　人工呼吸器設定は本来，疾患名ではなく，肺の状態に応じて調節するのが望ましい．本章では，便宜的にコンプライアンス低下の代表としてARDS，気道抵抗増加の代表として，喘息重積発作の人工呼吸器設定について述べる．COPD患者の急性増悪では，まずNPPV（noninvasive positive pressure ventilation，非侵襲的陽圧換気，気管挿管を行わない人工呼吸）を行うが，気管挿管による人工呼吸に移行すると離脱困難に陥る症例も多く，大変むずかしい人工呼吸となるのが現状である．これは，疾患自体が慢性の経過を取るため，悪化後に改善しても元の慢性状態に戻るだけで正常化するわけではないためである．一方，喘息発作は可逆性の疾患で，急性期を乗り切れば人工呼吸器からの離脱は可能である．

　実際，人工呼吸を要する患者では，コンプライアンス低下と気道抵抗上昇がさまざまな割合で混在していると考えられ，いずれかに重きを置いた人工呼吸を行うことになる．

強制換気では，量制御の場合は換気量と換気回数の設定を要し，圧制御の場合は気道内圧・換気回数・吸気時間を設定しなければならない．自発呼吸（PSV）では，換気回数や換気量の設定は必要ない．以下に述べる各項目の設定値は，強制換気を行う場合の目安である．強制換気（PCV, VCV, sIMV）を行うか，自発呼吸（PSV）を行うかについては，器械との同調がよく疲労も少ない場合は自発呼吸を尊重した人工呼吸を施行できるが，器械との同調が良くない場合は鎮静下に強制換気を行うことになる．

A　コンプライアンスの低下した肺に対して：ARDSを例として

肺容量（つまり空気が入る容量）が低下している肺を拘束性肺という．線維化が著しい肺や肺水腫がこれに相当する．ARDSは，血管透過性の亢進によって発生する肺水腫である．

拘束性とは

拘束性 ＝ 肺容量が小さい

拘束性肺では，肺コンプライアンス（☞3章）が低下するので，肺が膨らみにくい状態となっている．つまり，膨らみにくい肺を膨らますために通常より力を要するため，呼吸仕事量が増加し呼吸に疲れる（☞2章）．ARDS患者に対する人工呼吸の目的は，①動脈血酸素分圧（PaO_2）の改善，②呼吸仕事量の軽減である．この際，人工呼吸による肺傷害の増悪を防止するための人工呼吸器設定を行う（☞17章）．

1　人工呼吸器の設定方針

PaO_2の維持（＞60 mmHg）（☞1, 5章）を最高気道内圧（プラト圧）30 cmH_2O以下で達成し（人工呼吸器による肺傷害を避けるため：☞17章），さらに患者と人工呼吸器の同調（☞12, 13章）がよい呼吸器設定（☞6～10章）を

行い，患者の呼吸仕事量を軽減することを目標とする（☞1章）．診察（☞2章），波形（☞12〜14章），PaO_2（☞5章）により経過を判断し，改善していれば人工呼吸器からの離脱（☞15章）を図る．

2 人工呼吸器設定の目安

a. 制御様式・換気モード

換気様式・換気モードの違いで予後に差はないため，VCV（☞7章），PCV（☞7章），PSV（☞9章）など，いずれでもよい．

b. 1回換気量・気道内圧

量制御では，1回換気量（☞6章）は，標準体重当たり6 mL/kgで設定し，プラト圧30 cmH_2O以下を目標にする．圧制御では，プラト圧を30 cmH_2O以下に設定し，4〜8 mL/kgの1回換気量を維持する．換気量が多い場合，気道内圧を下げすぎて患者と人工呼吸器の同調が悪化することは避ける．この際，30 cmH_2O以下で患者と人工呼吸器の同調が良い気道内圧を設定する．

c. 換気回数

強制換気のモード（VCV, PCV, sIMV）では，換気回数を設定しなければならない．一方，自発呼吸のモード（PSV）では換気回数の設定は必要ないが，自発呼吸回数が多い場合は，その原因対策が必要である．また，少ない場合は強制換気に切り替える必要がある．拘束性肺やARDSでは，気道内圧を30 cmH_2O以下に維持するため，1回換気量が少なくなる．つまり，コンプライアンスが低いため，1回換気量を多くすると吸気終末の気道内圧は高くなってしまう．このため，二酸化炭素を排出するための分時換気量（＝呼吸回数×1回換気量）を得るには，換気回数を増加しなければならない．1回換気量を6 mL/kgとしたARDSネットアプローチ（ARDS net: N Engl J Med **342**: 1301-1308, 2000）では，実際29±7回/分の呼吸回数であったと報告されているので，呼吸回数は多くて35回/分までが限度と考えられ，通常30回/分以下を目標とする（☞17章）．もし35回/分を超え，かつpH<7.15なら，1回換気量を1 mL/kg増やす．呼吸回数が多いと呼気時間が短くなるため，オートPEEP（positive end-expiratory pressure）が発生する傾向がある．しかし，ARDSをはじめとする拘束性肺では，時定数（☞4章）が小さいため，呼気に必要な時間が短くすみ，多めの換気回数設定が可能である．

表 16-1　ARDS 患者での人工呼吸器設定の目安

制御方式（☞ 7〜9 章）	PCV, VCV, PSV
1 回換気量（☞ 6 章）	4〜8 mL/kg
プラト圧（☞ 7 章）	<30 cmH$_2$O
換気回数（☞ 4 章）	35 回/分まで（オート PEEP の発生を避ける）
吸気時間（☞ 7 章）	自発吸気時間との同期を追求
PEEP（☞ 5, 10, 17 章）	10〜20 cmH$_2$O
平均気道内圧	PaO$_2$>60 mmHg を達成する最低圧（20〜25 cmH$_2$O 必要な場合あり）
吸入酸素濃度（☞ 5 章）	PaO$_2$>60 mmHg を目標に PEEP との組み合わせで決定

[Hess DR et al (eds): Essentials of Mechanical Ventilation, McGraw-Hill, New York, 2nd ed, 2002 より引用]

ARDS での人工呼吸の設定

少なめの 1 回換気量，多めの換気回数（表 16-1）

d. 器械との同調を良くするために

呼吸回数が多いとき（☞ 2, 4, 9, 15 章）に考えること．

①人工呼吸器の設定に関連して
- 器械と患者との同調は良いか（☞ 13 章）：器械との同調が問題となるのは，自発呼吸が出現している場合である
- トリガー感度（☞ 9 章）
- 吸気流量の立ち上がり（☞ 9 章）
- ターミネーションクライテリア（☞ 9 章）：PSV を選択している場合，吸気時間の短縮に，ターミネーションクライテリアが関係していないか考える．ターミネーションクライテリアが高いために呼気が早く始まっている場合，ターミネーションクライテリアを下げる
- オート PEEP（☞ 10 章）

②肺そのものの異常

気道抵抗増加，コンプライアンス低下そのものが，最終的に呼吸回数増加につながる．そこで本質的な治療は，気道抵抗の上昇には気道抵抗を下げる治療（気

管支拡張薬, ステロイド, 気管内分泌物除去など), コンプライアンスの低下に対しては肺水腫に対する利尿薬, ARDS の原因に対する治療（たとえば敗血症に対する治療）などである.

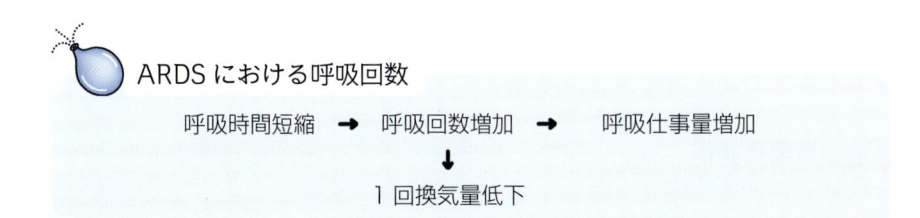

ARDS における呼吸回数

呼吸時間短縮 ➡ 呼吸回数増加 ➡ 呼吸仕事量増加
　　　　　　　　　　　　⬇
　　　　　　　　1 回換気量低下

B 気道抵抗の上昇した肺に対して：喘息, COPD を例として

　気道抵抗が上昇する疾患は, 喘息と COPD である. 健常肺では, 気管から6～7分枝の細気管支レベルまでで気道抵抗は決まっている (Reddy RM: Int J Chron Obstruct Pulmon Dis 2: 441-452, 2007). 気管の断面積は 2.5 cm^2 程度で, 第 16 分枝レベルの気道断面積は総計 300 cm^2 ほどになる. これは, 気道抵抗の大部分は中枢側の気道で決まる理由を示している.

　人工呼吸を要する喘息患者では, 中枢気道の狭窄が亢進している. 一方, COPD 患者の気道抵抗は, 末梢気道の狭窄によってもたらされる. COPD 患者では, 末梢肺組織において, 肺胞壁の破壊がある. 肺胞を支える壁が減少しているイメージでこれを捉えると, 空気が少ない状況では, 支えである壁がないため肺胞はつぶれやすい状態にあるといえる (☞図 3-8, 図 3-10). 含気がある吸気時には開いていても, 含気が少なくなる呼気時には肺胞がいびつな形となり, 気道に狭窄や閉塞が発生する. つまり COPD では, 呼気で気道抵抗が増加し, 呼出障害が発生する.

　喘息発作は中枢気道の狭窄が改善すれば, 速やかに症状が軽減し人工呼吸器から離脱できるので, 発作が軽減するまで人工呼吸でもたせればよい. 一方, COPD の急性増悪は, もともと肺胞構造に問題のある肺がさらに悪くなるため, 軽快しても依然として肺胞構造は正常ではないので, 人工呼吸器からの離脱がむずかしくなる. つまり, COPD の人工呼吸管理の設定について, こうすれば必ず良くなるという条件は未解明であり, 喘息に比べると数値で表現しづらい.

気道抵抗の増加という点では，喘息重積発作とCOPD急性増悪は共通なので，基本的に両者とも喘息重積発作に準じた人工呼吸を行う．両者の違いは，喘息重積発作ではPEEPをゼロかゼロ付近に留め，COPDではオートPEEPを解消できるPEEP圧をかける点である．また，COPDでは，悪化の早期からNPPVを行うことにより，気管挿管による人工呼吸を避けることができるので，まずNPPVを行う．

1 喘息重積発作

　一般に喘息重積発作という状態は，以下の症状の1つまたは複数を有する（Oddo M et al: Intensive Care Med 32: 501-510, 2006）．①補助呼吸筋の使用（補助呼吸筋のうち，胸鎖乳突筋は吸気で使用され，胸式の呼吸運動が行われている），②25 mmHg以上の奇脈，③脈拍数＞100回/分，④呼吸回数＞25～30回/分，⑤会話不能，⑥1秒量＜予測値の50％，⑦動脈血酸素飽和度＜91～92％

　喘息重積発作の治療では，まず，薬物療法が行われる．薬物療法が奏功せず，心肺停止，会話不能，喘ぎ呼吸，意識レベル低下に至る場合は，緊急気管挿管，人工呼吸の適応である．気管挿管による人工呼吸の明確な適応基準があるとはいえず，現状は，医師が「薬物治療が奏効するまで，患者の自発呼吸が維持できるか？」という問について，「もたない」と判断（あくまで推測）したとき，人工呼吸を開始しているのが現状である．喘息は，可逆性の気道の収縮であるから，収縮が薬物療法で解除できれば，急速に改善する．また喘息患者は，非発作時に呼吸努力はなく，呼吸筋の予備力がある．このため，喘息患者に対しては，人工呼吸器を装着せずに粘ることが多く，他の呼吸不全と比較すると，人工呼吸の開始は遅れる傾向にある．これらの点で，普段から呼吸努力をしているCOPD患者の急性増悪とは異なる．COPD患者では，呼吸筋疲労蓄積を避けるため，NPPVを速やかに開始する．

　喘息患者に対する人工呼吸の注意点は，エアートラッピングによる呼出障害による合併症――緊張性気胸，低血圧，治療不応性の呼吸性アシドーシス――を起こさないことである．この観点から，人工呼吸器の設定を行う．

喘息重積発作に対する人工呼吸

低血圧の原因は，過膨張・ハイポボレミア・鎮静薬

挿管・人工呼吸開始直後に血圧低下をきたす場合が多いが，脱水による循環血液量減少（ハイポボレミア），鎮静薬による交感神経抑制がその原因である．十分な輸液が必要であり，鎮静薬は過量にならないよう注意する．

a. 過膨張を防ぐために

呼気流に対して障害となるような状態（気道狭窄・分泌物貯留など）があると，十分吐き切れないため，肺の過膨張が発生する．過膨張の程度は，分時換気量と比例することが分かっている．そこで，分時換気量は少ない方がよい．

過膨張を防ぐために

- 少ない1回換気量
- 十分な呼気時間
- 気道狭窄解除のための治療

喘息患者に対する人工呼吸では，同じ分時換気量なら呼吸回数が多い方が呼気終末の肺容量が小さくなる．つまり，同じ分時換気量なら1回換気量が少ない方が呼気終末の肺容量が小さくなる．そこで，1回換気量は少ない方がよい．

また，1回換気量が同じなら，呼気時間が長い方が呼気終末の肺容量が小さくなる．そこで，呼気時間は長い方がよい．呼気時間を長くするために，換気回数を減らすことにより1回の呼吸時間を延ばし，さらに吸気時間を短くするのがよい．

b. 具体的な設定条件について

約25年前までは，喘息に対する人工呼吸は，動脈血二酸化炭素分圧（$PaCO_2$）の正常化を目的としていた．その頃の人工呼吸を要する喘息患者予後として，10％以上の死亡率が報告されていた．その原因として，換気を維持するために高気道内圧に起因する緊張性気胸や血圧低下が挙げられる．そこでDarioliらが，$PaCO_2$の低下を目的としない，調節された低換気（controlled hypoventilation）療法を導入したところ，死亡率がゼロになったと報告した（Darioli R et al: Am

Rev Respir Dis **129**: 385-387, 1984). このときの換気条件は, 1回換気量8〜12 mL/kg, 換気回数6〜10回/分, プラトー圧は50 cmH$_2$O以下であった. PaCO$_2$は90 mmHgまで上昇したが, 容認した. 調節された低換気とは, 換気量を上げればPaCO$_2$を下げられるけれども, あえて換気量を上げずに高二酸化炭素血症を容認する換気法である. これをpermissive hypercapniaという (Feihl F et al: Am J Respir Crit Care Med **150**: 1722-1737, 1994). その後, ARDS患者に対しても同様のコンセプトが取り入れられ (Hickling KG: Intensive Care Med **16**: 372-377, 1990), 現在に至っている.

　一般的に喘息重積発作に対する人工呼吸では, 1回換気量は少なめでかつ換気回数を減らすという方針が採られる. この方針については, 意見の一致がある. しかし, 具体的な数値を挙げるとなるとむずかしい. その数値に, 予後を改善するという明らかなエビデンスがあるわけではないからである. とはいえ, その数値が出てきた状況証拠というか, 考えかたはある.

換気量の設定方針

　まず　　①分時換気量を下げる
　次に　　②1回換気量を下げる
　さらに　③換気回数を減らす
　そして　④吸気時間を短くする

　分時換気量を下げるには, 1回換気量を下げるか, 換気回数を減らすかであるが, まず換気量を下げ, 次に換気回数を減らし, その条件の下で吸気時間を短縮する.

c. 具体的な数値目標
① 分時換気量

　喘息重積発作患者の人工呼吸では, 同じ分時換気量なら, 大きくゆっくり換気する (多い1回換気量, 少ない換気回数) より, 小さく速く換気する (少ない1回換気量, 多い換気回数) 方が, 肺の過膨張を抑制できる (Tuxen DV: Am Rev Respir Dis **136**: 872-879, 1987). 分時換気量については, 7.4 L/分から3.7 L/分に低下させても, 肺過膨張に大きな変化はないと報告されている (Leatherman JW et al: Crit Care Med **32**: 1542-1545, 2004). つまり, 分時換気量を下げれば下げるほどよいというわけではなく, 8〜10 L/分までの分時換気量 (欧米人対象)

でよいと考えられている（Levy BD et al: Intensive Care Med 24: 105-117, 1998）．

そこで，6～10 mL/kg［標準体重（Oddo M et al: Intensive Care Med 32: 501-510, 2006）］，8～10 mL/kg（Corbridge TC et al: Am J Respir Crit Care Med 151: 1296-1316, 1995／Levy BD et al: Intensive Care Med 24: 105-117, 1998），4～8 mL/kg（Hess DR et al（eds）: Essentials of Mechanical Ventilation, McGraw-Hill, New York, 2nd ed, 2002）といった値が目安とされている．これらの数値は完全に一致していないが，考えかたとして，少ない1回換気量という点では一致している．

② 換気回数

呼気時間を延ばすと，過膨張が軽減できる．しかし，分時換気量 10 L/分以下では，呼気時間を4秒以上に延ばしても過膨張はあまり軽減しないと報告されている（Leatherman JW et al: Crit Care Med 32: 1542-1545, 2004）．そこで，分時換気量は少ない方がよいといっても 10 L/分までは設定できると考えられる．吸気時間が1秒で呼気時間が4秒とすると，呼吸時間は5秒となるので，1分間の換気回数は12回となる．吸気時間を1.5秒にすると10～11回となる．

一般に，10～14 回/分（Oddo M et al: Intensive Care Med 32: 501-510, 2006），10～15 回/分（Levy BD et al: Intensive Care Med 24: 105-117, 1998），11～14 回/分（Corbridge TC et al: Am J Respir Crit Care Med 151: 1296-1316, 1995），8～20 回/分（Hess DR et al（eds）: Essentials of Mechanical Ventilation, McGraw-Hill, New York, 2nd ed, 2002）という換気回数が目安として報告されている．

③ 呼気時間

吸気時間：呼気時間の比（I/E比）を小さくする設定（たとえば1：3から1：7）に比べ，呼気時間の絶対値を長くする設定が，過膨張の予防には有効である（Corbridge TC et al: Am J Respir Crit Care Med 151: 1296-1316, 1995）．

表16-2の例では，換気回数を減らす方が，吸気時間を短くするのに比べ，呼気時間を長くとれる．分時換気量が低下し，呼気時間が長くとれるので，「過膨張の防止」という点では，換気回数を減らす方が有利である．ただし，分時換気量は低下し，$PaCO_2$は上昇するが，容認する．

> **メモ　AHAのガイドラインでは**
>
> 致死的喘息発作（near-fatal asthma）に対して，AHA（American Heart Association）のガイドラインでは，1回換気量6～8 mL/kg，換気回数は少なめで，最大吸気流量80～100 L/分（漸減流），吸気時間：呼気時間＝1：4～5，オートPEEPが高ければ1回換気量か呼吸回数または双方を下げるとしている（AHA: Circulation 122[Suppl 3]: S829-S861, 2010）．

表 16-2　呼気時間への影響：換気回数を下げる vs 吸気時間を短縮

	最初の設定	換気回数を減らす	吸気時間を短縮
1回換気量	500 mL	500 mL	500 mL
換気回数	15 回	12 回	15 回
吸気流量	60 L/分	60 L/分	120 L/分
吸気時間	1 秒	1 秒	0.5 秒
呼気時間	3 秒	4 秒	3.5 秒
吸気時間：呼気時間	1：3	1：4	1：7

> **メモ　喘息発作の改善過程**
>
> 　喘息の改善は，①鎖骨の挙上を伴った目に見える胸鎖乳突筋の収縮がなくなり，②呼吸の雑音の自覚が消失し，③聴診器での呼気の連続性雑音の聴取がなくなるという順番で表れる．しかし，聴診器での呼気の連続性雑音の聴取がなくなっても，1秒量・最大呼気量・残気量は正常化しておらず，依然として末梢気道抵抗は上昇している．つまり，末梢気道抵抗の回復には時間を要し，症状が改善しても末梢気道は依然として狭窄した状態である．逆に表現するなら，喘息における自覚症状の改善は，中枢気道の狭窄の改善によってもたらされる．症状の改善過程を狭窄改善部位に当てはめると，中枢気道の狭窄が先に改善し，次いで末梢気道の狭窄が改善する（McFadden ER: N Engl J Med **228**: 221-225, 1973）．人工呼吸を必要とせざるを得ない喘息患者は，気管・気管支の中枢に高度な狭窄が発生し，胸鎖乳突筋を使用した呼吸をしていると考えられる．別の表現をするなら，喘息でも胸鎖乳突筋を使用していない患者は，まだ軽症といえる．

2　COPDの急性増悪

　COPDは，気道に狭窄があり気流に制限がある病態である．疾患名としては慢性気管支炎や肺気腫が含まれる．慢性気管支炎や肺気腫という病名は組織学的な変化を示した診断名であり，COPDは機能的面からの診断であり気道の抵抗が上昇している状態である（☞ 3，12章）．

　COPD患者は呼出障害があるため，日ごろから肺は過膨張の状態にある．
・肺過膨張 ➡ 横隔膜の平坦化 ➡ 横隔膜の動きが小さくなり換気効率が悪化
　➡ 呼吸補助筋（肋間筋，胸鎖乳突筋，斜角筋など）を動員・使用して換気

➡ 普段から呼吸補助筋を使用しているため余裕がなくなる ➡ 呼吸に疲れやすい（☞ 2 章）➡ 呼吸不全が発生しやすい
◎ 肺過膨張 ➡ コンプライアンスの低い部分で換気 ➡ 換気に要する圧の上昇 ➡ 呼吸筋の収縮力を高める必要性増加 ➡ 呼吸仕事量増加
◎ 呼吸回数増加 ➡ 呼気時間短縮 ➡ 息を吐ききれない ➡ 肺過膨張
◎ 肺過膨張 ➡ 胸腔内圧上昇 ➡ 静脈還流量低下 ➡ 心拍出量低下 ➡ 血圧低下

そこで，COPD 患者が人工呼吸を受ける目的（☞ 1 章）は，
◎ 換気の改善
◎ 呼吸筋を助け，その疲労をとる（疲れた呼吸筋に休息を与える）
◎ 呼吸仕事量の軽減

となる．

COPD に対する人工呼吸の目的は，低酸素血症対策というより，呼吸性アシドーシス（二酸化炭素蓄積）と呼吸筋疲労への対策といえる（☞ 1 章）．人工呼吸により，過膨張がさらに進行することは避けたい．PaO_2 については，吸入酸素濃度を上げれば対処できる場合が多く，一般に吸入酸素濃度は 50% まででよい．

COPD の急性増悪では，気管挿管を回避できる可能性があるので，まず NPPV を行う．NPPV は基本的にマスクで行う PSV である．

COPD では「呼気が十分できず過膨張が発生する」のを防止（表 16-3）

◎ 換気回数は多くしない（12 回/分以下）
◎ 吸気時間は長くしない（1.25 秒以下）

a. 量制御か圧制御か？（☞ 7 章）

COPD の呼吸不全時では，吸気努力が増強し，吸気流量は吸気の最初に多くなっている．量制御では，吸気流量やパターンは設定により決まっていて患者の吸気努力に合わせて変化することはない．一方，圧制御では，患者の吸気努力に応じて吸気流量が変化するので，患者と人工呼吸器の同調が比較的よくなる（☞ 13 章）．

① PSV（☞ 9 章）で換気している場合

吸気流量の低下が遅いためにサイクルオフ基準（☞ p151, 197）に到達せず，

B．気道抵抗の上昇した肺に対して：喘息，COPD を例として

表 16-3　COPD 患者での人工呼吸器設定の目安

制御方式	圧制御，量制御いずれも可
1 回換気量	8〜10 mL/kg
プラトー圧	<30 cmH$_2$O
換気回数	8〜12 回/分
吸気時間	0.6〜1.25 秒
PEEP	COPD：<5 cmH$_2$O，またはオート PEEP を解消できる圧 喘息重積発作：0 または 0 付近

［Hess DR et al (eds): Essentials of Mechanical Ventilation, McGraw-Hill, New York, 2nd ed, 2002 より引用］

なかなか呼気に移行できない場合がある．対策として，サイクルオフ基準を上げるか，吸気時間を設定する PCV に変更してみる（☞ 9，13 章）．

② 量制御の場合

　1 回換気量に変化なく，呼気時間を延ばすには，吸気流量を増やしたらよい．1 回換気量 ＝ 吸気流量 × 吸気時間　である．1 回換気量が一定としたら，吸気流量を増加させたら吸気時間は短くなる（☞ 6 章）．

　換気回数に変化がなければ呼吸時間は一定であり，呼気時間 ＝ 呼吸時間 － 吸気時間　なので，吸気時間が短縮すれば呼気時間が延長する．

b.　換気回数

　COPD 患者では，吸気と呼気の時定数（☞ 4 章）が大きいので，吸気・呼気ともに時間がかかる．換気回数が多いと 1 回の呼吸時間（吸気時間 + 呼気時間）が短縮するのに連動して呼気時間も短縮する．呼気時間が短いと十分吐ききれず，呼気の途中で吸気が始まってしまい，過膨張が発生する．同時にオート PEEP（☞ 10 章）も発生する．

　同じ分時換気量を得る場合，1 回換気量が少ないと換気回数は多くなる．一方，1 回換気量（☞ 6 章）を多くすると換気回数は少なくてすむ．換気回数は 8〜12 回/分，吸気時間は 0.6〜1.2 秒で開始する．

c.　1 回換気量

　吸気流量を増やして 1 回換気量を増やした場合，吸気時間・換気回数に変化がなければ，呼気時間は変化しない．しかし，多く吸っているので，多く吐かなければならない．つまり，実際に呼出しきるのに要する時間はさらに長くなるにもかかわらず，呼気時間に変化がないので，十分吐ききれなくなる．吐ききれない

表 16-4　1 回換気量と換気回数の大まかな目安の例（絶対ということはありません）

	1 回換気量	換気回数
健常肺	10〜15 mL/kg	10〜16 回/分
拘束性肺	4〜 8 mL/kg	15〜30 回/分
急性肺傷害	4〜 8 mL/kg	15〜30 回/分
閉塞性肺	8〜10 mL/kg	8〜12 回/分

ただし，プラト圧＜30 cmH₂O を維持する（これは必ず守る！）
[Hess DR et al（eds）: Essentials of Mechanical Ventilation, McGraw-Hill, New York, 2nd ed, 2002 より引用]

ので肺に溜まり，過膨張の原因となる（☞10 章）．そこで，換気量は増やさず 8〜10 mL/kg，プラト圧＜30 cmH₂O を目標とする．

　死腔量は変化しないので，1 回換気量が低下すると肺胞換気量は低下する．つまり，分時換気量が同じでも死腔換気が増加するので肺胞換気量は低下する．肺胞換気量が低下すると $PaCO_2$ は上昇する（☞6 章）．

C　人工呼吸器設定の目安（表 16-4）

- 拘束性肺，急性肺傷害では，コンプライアンスが低いので，1 回換気量は少なめとなり，分時換気量を得るために換気回数は多くなる（1 回換気量が多いとプラト圧が高くなってしまう）．
- 閉塞性肺では，呼出に時間がかかるので，1 回換気量が多いと十分呼出できないかもしれない．そこで，1 回換気量は健常肺に比べて少なめにする．呼気時間を長く取るため，換気回数を少なくし，1 回の呼吸時間を長くする．この際，二酸化炭素が蓄積する可能性があるが，permissive hypercapnia の方針を採る．
- 健常肺では，コンプライアンスに問題ないため，比較的多めの 1 回換気量でもプラト圧は高くならない．換気回数は，拘束性肺と閉塞性肺の中間となる．

メモ Driving Pressure の問題

　自発呼吸がなければ，肺胞を拡げる圧は「プラト圧−PEEP圧」である．「プラト圧−PEEP圧」を driving pressure と呼ぶ．自発吸気がある場合，driving pressure に自発吸気で発生した胸腔内陰圧を足した値が，肺胞を拡げる圧（これをややむずかしめに言うと経肺圧（trans-pulmonary pressure）になる）となる．吸気努力が強いと胸腔内の陰圧が増強するので，増強した陰圧の分だけ肺胞を拡げる圧が増加する．したがって，driving pressure が一見同じでも——肺胞を拡げる圧が増加→肺の過膨張・過伸展が発生→肺傷害が増強——する可能性がある（☞ 252 頁 図 17-6，255 頁）．つまり，強い吸気努力が肺傷害の原因となりうる．この考え方を支持する報告として，ARDS に対する人工呼吸開始後 48 時間，筋弛緩薬を用いて吸気努力を抑えると，予後が改善したとする RCT（randomized controlled trial）（Papazian L et al：N Engl J Med **363**：1107-1116, 2010）がある．しかし，強い吸気努力の具体的数値基準は確定していない．

　なお，ARDS 患者を対象とした複数の RCT を解析した結果，driving pressure が低いと VILI の発生が低いという関係が報告されている（Amato MB et al：N Engl J Med. **372**：747-755, 2015）．現在，プラト圧＜30 cmH$_2$O を目標に設定しているが，今後さらに，「driving pressure を下げる操作が VILI の発生を抑えるか？」を調べる RCT が求められる．

17 オープンラング アプローチ

肺保護戦略

後輩医師 「人工呼吸を行うことで，かえって肺が悪くなる場合があると聞きましたが」
先輩医師 「人工呼吸による肺傷害を英語では ventilator-induced lung injury といって，頭文字を並べると『VILI』になります．これを日本語風に読むと『ビリ』になるわけですが，イメージとして，肺がビリビリになるという感じです」
後輩医師 「えっ，肺がビリビリ？　なんかちぎれてしまっているのですか？」
先輩医師 「まあ，そういう部分もあるということです」

A 急性肺傷害の病理

　病理と聞くと，むずかしそうと思う人も多いが，食わず嫌いである場合が多い．肺の構造を知ると，胸部X線写真を見る際のイメージ作りにおそらく役立つ．

1 空気はクロ，空気がなければシロ

　胸部X線写真で，健常では肺野は黒い（図17-1a）．健常肺の組織を見ると（図17-2a），肺胞壁があり，それ以外の部位は空である．つまり空気であり，

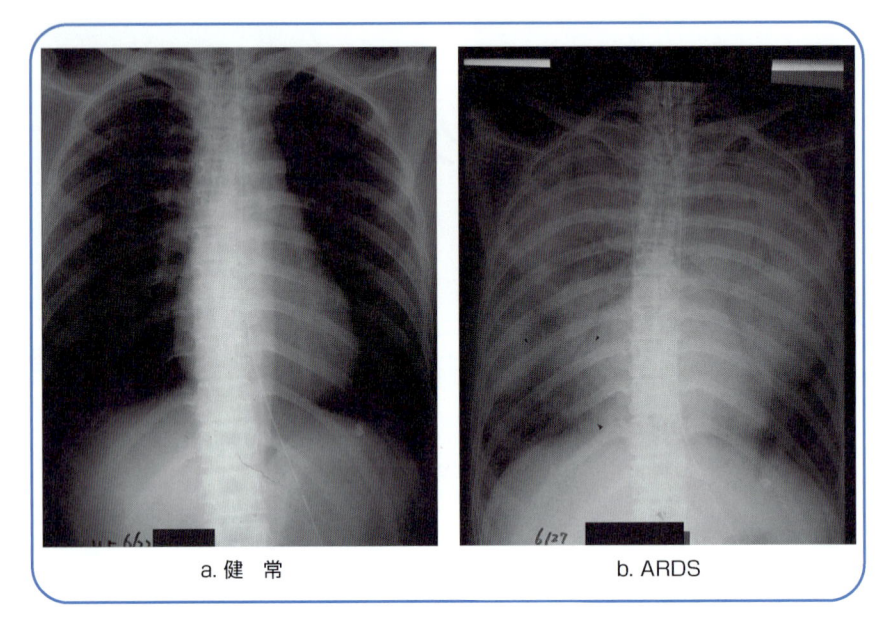

図 17-1　胸部 X 線写真
a. 健常
b. ARDS

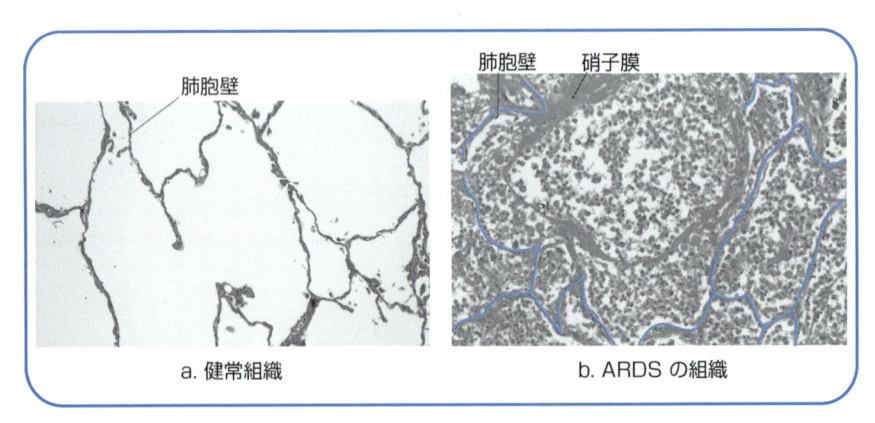

図 17-2　肺組織
肺胞壁
肺胞壁　硝子膜
a. 健常組織
b. ARDS の組織

　X 線は空気を通り抜けるため，X 線写真上で健常肺野は黒くなる．
　一方，呼吸困難を起こした患者の胸部 X 線写真を見ると（図 17-1b），肺野は……白い．このような患者の肺組織を見ると（図 17-2b），肺胞壁で囲まれた部分が空になっていない．本来空気で満たされているべき場所が空気以外になっ

ている．つまり，空気が空気以外に置き換わっている．空気以外の何かがあり，X線の透過が悪くなるため，X線写真上で肺野は白くなる．

まとめると，胸部X線写真で白い部分を見つけたら，その部分には空気がないと思うべし．

さて，空気以外とは何か？　図 17-2b の場合，好中球，リンパ球などの血球成分，血液から漏れた血漿成分である．青で示されている肺胞壁の一部に沿って存在する帯のように見える物質は，ヒアリンメンブラン（硝子膜）という．ヒアリンメンブランの中味は，血漿蛋白である．健常では，肺血管内から蛋白が漏れることはなく，肺胞内に血漿蛋白が存在することはない．逆に表現すると，肺胞内での血漿蛋白の存在は，正常ではない漏れやすい肺血管壁の状態を示していて，これを肺血管透過性の亢進という．

白い肺野たち

肺が白い　➡　空気がなくなっている　➡　血漿成分かもしれない
➡　血管透過性亢進があるかもしれない　➡　急性肺傷害

2 急性肺傷害の肺胞：肺胞上皮細胞の傷害

図 17-3 は急性肺傷害における肺胞壁とそれに隣接する肺毛細血管を示した図である．肺胞上皮細胞が3つほど脱落・欠損している．これは，急性肺傷害の病理を象徴している．つまり，肺胞上皮の傷害が急性肺傷害のポイントである．何らかの原因により，肺胞上皮が傷害を受け脱落・欠損するのが，急性肺傷害の病態である．肺胞上皮が脱落していると血管内から血漿成分が漏れやすくなる．肺胞上皮が脱落し細胞基底膜（コラーゲン）が露出すると，これに接した線維芽細胞が増殖を開始する．

肺胞上皮細胞には1型と2型があり，扁平な細胞は1型であり，2型は立方形に近い．2型細胞は，①肺胞内に漏れた液を回収し血管内に戻す作用，②肺サーファクタントの産生作用がある．2型細胞が傷害を受けると肺胞内の液回収が不能となってしまう．さらに肺サーファクタント産生低下は，肺胞の表面張力を低下させるので肺胞が萎み，虚脱する．

肺胞上皮が欠損すると，肺胞内で増殖している細菌が血中に移行しやすくなり，敗血症が発生する．

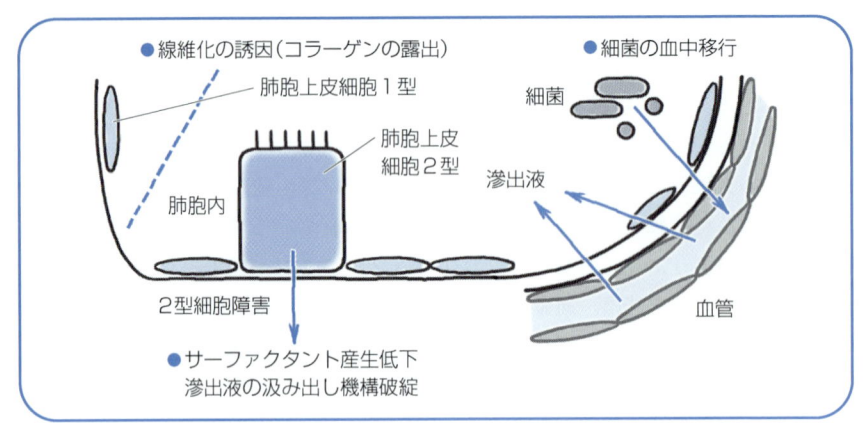

図17-3 肺胞上皮の脱落

　どのようにして肺胞上皮は脱落するか？　これには，大別して以下の3要因が考えられている．
① 酸（誤嚥時）や細菌などによる直接傷害
② 活性化好中球からのメディエーターによる損傷：メディエーターには，プロテアーゼ，酸素ラジカル，脂質代謝産物，PAF（血小板活性化因子）などがある
③ 機械的外力による直接傷害：機械的外力には人工呼吸も含まれている
　①，②の原因により発生した肺傷害が治療を行う過程で③の影響を受ける．人工呼吸による肺傷害を避けるための人工呼吸器設定を行うと，死亡率が低下するという無作為比較対照試験が報告されて以来，人工呼吸の考えかたが変わった．

B 人工呼吸による肺傷害

1 人工呼吸におけるパラダイムシフト

　パラダイムとは模範，典型という意味である．よく似た単語のパラダイスは天国という意味である（関係ないですけど）．
　以前は，動脈血液ガス分析値の正常化が目標とされていた（図17-4）．つまり，動脈血二酸化炭素分圧（$PaCO_2$）は40 mmHg，pHは7.40を目標にしていた．

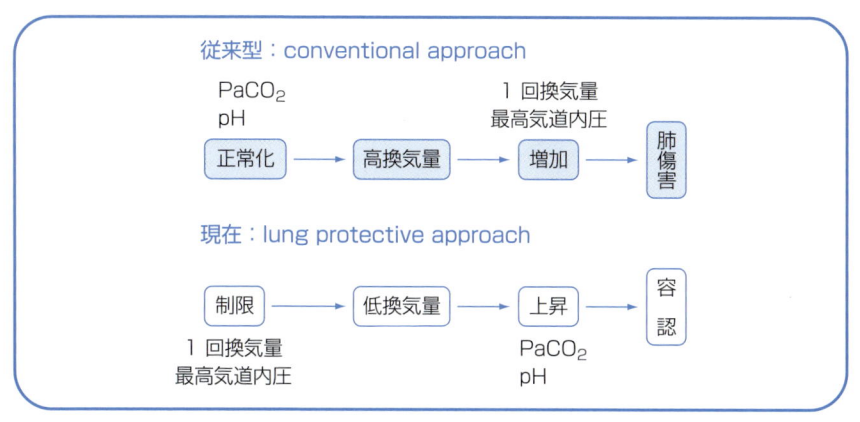

図17-4 人工呼吸におけるパラダイムシフト

$PaCO_2$ が高くなると，これを下げるために換気量を増やしていた．換気量を多くすると気道内圧が上昇する．しかし，$PaCO_2$ の正常化が目標であったので，気道内圧が高くなっても仕方がないとして，高換気量で人工呼吸を継続していた．

しかし最近は，「人工呼吸による肺傷害を最小限にする」が規範となり，動脈血液ガス分析値の正常化は最重点課題ではなくなってきた．具体的には，最高気道内圧（プラト圧）30 cmH$_2$O 以下が目標となり，換気量が少ないため $PaCO_2$ が上昇しても，換気量を上げることはなく，高 $PaCO_2$ を容認する方針で人工呼吸が行われるようになった（肺保護戦略：図 17-4）．

換気量増加に伴う気道内圧上昇が新たな肺傷害を引き起こす事実が明らかとなってきたからである．

ARDS/ALI は，急性呼吸促迫症候群/急性肺傷害と訳されている．障害なのか？　傷害なのか？　もともと英語を訳して日本語にしているので，「injury」は「傷」となり，肺傷害と表現する（日本集中治療医学会用語集より）．

人工呼吸による肺へのダメージには，2種類の発生機序が30年前から想定されている．動物実験の結果からヒトでも当てはまるであろうといわれてきたのだが，その機序の1つは，①肺胞・気道の周期的な拡張と虚脱（図 17-5），もう1つは②肺胞の過伸展である（図 17-6）．もともと外国で考えられた理論なので，英語で cyclic opening and closing, overdistension とそれぞれ表現されている．

B．人工呼吸による肺傷害

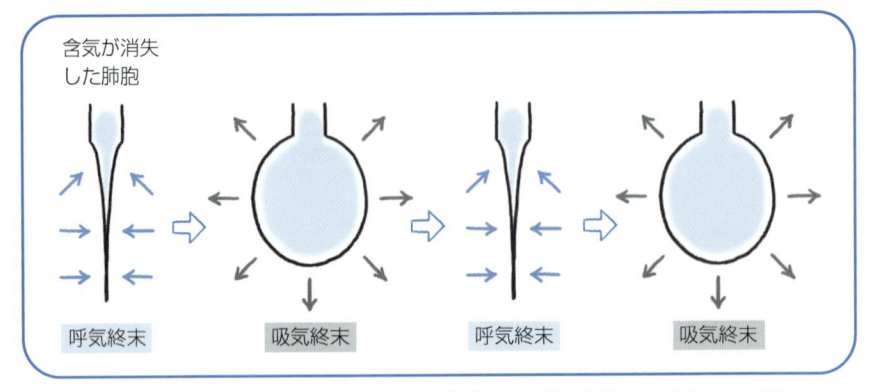

図 17-5　cyclic opening and closing（肺胞・気道の周期的な拡張と虚脱）

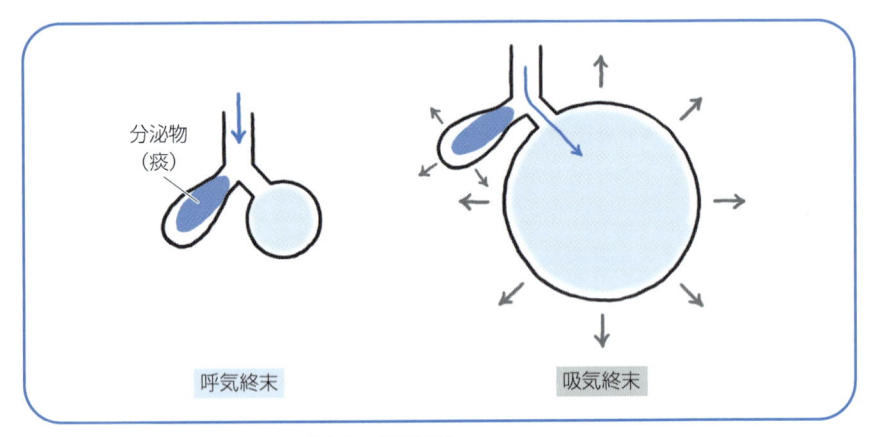

図 17-6　overdistension（肺胞の過伸展）

2 周期的な拡張と虚脱による肺傷害

　周期的な拡張と虚脱（cyclic opening and closing）により肺傷害を起こしている状態をイメージするにはどうしたらよいだろうか（図 17-5）？　どのように考えればよいだろうか？

　皆さんが子供の頃を思い出すか，または周囲の子供の紙風船を借りて自分で膨らまして萎めてをやってみてほしい（図 17-7）．何回も何回も繰り返していると，紙風船は，しわが寄り，やがてボロボロになってくるであろう．夜店や駄菓子屋で売っている伸び縮みする笛でも，何回も吹いているとヨレヨレになってくる．

252　　17．オープンラングアプローチ

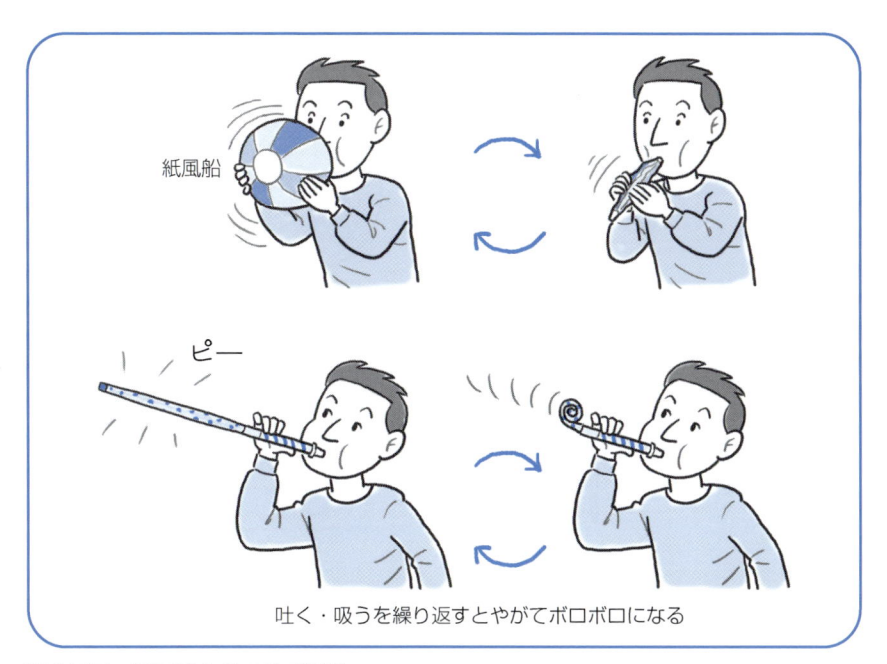

図17-7 紙風船と笛の伸び縮み

また、たとえば紙の封筒に口を当てて、その封筒を膨らまして萎めてを繰り返すと封筒はボロボロになる。透明なビニール袋を膨らまして萎めてを繰り返したら、やがて透明な袋にはしわが寄り、曇ったようになる。

つまり、紙風船でも、紙でも、ビニールでも、布でも何でも、繰り返し拡張と虚脱を繰り返すとその表面は傷ついてゆく。これらの表面を電子顕微鏡で見たら毛羽立って見える。激しい拡張と虚脱の繰り返しは、傷害のもとになる。

肺でも同様で、肺胞や気道が拡張と虚脱を繰り返すとその肺胞や気道の表面は傷害を受ける。健常な肺胞や気道には空気があり、常に開存している。しかし、人工呼吸を要するような肺では、虚脱した肺胞や気道が出現し、人工呼吸の吸気で開存、呼気で虚脱が繰り返される。

急性期を診る医師・看護師なら、次のような症例の経験があると思う。

「人工呼吸開始直後は動脈血酸素分圧（PaO_2）が上昇したが、その後は横這いから低下傾向で、3日してやや悪くなり、1週間、2週間と経過するうちにさらに悪くなり、$PaCO_2$は上昇し、気道内圧が高くなり、やがてDIC（播種性血管内凝固）、腎不全、肝機能障害、感染・敗血症を併発し、多臓器不全で死亡して

B．人工呼吸による肺傷害

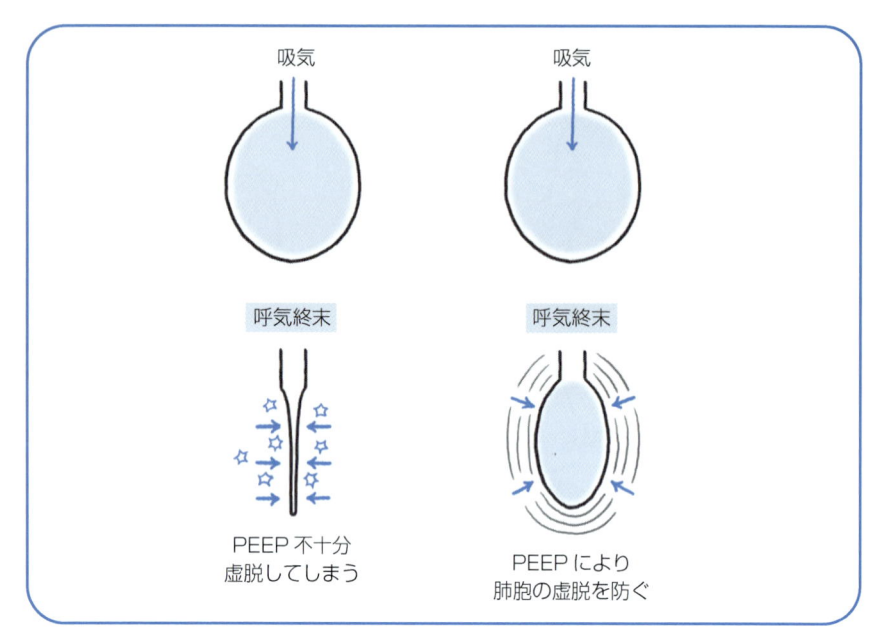

図 17-8　適切な PEEP

しまった」，という経過である．

　人工呼吸を開始すると，それまで虚脱していた肺胞が吸気で開き，その間は酸素が肺胞に入るので，PaO_2 は上昇する．しかし，人工呼吸の設定がよくないと，人工呼吸による肺傷害が深く潜行し，やがて PaO_2 が低下する．肺胞が一時的に開いて酸素が入るため，一見 PaO_2 は上昇するが，その間に肺胞や気道の周期的な拡張と虚脱が繰り返されると，肺胞上皮の脱落が発生し，肺傷害が増悪してしまう．しかし，人工呼吸を行わなければ生命の危機に瀕するので，人工呼吸を止めることはできない．そこで，人工呼吸による傷害を最小限にくい止める人工呼吸法が必要となる．そのコンセプトは「肺胞・気道の周期的な拡張と虚脱を防ぐ」である．

a. 適切な PEEP の効果

　では，具体的には？　どのようにしたら「周期的な拡張と虚脱」を防止できるだろうか．

　答えは，適切な PEEP をかけることである．適切な PEEP とは，呼気終末における肺胞や気道の虚脱を防止できる最低限の PEEP である（図 17-8）．もともと，PaO_2 が悪い場合に PEEP をかけるわけで，皆さんの多くは，酸素化を改

善するためにPEEPをかけると頭で理解しているのではないだろうか．これは確かに正しい．ではなぜPaO_2が上昇するのだろうか？ 肺胞が常に開存しているので酸素が常に存在する状態になるため，酸素が血中に取り込まれやすくなるからである．とすると，PEEPの目的は「常に肺胞を開けておく」になる．常に開いていれば，虚脱しないので，必然的に周期的な開存と虚脱が発生しなくなり，人工呼吸による肺傷害を軽減できる．つまり——PEEPは，肺胞・気道の周期的な拡張と虚脱を防ぐためにかける——と意識したい．肺胞を常に開いておくという意味でオープンラングアプローチという．

肺胞・気道の虚脱を防ぐために
適切なPEEPをかける

3 過伸展（overdistension）による肺傷害

過伸展とは，「引っ張りすぎ」を意味している．引っ張りすぎるとどうなるだろうか？ ちぎれる．ゴムでも紐でも引っ張りすぎるとちぎれてしまう．1回引っ張っただけではちぎれなくても，何回も引っ張っているとやがてちぎれる．この考えかたを，肺胞に当てはめてみると，分かりやすい．肺胞壁が引っ張られるという状況は，肺胞内に入る気体の量が多くなると発生する．図17-6は，肺胞を模式的に表した図であるが，一方の肺胞は入り口に分泌物が詰まって狭窄している．この肺胞を通常の量で換気した場合，狭窄部には気体が入らず，狭窄のない肺胞に通常に比べて大量の気体が入る．つまり，肺胞の過伸展が発生する．これは，その肺胞での換気量が増加した状況である．もともと，1回換気量増加が起こす肺傷害は，1980年代の動物実験で知られていた．これがヒトにも当てはまるかについては，2000年になるまで明確なエビデンスがあるわけではなかった．

ARDS/ALIの予後を改善する治療法は永らく報告されていなかった．2000年になりはじめて，1回換気量を制限する人工呼吸器設定による予後改善効果が大規模無作為比較対照試験で報告された（ARDS net: N Engl J Med **342**: 1301-1308, 2000）．おそらくこの論文は，急性呼吸不全の人工呼吸法を語る上で，今後末永く引用され続けると考えられる．つまり古典となりうる報告なので，その概要を記す．

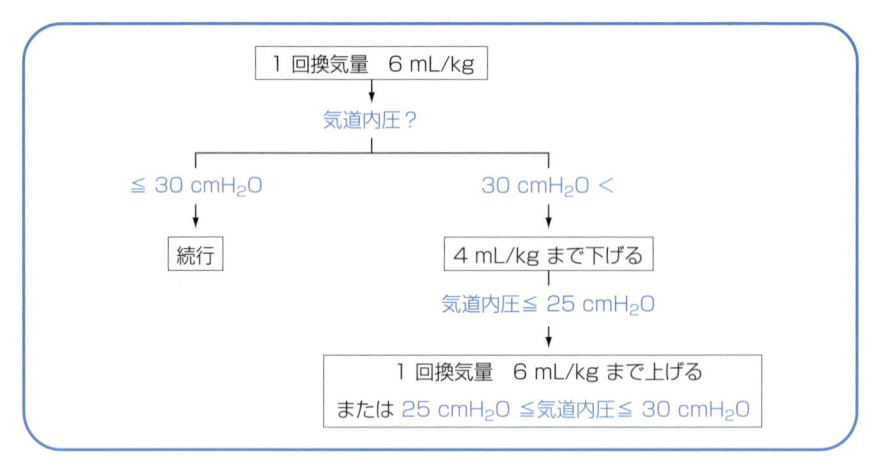

```
                    ┌─────────────────┐
                    │ 1回換気量 6 mL/kg │
                    └─────────────────┘
                           気道内圧？
            ≤ 30 cmH₂O              30 cmH₂O <
              ┌────┐           ┌──────────────┐
              │続行│           │4 mL/kg まで下げる│
              └────┘           └──────────────┘
                               気道内圧 ≤ 25 cmH₂O
                         ┌──────────────────────────┐
                         │ 1回換気量 6 mL/kg まで上げる │
                         │ または 25 cmH₂O ≤気道内圧≤ 30 cmH₂O │
                         └──────────────────────────┘
```

図17-9　フローチャート：lung protective approach（肺保護戦略）の概略
［ARDS net: N Engl J Med 342: 1301-1308, 2000 より引用］

　ARDS/ALI の患者を 1 回換気量 6 mL/kg（標準体重）と 12 mL/kg（標準体重）で人工呼吸を施行したところ，6 mL/kg で換気した患者群の死亡率は 31.0％，12 mL/kg で換気した患者群の死亡率は 39.8％で，有意差（$p=0.007$）が認められた．6 mL/kg 換気群で，明らかな予後改善が中間集計で認められたため，861 名の患者が登録された時点でこの臨床試験は予定人数に達する前に中止・終了となった．その治療プロトコルを図 17-9 に示す．

　さて，この報告以来，6 mL/kg という数値が有名になり，6 mL/kg が予後を改善するかのように思われている節もあるが，この論文の重要な点は，6 mL/kg という数値そのものより，1 回換気量が多いと予後が悪くなるという点である．1 回換気量 12 mL/kg と 6 mL/kg では，12 mL/kg 換気群の予後が悪かった．12 mL は 6 mL より多く，1 回換気量が多くなるため，肺胞や気道の拡がりが大きくなり，伸展が強くなる（図 17-10）．過伸展で換気すると予後が悪くなるというこれまでの動物実験での結果を，図らずも臨床試験で証明する形となったのである．

過伸展を防止するために

　　　　1 回換気量を制限

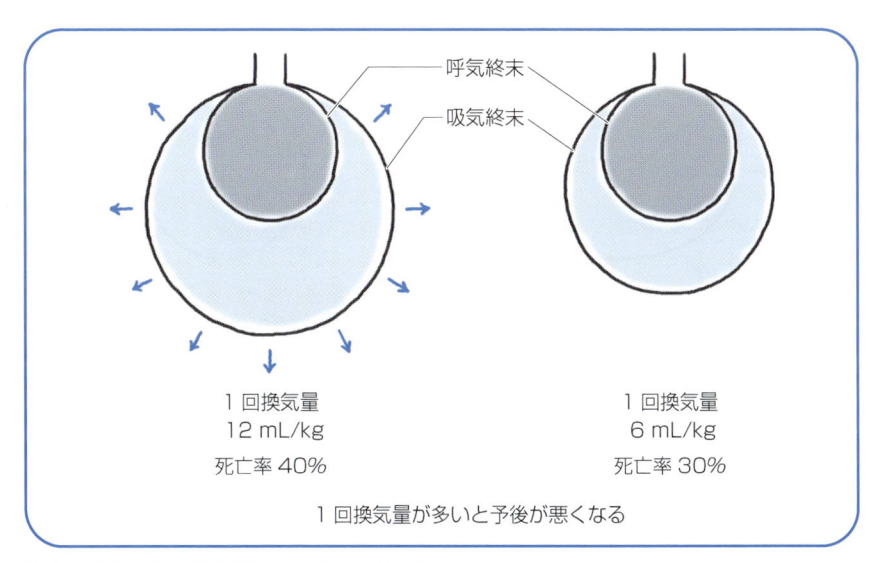

図 17-10　1 回換気量 12 mL vs 6 mL

4 最悪の換気様式

　人工呼吸器による肺傷害の原因は，前述のように，①肺胞・気道の周期的な拡張と虚脱（図 17-5）と，②肺胞の過伸展（図 17-6）である．最悪の換気様式は，この双方を満たす場合である．つまり，呼気終末では虚脱が発生し，吸気終末では過伸展が発生している換気様式である（図 17-11 左）．対策として，過伸展を防止するために 1 回換気量を制限し，虚脱を防止できるレベルの PEEP をかける（図 17-11 右）．これをゴムひもでイメージすると図 17-12 になる．

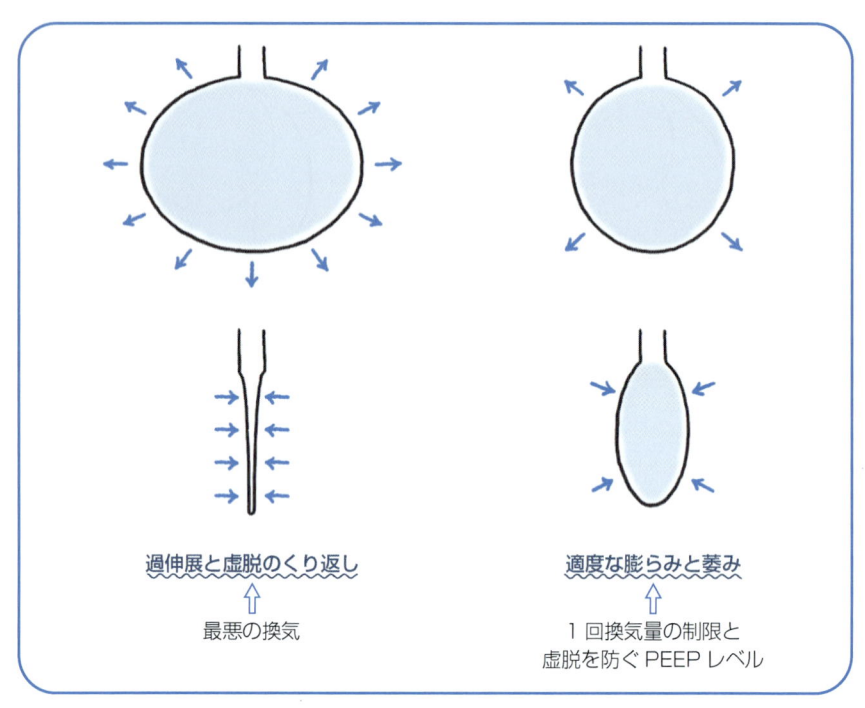

図 17-11　過伸展と虚脱の繰り返し

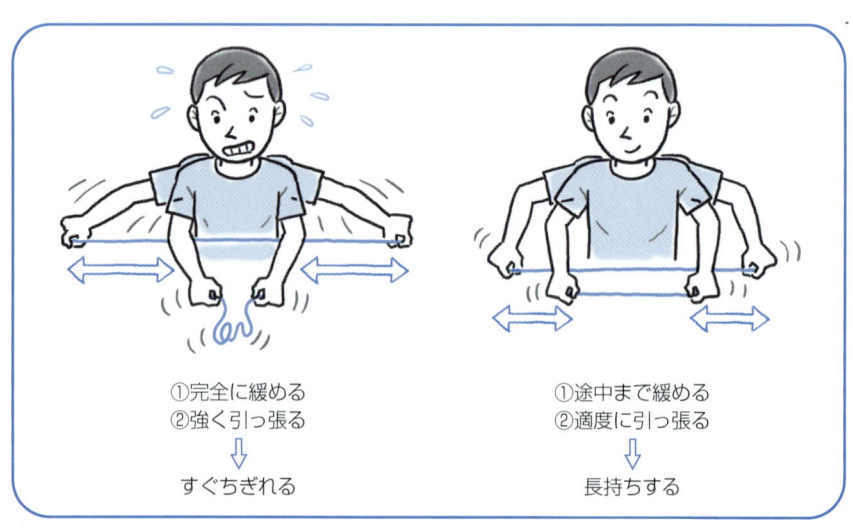

図 17-12　ゴムひもでイメージ

258　17．オープンラングアプローチ

参考文献

1. Tobin MJ et al: Advances in mechanical ventilation. N Engl J Med **344**: 1986-1996, 2001
2. Ibsen B et al: The anesthetist's viewpoint on the treatment of respiratory complications in poliomyelitis during the epidemic in Copenhagen, 1952. Proc R Soc Med **47**: 72-74, 1954
3. Tobin MJ et al: Mechanical ventilation. N Engl J Med **330**: 1056-1061, 1994
4. Wilson CR et al: Non-chemical inhibition of respiratory motor output during mechanical ventilation in sleeping humans. J Physiol **518**: 605-618, 1999
5. Radford EP et al: Clinical use of a nomogram to estimate proper ventilation during artificial respiration. N Engl J Med **251**: 877-884, 1954
6. Davis WB et al: Pulmonary oxygen toxicity early reversible changes in human alveolar structures induced by hyperoxia. N Engl J Med **309**: 878-883, 1983
7. Capellier G et al: Oxygen tolerance in patients with acute respiratory failure. Intensive Care Med **24**: 422-428, 1998
8. Singer MM et al: Oxygen toxicity in man. A prospective study in patients after open-heart surgery. N Engl J Med **283**: 1473-1478, 1970
9. Barber RE et al: Oxygen toxicity in man. A prospective study in patients with irreversible brain damage. N Engl J Med **283**: 1478-1484, 1970
10. Dolezal V: The effect of longlasting oxygen inhalation upon respiratory parameters in man. Physiol Bohemoslov **11**: 149-158, 1962
11. Campbell RS et al: Pressure-controlled versus volume-controlled ventilation: does it matter? Respir Care **47**: 416-425, 2002
12. MacIntyre NR et al: The Nagoya conference on system design and patient-ventilator interactions during pressure support ventilation. Chest **97**: 1462-1467, 1990
13. MacIntyre NR et al: Effects of initial flow rate and breath termination criteria on pressure support ventilation. Chest **99**: 134-139, 1991
14. Rappaport SH et al: Randomized, prospective trial of pressure-limited versus volume-controlled ventilation in severe respiratory failure. Crit Care Med **22**: 22-33, 1994
15. Abraham E et al: Cardiorespiratory effects of pressure controlled ventilation in severrespiratory failure. Chest **98**: 1444-1449, 1990
16. Hess DR et al: Ventilator waveforms and the physiology of pressure support ventilation. Respir Care **50**: 166-185, 2005

17. Kumar A et al: Continuous positive-pressure ventilation in acute respiratory failure: effects on hemodynamics and lung function. N Engl J Med **24**: 1430-1436, 1970
18. Falke KJ et al: Ventilation with end-expiratory pressure in acute lung disease. J Clin Invest **51**: 2315-2323, 1972
19. Suter PM et al: Optimum end-expiratory airway pressure in patients with acute pulmonary failure. N Engl J Med **292**: 284-289, 1975
20. Ashbaugh DG et al: Continuous positive-pressure breathing (CPPB) in adult respiratory distress syndrome. J Thorac Cardiovasc Surg **57**: 31-41, 1969
21. Saura P et al: How to set positive end-expiratory pressure. Respir Care **47**: 279-293, 2002
22. Krayer S et al: Position and motion of the human diaphragm during anesthesia-paralysis. Anesthesiology **70**: 891-898, 1989
23. Tokics L et al: Lung collapse and gas exchange during general anesthesia: Effects of spontaneous breathing, muscle paralysis, and positive end-expiratory pressure. Anesthesiology **66**: 157-167, 1987
24. Yamada Y et al: Effects of different pressure support termination on patient-ventilator synehrony. Respir Care **43**: 1048-1057, 1998
25. Yamada Y et al: Analysis of the mechanisms of expiratory asynchrony in pressure support ventilation: a mathematical approach. J Appl Physiol **88**: 2143-2150, 2000
26. Downs JB et al: Intermittent mandatory ventilation: a new approach to weaning patients from mechanical ventilators. Chest **64**: 331-335, 1973
27. Yang KL et al: A prospective study of indexes predicting the outcome of trials of weaning from mechanical ventilation. N Engl J Med **324**: 1445-1450, 1991
28. Brochard L et al: Comparison of three methods of gradual withdrawal from ventilatory support during weaning from mechanical ventilation. Am J Respir Crit Care Med **150**: 896-903, 1994
29. Esteban A et al: A comparison of four methods of weaning patients from mechanical ventilation. N Engl J Med **332**: 345-350, 1995
30. Ely EW et al: Effect on the duration of mechanical ventilation of identifying patients capable of breathing spontaneously. N Engl J Med **335**: 1864-1869, 1996
31. Reddy RM et al: Review of ventilatory techniques to optimize mechanical ventilation in acute exacerbation of chronic obstructive pulmonary disease. Int J Chron Obstruct Pulmon Dis **2**: 441-452, 2007
32. Hillberg RE et al: Noninvasive ventilation. N Engl J Med **337**: 1746-1752, 1997
33. Levy BD et al: Medical and ventilatory management of status asthmaticus. Intensive Care Med **24**: 105-117, 1998
34. Molfino NA et al: Respiratory arrest in near-fatal asthma. N Engl J Med **324**: 285-288, 1991
35. McFadden ER et al: Acute bronchial asthma. Relations between clinical and physiologic manifestations. N Engl J Med **288**: 221-225, 1973
36. Corbridge TC et al: The assessment and management of adults with status Asthmaticus. Am J Respir Crit Care Med **151**: 1296-1316, 1995

37. Division P et al: The assessment and management of adults with status asthmaticus. Am J Respir Crit Care Med **151**: 1296-1316, 1995
38. Oddo M et al: Management of mechanical ventilation in acute severe asthma: practical aspects. Intensive Care Med **32**: 501-510, 2006
39. Near-fatal asthma. In 2005 American Heart Association Guidelines for Cardiopulmonary Resuscitation and Emergency Cardiovascular Care. Circulation **112**: IV139-IV142, 2005
40. Leatherman JW et al: Effect of prolongation of expiratory time on dynamic hyperinflation in mechanically ventilated patients with severe asthma. Crit Care Med **32**: 1542-1545, 2004
41. Hickling KG et al: Low mortality associated with low volume pressure limited ventilation with permissive hypercapnia in severe adult respiratory distress syndrome. Intensive Care Med **16**: 372-377, 1990
42. Darioli R et al: Mechanical controlled hypoventilation in status asthmaticus. Am Rev Respir Dis **129**: 385-387, 1984
43. Feihl F et al: Permissive hypercapnia. How permissive should we be? Am J Respir Crit Care Med **150**: 1722-1737, 1994
44. ARDS net: Ventilation with lower tidal volumes as compared with traditional tidal volumes for acute lung injury and the acute respiratory distress syndrome. N Engl J Med **342**: 1301-1308, 2000
45. Amato MBP et al: Effect of a protective-ventilation strategy on mortality in the acute respiratory distress syndrome. N Engl J Med **338**: 347-354, 1998
46. Gajic O et al: Ventilator-associated lung injury in patients without acute lung injury at the onset of mechanical ventilation. Crit Care Med **32**: 1817-1824, 2004
47. Hess DR et al (eds): Essentials of Mechanical Ventilation, McGraw-Hill, New York, 2nd ed, 2002
48. Tobin MJ (ed): Principles and Practice of Mechanical Ventilation, MaGraw-Hill, New York, 2nd ed, 2006
49. West JB: Pulmonary Pathophysiology: the essentials, Williams Wilkins, Baltimore, 3rd ed, 1987
50. Waugh JB et al (eds): Rapid Interpretation of Ventilator Waveforms, Prentice Hall, New Jersey, 1999
51. Ouellet P: Waveform and Loop Analysis in Mechanical Ventilation, Siemens-Elema, Sweden, 1997
52. 医学大辞典，南山堂，東京，改訂第15版，1976
53. ステッドマン医学大辞典，メジカルビュー社，東京，改訂第3版，1992
54. Papazian L et al: ACURASYS Study Investigators. Neuromuscular blockers in early acute respiratory distress syndrome. N Engl J Med **363**: 1107-1116, 2010
55. Amato MB et al: Driving pressure and survival in the acute respiratory distress syndrome. N Engl J Med **372**: 747-755, 2015

じゆうちょう

索引

用語との関連項目は➡で示した.

欧文

A

A-aDO$_2$ 69
A/C (assist/control) **124**, 142
ALI 46, 59, 75, 96, **249**, 251
ALS 5
APRV **170**, 173
ARDS 45, 59, 152, 233, 251
　➡人工呼吸器設定 235
ARDS net 235, 255
ATP 83

B

BE (base excess) 63
BIPAP/Bilevel 169, **173**, 202
　➡PCV 174

C

CMV 123, 125
controlled hypoventilation 239
conventional approach 251
COPD 5, 26, 152, 233, 237, **242**
　➡急性増悪 242
　➡吸入酸素濃度 243
　➡人工呼吸器設定 244
　➡ターミネーションクライテリア 152
CPAP **119**, 153
　➡イメージ 120
　➡気道内圧 121
cyclic opening and closing 251

D・E

DIC 253
driving pressure 246
ETCO$_2$ 87

F

F$_IO_2$ 69, 74
　➡安全限界 75
flow-time curve (→流量-時間曲線)
flow-volume curve (→フローボリュームカーブ)
FRC (→機能的残気量)
f/Vt 226

H

HCO$_3^-$ 63
Hering-Breuer reflex 32

I

I/E比 105, 241
IMV 130, 177
IPPV 127

J

Jレセプター 23, 29, 34

L

lung protective approach 251, 256

N

near-fatal asthma 241

263

NPPV　233, 238, 243

O

overdistension　251, 255

P

P$_A$CO$_2$　67, 83, 89
PaCO$_2$　28, 63, 83, 87, 93
PAF　250
P$_A$O$_2$　66
PaO$_2$　28, **63**, 64
　➡目標　73
pause　109
PAV　194
PB　116
PCV　123, 135, 176, 141, 142, 205
　➡BIPAP/Bilevel　174
　➡吸気時間　177
　➡設定　140
PEEP　72, 74, **120**, 153, 254
　➡イメージ　120
PEEP/CPAP　153
　➡イメージ　160
　➡かけかた　159
　➡肺気量　154
　➡目的　154
PEEPバルブ　161
permissive hypercapnia　240, 245
pH　28, 63
pneumotaxic center　30, 34
pressure-time curve（➡圧-時間曲線）
pressure-volume curve（➡PVカーブ）
PSV　121, 135, 139, 141, 202, 205, 230
　➡COPD　243
　➡気道内圧波形　143
　➡吸気時間　139, 177
　➡設定　140
PURITAN-BENNETT　101, 103, 109
PVカーブ　44, 185, 186, 207, **208**

　➡悪化　221
　➡圧制御　210
　➡改善　221
　➡傾き　183
　➡気道抵抗　210, 212, 219
　➡クチバシ効果　197
　➡コンプライアンス　214, 217, 218
　➡動的特性　215
　➡幅　213
　➡量制御　209
P/F比　69

R

Radfordのノモグラム　90
rapid shallow breathing　226
rate-tidal volume ratio　226

S

SaO$_2$　71
shark-fin　176
sIMV　130, **131**, 141, 229
　➡同調　134
sIMV＋PSV　133
SpO$_2$　63, 71
　➡低下　162
　➡目標　73

T

TCAサイクル　84
Torricelli　63
tracheal tug　25
Tピース　227

V

VCV（➡量制御）
VILI　247
volume-time curve（➡量-時間曲線）

和文

あ

アシスト 138
アシストウインドウ 131
圧制御 112, 124, 135
 ➡PV カーブ 210
 ➡気道内圧曲線 113
 ➡調節呼吸 142
 ➡流量不足 193
圧トリガー 145
 ➡波形 178
圧波形 175
 ➡凹 201
 ➡コンプライアンス 208
 ➡気道抵抗 208
圧-時間曲線 **175**, 176, 200
圧-容量曲線（→ PV カーブ）

い

1 回換気量 86, 93, 95, 103, 197
 ➡上げる 201
 ➡気道内圧 96
 ➡減少 197, 205
 ➡下げる 201
 ➡設定 197
 ➡増加 205
一定流 102, 106, 107

う

ウイニング **223**, 230
 ➡PSV 230
 ➡sIMV 230
運動 26

え

エアートラッピング 238
エビタ 101, 103, 109, 116

エラスタンス 42, 59, 181, 215
延髄呼吸中枢 20, 29, 34

お

横隔膜の動き 162
オート PEEP 146, **164**, 186
 ➡COPD 244
 ➡出現 167
 ➡トリガー 167, 202
 ➡測りかた 165
オートトリガー 146
オーバーシュート 114, 147
オープンラングアプローチ 255
オームの法則 37
オンアンドオフ 229

か

解剖学的死腔 85, **92**
化学受容器 28, 29, 34
拡張 251
過伸展 251, 255
カプノメータ 87
カフ漏れ 188
換気 14
 ➡目的 79
肝機能障害 253
換気メカニクス 20
換気様式
 ➡最悪 257
換気量
 ➡コンプライアンス 138
看護師 228
患者トリガー 117, 124, 127

き

機械受容器 32, 34
機械的外力 250
気管吸引 162
気管支炎 46

気管支痙攣　46
気管チューブトラブル　47
気管の断面積　237
気道狭窄　19
気道抵抗　39, 181, 206
➡PV カーブ　210
➡異常　58
➡改善　212, 216, 219, 220
➡時定数　55
➡上昇　206, 233
➡高い　46, 55, 56, 182
➡低下　205, 206
➡フローボリュームカーブ　216
気道内圧　39, 110, 121, 154, 158
➡CPAP　121
➡1 回換気量　96
➡吸気流量　62
➡コンプライアンス　96
気道内圧曲線
➡圧制御　113
➡量制御　111
気道内圧波形　191
➡PSV　143
➡凹　191
➡正常　191
気道の浮腫　46
機能的残気量　154
➡低下　157
吸気時間　104, 194
➡吸気流量　61
➡設定　**105**, 194
➡短くする　202
吸気中枢　30
吸気流量
➡上げる　201
➡気道内圧　62
➡吸気時間　61
吸気量　185
休止期　109, 185, 206
急性呼吸促迫症候群（→ARDS）
急性左心不全　30
急性肺傷害（→ALI）
吸入酸素濃度（→F_IO_2）
胸骨上窩の陥凹　24
胸鎖乳突筋　24
胸水貯留　46
強制換気　115, **122**, 124
胸部 X 線写真　247
胸部の視診　25
虚脱　162, 251
筋萎縮性側索硬化症（→ALS）
筋弛緩薬　12, 15, 162
筋ジストロフィー　5
緊張性気胸　46, 238
筋紡錘　32

く

空気　65
クエン酸回路　84
クチバシ効果　197

け

頚動脈洞　29, 30
経皮的酸素飽和度（→SpO_2）
血圧低下　239
血液量　81
血管透過性　234
血漿成分　249
血小板活性化因子　250
血中の酸素量　81

こ

高気道内圧　73
拘束性肺　234
喉頭異物　82
高二酸化炭素血症　12, 240

高濃度酸素吸入　73
　➡健常肺　76
　➡病的肺　75
呼気時間　56, 202
　➡延長　202
　➡時定数　54
　➡短くする　201
呼気終末二酸化炭素濃度　87
呼気ホールド　165
呼吸　14
呼吸運動の観察　24
呼吸回数　26, 143
　➡安静時　26
　➡多い　34, 143, 146, 200, 236
　➡減少　32, 35
　➡呼吸仕事量　143
　➡サポートレベル　144
　➡時定数　60
　➡少なくする　204
　➡増加　32
呼吸回数/1回換気量（→f/Vt）
呼吸筋　24
　➡疲労　13, 21, 24
呼吸困難　**17**, 21, 26, 27
呼吸時間
　➡長くする　204
呼吸仕事量　**7**, 9, 34
　➡PSV　143
　➡軽減　35
　➡呼吸回数　143
呼吸商　**65**, 83
呼吸性アシドーシス　4, 12, 238
呼吸中枢への調節因子　35
呼吸停止の影響　82
呼吸の供給　21
呼吸の需要　**19**, 22
　➡高い　24, 33
呼吸の需要と供給　17
呼吸補助筋　24, 143, 242

呼気流量
　➡波形　181
　➡変化　**51**
呼気量　185
コメディカルスタッフ　228
コラーゲン　249
昏睡患者　4
コンプライアンス　40, **41**, 181
　➡PVカーブ　214
　➡異常　58
　➡改善　215, 217, 218
　➡換気量　138
　➡気道内圧　96
　➡逆数　215
　➡時定数　55
　➡増加　205
　➡高い　43
　➡低下　138, 200, 233
　➡低い　43, 46, 55, 57, 182
　➡変化　44

さ

サイクルオフ　151
　➡基準　197
　➡設定　199
　➡リーク　199
最高気道内圧　101
最大呼気流量　182
　➡低い　182
最大流量　107
左心不全　45, 46
サチュレーション　71
サーボ　101, 103
サポート　138
サポート圧　143
サポートレベル　230
　➡呼吸回数　144
残気量　156
酸素　73

酸素解離曲線　72
酸素消費量　80
　➡増大　20
酸素ラジカル　250

し

死腔　85
事故抜管　188
自己抜管　188
支持呼吸　**122**, 139
脂質代謝産物　250
指数関数　52, 53
持続気道陽圧（→CPAP）
シーソー呼吸　25
実測体重　92, 93
時定数　49, 52, **53**, 57
　➡COPD　244
　➡大きい　52
　➡基準値　59
　➡気道抵抗　55
　➡呼気時間　54
　➡呼吸回数　59, 60
　➡呼気流量の変化　60
　➡コンプライアンス　55
　➡人工呼吸器設定　57
　➡小さい　52
自発吸気流量パターン　109
自発呼吸　115, **119**, 121
　➡練習　229
自発呼吸試験　225, **227**
　➡再試験　229
　➡不合格　229
脂肪　66
シャークフィン　176
従圧式換気（→圧制御）
従量式換気（→量制御）
ジュール（J）　8
循環血液量減少　239

傷害　251
障害　251
シンクロナイズ　132
神経筋疾患　5
人工換気　14
人工呼吸
　➡ゴール　14
　➡目的　11
　➡理由　3
　➡夜明け　3
人工呼吸器
　➡設定　235
浸潤　158
心臓手術後　75
心停止　82
伸展受容器　23, 32, 34
心肺蘇生　5, 76
腎不全　253

す

水蒸気圧　64, 87
水柱　121
睡眠薬過量　147
スロープ／ライズ　147

せ

静的コンプライアンス　214
舌咽神経　30
設定圧　191
　➡上げる　202
　➡下げる　202
線維化　234
漸減流　106, 107
全身麻酔中　3, 5
喘息　46, 60, 237
　➡改善　242
　➡人工呼吸器設定　240
　➡発作　233, **238**, 241

そ

送気流量　191

た

大動脈弓　29
タイムコンスタント　49
タイムサイクル　118
タイムトリガー　117, 127
多臓器不全　253
ターミネーションクライテリア　**151**, 199
　➡同調　152
弾性　59, 181, 215

ち

致死的喘息発作　241
窒息　82
チーム医療　228
中枢化学受容器　29
調節呼吸　122, 123, 127
鎮静　53
鎮静薬　15, 23, 239

て

低換気　112
低血圧　238
抵抗成分　39, 42
低酸素血症　158

と

糖　66
同期式間欠的強制換気（➡sIMV）
同調　6, 14, 146, **189**, 234
　➡sIMV　134
　➡ターミネーションクライテリア　152
　➡トリガー　146
動的コンプライアンス　214
動的特性　97, 214
　➡PVカーブ　215

頭部外傷　5, 76
動脈血液ガス分析の基準値　28
動脈血酸素化能　69
動脈血酸素分圧（➡PaO_2）
動脈血二酸化炭素分圧（➡$PaCO_2$）
トラケアルタグ　25
トリガー　122, **144**, 179
　➡オートPEEP　167
　➡設定基準　145
　➡同調　146
　➡悪い　200
トリガー感度　145, 148

に

二酸化炭素産生量　83
二相性陽圧換気（➡BIPAP/Bilevel）
ニュートン（N）　8
ニューポート　102, 103, 199

の

脳卒中　76

は

肺過膨張　93, 233, 242
肺気腫　44, 46, 60, 242
　➡ターミネーションクライテリア　152
肺血管透過性の亢進　249
敗血症　253
肺サーファクタント　249
肺傷害　73
肺水腫　19, 30, 233
肺線維症　46
肺組織　248
肺胞換気量　85
肺胞気酸素分圧（➡P_AO_2）
肺胞気二酸化炭素分圧（➡P_ACO_2）
肺胞気-動脈血酸素分圧較差（➡A-aDO_2）
肺胞上皮　249
肺保護戦略　251, 256

ハイポボレミア 239
肺メカニクス 207
肺毛細血管の透過性 76
肺容(気)量 **155**, 185
抜管 188, 224, 229, 231
　→条件 225
播種性血管内凝固（→DIC）

ひ
ヒアリンメンブラン 249
ピーク圧 62, 101, 206
　→上昇 206
　→低下 206
ピークフロー 216
非侵襲的陽圧換気（→NPPV）
ヒステリシス 209, **212**, 219
標準体重 93, 256
頻呼吸 22, 28

ふ
ファイティング 190
　→診察 191
腹部筋 144
膨らみにくい肺 114
腹腔内圧上昇 46
ブドウ糖 83
プラト圧 62, 98, 101
　→上昇 206
　→低下 206
プレッシャーコントロール 135
プレッシャーサポート **121**, 135, 139, **142**
フローサイクル 118, **149**
プロテアーゼ 250
フロートリガー 145
フローボリュームカーブ 185, 207, **216**
　→気道抵抗 216, 220
　→コンプライアンス 216

へ
平均流量 103, 107
ヘモグロビン量 81
ベンチレーション 14
ベンチレータ 14

ほ
補助呼吸 122, 124, 127, 130
ポーズ 109
ポリオ 1, 5

ま
末梢化学受容器 29, 34
慢性気管支炎 242
慢性閉塞性肺疾患（→COPD）

み
ミストリガー 146

め
迷走神経 30, 35

よ
予測体重 94

ら
ランプ 147

り
リーク 146, 183, **185**, 187
　→サイクルオフ 199
離脱 224, 231
　→スクリーニング条件 226
流速 50
流量 50, 104
　→設定 106
流量-時間曲線 179, 182
流量波形 179

流量-容量曲線（→フローボリュームカーブ）
量-時間曲線　183, 184
量制御　99, 123, 124, 130, 135, 176
　➜PV カーブ　209
　➜気道内圧曲線　111
　➜流量不足　192
量波形　183
臨床工学技士　228

る
ループ波形　**185**

れ
レスピレータ　14
レスピロニクス　116

ろ
肋間の陥凹　24

● 著者紹介

丸山一男（まるやまかずお）

1981 年	三重大学医学部卒
	同　麻酔科/大学院
1987 年	Research Fellow, Cardiovascular Research, The Hospital for Sick Children, University of Toronto（Canada）
1991 年	三重大学医学部附属病院講師（集中治療部）
1995 年	三重大学医学部教授（麻酔学講座）
	同　附属病院麻酔科長，集中治療部長を併任
1997 年	同　救急部長（～2008 年）を併任
2005 年	三重大学大学院医学系研究科教授（生命医科学専攻病態解明医学講座 麻酔集中治療学）

学会専門医など

日本呼吸療法医学会（評議員）　　　　　日本救急医学会救急科専門医
日本麻酔科学会麻酔指導医（代議員）　　日本ペインクリニック学会認定医（評議員）
日本集中治療医学会集中治療専門医（評議員）　日本小児麻酔学会（2004 年度会長）

主な研究テーマ

肺高血圧，急性呼吸不全，低酸素，一酸化窒素吸入療法，オピオイドの臨床，周術期輸液

著書（分担含む）

『Super Hospital 麻酔科』（中山書店）
『周術期輸液の考えかた ―何を・どれだけ・どの速さ―』（南江堂）
『一酸化窒素吸入療法』（メディカルレビュー社）
『痛みの考え方―しくみ・何を・どう効かす―』（南江堂）

人工呼吸の考えかた ―いつ・どうして・どのように―

2009 年 7 月 15 日　第 1 刷発行	著　者　丸山一男
2015 年 10 月 10 日　第 8 刷発行	発行者　小立鉦彦
	発行所　株式会社　南江堂
	✉113-8410 東京都文京区本郷三丁目 42 番 6 号
	☎（出版）03-3811-7236　（営業）03-3811-7239
	ホームページ http://www.nankodo.co.jp/
	振替口座 00120-1-149
	印刷・製本　小宮山印刷工業

Ⓒ Kazuo Maruyama, 2009

定価は表紙に表示してあります。　　　　　　　　　　　Printed and Bound in Japan
落丁・乱丁の場合はお取り替えいたします。　　　　　　ISBN978-4-524-24277-1

本書の無断複写を禁じます。
[JCOPY]〈（社）出版者著作権管理機構 委託出版物〉
本書の無断複写は，著作権法上での例外を除き，禁じられています．複写される場合は，そのつど事前に，（社）出版者著作権管理機構（TEL 03-3513-6969，FAX 03-3513-6979，e-mail: info@jcopy.or.jp）の許諾を得てください．

本書をスキャン，デジタルデータ化するなどの複製を無許諾で行う行為は，著作権法上での限られた例外（「私的使用のための複製」など）を除き禁じられています．大学，病院，企業などにおいて，内部的に業務上使用する目的で上記の行為を行うことは私的使用には該当せず違法です．また私的使用のためであっても，代行業者等の第三者に依頼して上記の行為を行うことは違法です．

〈関連図書のご案内〉　＊詳細は弊社ホームページをご覧下さい《www.nankodo.co.jp》

痛みの考えかた しくみ・何を・どう効かす
丸山一男 著　　　　　　　　　　　　　A5判・366頁　定価（本体3,200円＋税）　2014.5.

周術期輸液の考えかた 何を・どれだけ・どの速さ
丸山一男 著　　　　　　　　　　　　　A5判・198頁　定価（本体3,500円＋税）　2005.2.

よくわかる人工呼吸管理テキスト（改訂第6版）
並木昭義・氏家良人・升田好樹 編　　　　B5判・338頁　定価（本体4,800円＋税）　2014.2.

アトラス応急処置マニュアル（原書第9版増補版）
山本保博・黒川顯 監訳　　　　　　　　A5判・286頁　定価（本体2,800円＋税）　2012.9.

赤ちゃんと子どもの応急処置マニュアル（原書第5版）
横田裕行 監訳／荒木尚・植田育也 翻訳主幹　B5変型判・128頁　定価（本体2,700円＋税）　2014.11.

ER・ICUスタッフ必携マニュアル
今泉均・升田好樹・巽博臣 編　　　　　　B6変型判・270頁　定価（本体3,800円＋税）　2015.2.

メカニズムから読み解く 痛みの臨床テキスト
小川節郎 編　　　　　　　　　　　　　B5判・262頁　定価（本体6,000円＋税）　2015.3.

理学療法フィールドノート③呼吸・循環・代謝疾患
石川朗 責任編集／石川朗・新田收 編　　B5判・276頁　定価（本体5,700円＋税）　2009.8.

DVDで学ぶ 呼吸理学療法テクニック 呼吸と手技のタイミングがわかる動画91
玉木彰 編　　　　　　　　　　　　　　B5判・206頁　定価（本体6,000円＋税）　2008.5.

日本静脈経腸栄養学会 静脈経腸栄養ハンドブック
日本静脈経腸栄養学会 編　　　　　　　B5判・500頁　定価（本体4,700円＋税）　2011.6.

現場で使える 輸液・栄養クイックブック
伊東明彦 著　　　　　　　　　　　　　新書判・268頁　定価（本体3,200円＋税）　2007.6.

経腸栄養剤ハンドブックAtoZ
佐々木雅也・幣憲一郎 編　　　　　　　B6変型判・222頁　定価（本体2,800円＋税）　2009.9.

NPPV（非侵襲的陽圧換気療法）ガイドライン（改訂第2版）
日本呼吸器学会NPPVガイドライン作成委員会 編　A4変型判・170頁　定価（本体3,300円＋税）　2015.2.

レスキューTEE（経食道心エコー法）シナリオから考えるトラブルシューティング
渡橋和政 著　　　　　　　　　　　　　B5判・170頁　定価（本体6,800円＋税）　2014.9.

イラストでマスター！超音波ガイド下神経ブロックのための局所解剖
小川節郎 監訳　　　　　　　　　　　　B5変型判・140頁　定価（本体4,500円＋税）　2014.10.

まんが 人工呼吸管理の第一歩
並木昭義 監修／松本真希 著　　　　　　B5判・104頁　定価（本体1,800円＋税）　1996.11.

当直医実戦マニュアル（改訂第5版 増補版）
実戦マニュアル編集委員会 監修　　　　　B6変型判・448頁　定価（本体4,900円＋税）　2014.4.

定価は消費税率の変更によって変動いたします。消費税は別途加算されます。